S D 에 듀

독학사 4단계

— 적중예상문제집 —

간호학과

간호연구방법론 | 간호과정론 | 간호지도자론 | 간호윤리와 법

SD에듀
(주)시대고시기획

INTRO

머리말

학위를 얻는 데 시간과 장소는 더 이상 제약이 되지 않습니다. 대입 전형을 거치지 않아도 '학점은행제'를 통해 학사 학위를 취득할 수 있기 때문입니다. 그중 독학학위제도는 고등학교 졸업자이거나 이와 동등 이상의 학력을 가지고 있는 사람들에게 효율적인 학점 인정 및 학사학위 취득의 기회를 줍니다.

최근 정부의 간호인력 개편의 일환으로 3년제 간호학과가 4년제로 대부분 개편이 되었습니다. 이제 3년제 출신 간호사들의 4년제 학위취득은 직장에서의 승진과 경쟁력 강화를 위해 선택이 아닌 필수가 되었습니다.

독학사 간호학과 4단계 시험은 여타 제도들에 비해 더 낮은 비용과 한 번의 시험으로 일과 병행하며 4년제 간호학사 학위를 취득할 수 있는 가장 효과적인 제도라고 할 수 있습니다.

이 책은 독학사 시험에 응시하는 수험생들이 단기간에 효과적인 학습을 할 수 있도록 다음과 같이 구성하였습니다.

01 과목별 적중예상문제

과목별 핵심이론을 바탕으로 출제경향을 반영한 과목별 '적중예상문제'를 수록하였습니다. 다양한 유형의 객관식 · 주관식 문제들로 구성되어 있으며, 상세한 해설과 함께 실력을 쌓을 수 있습니다.

02 최종모의고사

출제경향을 반영한 '최종모의고사'를 통해 자신의 실력을 점검해 볼 수 있으며, 실제 시험에 임하듯이 시간을 재고 풀어 본다면 시험장에서의 실수를 줄일 수 있을 것입니다.

03 개정법령 반영

2023년 6월까지의 개정법령을 반영하였으며, 특히 2023년 2월에 개정된 한국간호사 윤리선언 · 윤리강령 · 윤리지침과 관련된 내용도 반영하였습니다.

문제들이 실제 기출 유형에 맞지 않아 시험 대비에 만족하지 못하는 수험생들이 많은데, 이 책은 그러한 문제점을 보완하여 수험생들에게 시험에 대한 확신을 주고, 단기간에 고득점을 획득할 수 있도록 노력하였습니다. 끝으로 이 책으로 독학학위취득의 꿈을 이루고자 하는 수험생들이 반드시 합격하기를 바랍니다.

편저자 드림

BDES

독학학위제 소개

독학학위제란?

「독학에 의한 학위취득에 관한 법률」에 의거하여 국가에서 시행하는 시험에 합격한 사람에게 학사학위를 수여하는 제도

- 고등학교 졸업 이상의 학력을 가진 사람이면 누구나 응시 가능
- 대학교를 다니지 않아도 스스로 공부해서 학위취득 가능
- 일과 학습의 병행이 가능하여 시간과 비용 최소화
- 언제, 어디서나 학습이 가능한 평생학습시대의 자아실현을 위한 제도
- 학위취득시험은 4개의 과정(교양, 전공기초, 전공심화, 학위취득 종합시험)으로 이루어져 있으며 각 과정별 시험을 모두 거쳐 학위취득 종합시험에 합격하면 학사학위 취득

독학학위제 전공 분야 (11개 전공)

- 국어국문학
- 영어영문학
- 심리학
- 경영학
- 컴퓨터공학
- 간호학
- 법학
- 가정학
- 유아교육학
- 정보통신학
- 행정학

※ 유아교육학 및 정보통신학 전공: 3, 4과정만 개설
(정보통신학의 경우 3과정은 2025년까지, 4과정은 2026년까지만 응시 가능하며, 이후 폐지)
※ 간호학 전공: 4과정만 개설
※ 중어중문학, 수학, 농학 전공: 폐지 전공으로 기존에 해당 전공 학적 보유자에 한하여 응시 가능

※ SD에듀는 현재 4개 학과(심리학과, 경영학과, 컴퓨터공학과, 간호학과) 개설 완료
※ 2개 학과(국어국문학과, 영어영문학과) 개설 진행 중

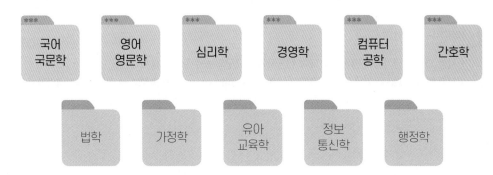

INFORMATION

독학학위제 시험안내

과정별 응시자격

단계	과정	응시자격	과정(과목) 시험 면제 요건
4	학위취득	• 3년제 전문대학 간호학과를 졸업한 자 • 4년제 대학교 간호학과에서 3년 이상 교육과정을 수료한 자 • 4년제 대학교 간호학과에서 105학점 이상을 취득한 자	없음(반드시 응시)

응시방법 및 응시료

• 접수방법: 온라인으로만 가능
• 제출서류: 응시자격 증빙서류 등 자세한 내용은 홈페이지 참조
• 응시료: 20,400원

독학학위제 시험 범위

• 시험 과목별 평가영역 범위에서 대학 전공자에게 요구되는 수준으로 출제
• 시험 범위 및 예시문항은 독학학위제 홈페이지(bdes.nile.or.kr) ➞ 학습정보 ➞ 과목별 평가영역에서 확인

문항 수 및 배점

과정	일반 과목			예외 과목		
	객관식	주관식	합계	객관식	주관식	합계
전공심화, 학위취득 (3～4과정)	24문항×2.5점 =60점	4문항×10점 =40점	28문항 100점	15문항×4점 =60점	5문항×8점 =40점	20문항 100점

합격 기준

• 4과정(학위취득) 시험 : 총점 합격제 또는 과목별 합격제 선택

구분	합격 기준	유의 사항
총점 합격제	• 총점(600점)의 60% 이상 득점(360점) • 과목 낙제 없음	• 6과목 모두 신규 응시 • 기존 합격 과목 불인정
과목별 합격제	• 매 과목 100점 만점으로 하여 전 과목 (교양 2, 전공 4) 60점 이상 득점	• 기존 합격 과목 재응시 불가 • 1과목이라도 60점 미만 득점하면 불합격

시험 일정

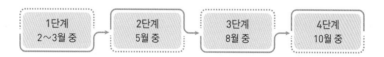

1단계 2~3월 중 → 2단계 5월 중 → 3단계 8월 중 → 4단계 10월 중

• 간호학과 4단계 시험 과목 및 시간표

구분(교시별)	시간	시험 과목명
1교시	09:00~10:40(100분)	국어, 국사, 외국어 중 택2 과목 (외국어를 선택할 경우 실용영어, 실용독일어, 실용프랑스어, 실용중국어, 실용일본어 중 택1 과목)
2교시	11:10~12:50(100분)	간호연구방법론, 간호과정론
중식	12:50~13:40(50분)	–
3교시	14:00~15:40(100분)	간호지도자론, 간호윤리와 법

※ 시험 일정 및 세부사항은 반드시 독학학위제 홈페이지(bdes.nile.or.kr)를 통해 확인하시기 바랍니다.
※ 입실시간: 08:30까지 완료. 합격기준: 6과목 합격(교양 2과목, 전공 4과목)
※ SD에듀에서 개설된 과목은 빨간색으로 표시했습니다.

CONTENTS

목차

과목별 적중예상문제

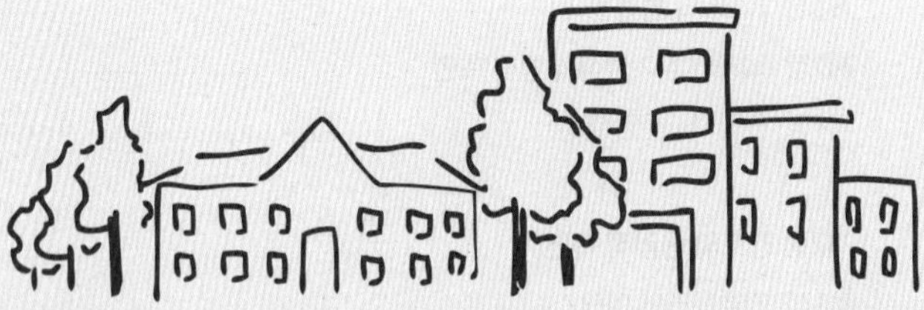

또 실패했는가? 괜찮다. 다시 실행하라. 그리고 더 나은 실패를 하라!

– 사뮈엘 베케트 –

제1과목

간호연구방법론

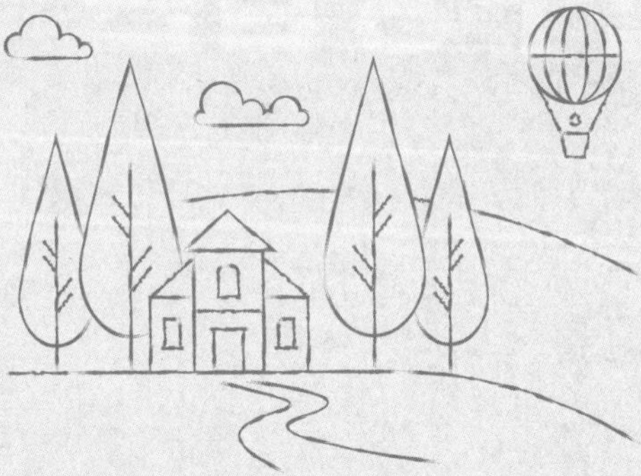

훌륭한 가정만한 학교가 없고, 덕이 있는 부모만한 스승은 없다.

– 마하트마 간디 –

제 1 장 과학적 연구의 이해

☐☑ 부분은 중요문제 Check로 활용해 보세요!

01 다음 중 간호연구의 필요성에 관한 설명으로 옳지 않은 것은?

① 대상자에게 비용이 효과적인 간호를 제공하기 위해서
② 전문직으로서의 간호의 영역을 확실하게 하기 위해서
③ 임상 간호에서 대상자에게 올바른 간호를 제공하기 위해서
④ 간호사가 근무하는 병원의 이익 추구를 위해서

01 비용이 효과적인 간호실무를 제공하는 것은 간호연구의 필요성에 해당하지만 직접적인 병원의 이익을 추구하는 것은 간호연구의 필요성이라고 할 수 없다.

02 간호연구의 발전기로 각 분야의 간호표준이 개발된 시기는 언제인가?

① 1910~1920년대
② 1950~1960년대
③ 1970~1980년대
④ 1990~2000년대

02 1950~1960년대는 간호연구의 발전기로 『Nursing Research』가 창간되었으며 각 분야의 간호표준이 발전되는 등 다양한 변화들이 있었다.

03 국내 대학원 과정에서 간호연구 과목이 개설된 시기는 언제인가?

① 1940년대
② 1950년대
③ 1960년대
④ 1970년대

03 모든 간호교육과정에서 연구과목은 필수적으로 필요하다. 우리나라에서는 1970년대 초반부터 대학원 과정에서 간호연구 과목이 개설되었다.

정답 01 ④ 02 ② 03 ④

□□
04 다음 중 과학적 연구에 관한 설명으로 옳지 않은 것은?

① 과학은 체계적이고 조직적으로 얻어진 지식체이다.
② 정보를 얻기 위해 질서 있는 절차를 적용한다.
③ 양적 연구는 과학연구로, 질적 연구는 비과학연구로 분류된다.
④ 큰 범위에서 과학적 연구는 철학, 사회과학, 인문과학도 포함한다.

04 체계적이고 조직적인 방법에 따라서 진행된 질적 연구는 과학적 연구이다. 수량화된 양적 연구만을 과학적 연구로 볼 수는 없다.

□□
05 다음 중 측정에 관한 설명으로 옳지 않은 것은?

① 개념의 속성이 분명하지 않으면 측정이 어렵다.
② 수량화 과정은 과학적인 과정이다.
③ 추상적인 개념은 측정할 수 없다.
④ 대부분 과학적 연구에서 양적 자료를 사용한다.

05 개념의 추상성이 높을수록 측정이 까다롭다. 측정 전 개념에 대한 전반적인 분석이 필요하다. 즉, 측정이 상대적으로 어렵긴 하지만 측정할 수 없지는 않다.

□□
06 다음 중 이론구축에 관한 설명이 옳지 않은 것은?

① 가설적 이론이 존재하면 연역적 접근 방법을 사용한다.
② 근거가 되는 이론이 없으면 귀납적 방법을 사용한다.
③ 이론을 구축하기 위해서 연구는 필수적인 방법이다.
④ 한 번의 연구를 통해서도 이론을 형성할 수 있다.

06 이론은 개념과의 관계를 일반화한 서술로, 반복적인 연구를 통해서 해당 이론이 검정되었을 때 이론을 형성할 수 있다. 한 번만 실행한 연구로 이론이 형성되지는 않는다.

정답 04 ③ 05 ③ 06 ④

07 간호연구에서 간호사의 활동으로 올바르지 않은 것은?

① 연구결과를 이해하고 적용하는 소비자의 역할을 한다.
② 연구를 계획하고 수행하는 연구자의 역할을 한다.
③ 간호연구는 간호사만이 수행할 수 있다.
④ 간호사 대상 연구에서 연구의 대상으로 연구에 참여한다.

07 간호사만이 간호연구를 수행할 수 있는 것은 아니다. 관련 기관이나 인접 타 학문 분야에서도 간호연구를 수행할 수 있으며 또한, 간호학생도 간호연구에서 학생 수준에 맞는 임무를 수행할 수 있다.

08 동일한 대상으로부터 장기간에 걸쳐 자료를 수집하는 연구는 무엇인가?

① 종적연구
② 횡적연구
③ 질적연구
④ 양적연구

08 동일한 대상으로부터 장기간에 걸쳐 자료를 수집하는 연구는 연구의 종류 중 종적연구에 대한 설명이다.

09 다음 중 이론적 정의와 관련된 설명이 아닌 것은?

① 기존 이론이나 다른 학자들의 정의 또는 개념분석을 통해 얻을 수 있다.
② 조작적 정의보다 정교하고 좁은 범위를 상세하게 기술한다.
③ 시대나 학자에 따라서 다를 수 있고 계속해서 수정・보완 작업이 이루어진다.
④ 개념의 의사소통을 위해서 일관성, 정확성, 명확성을 고려해야 한다.

09 이론적 정의는 조작적 정의보다 훨씬 넓은 범위를 포함하며 추상적인 특징을 가지고 있다. 조작적 정의는 특정한 상황에서 해당 개념의 무엇인지를 구체적으로 나타내는 정의이다.

정답 07 ③ 08 ① 09 ②

10 수식 따위에서 늘 일정하여 변하지 않는 값을 가진 수나 양을 무엇이라고 하는가?

① 상수
② 변수
③ 단위
④ 질량

10 과학적 연구에서 상수란 수식에서 변하지 않는 값을 말하며, 이것은 변하는 값을 뜻하는 변수의 반대 개념이다.

11 다음 중 외생변수를 만들어내는 4가지 근원에 해당하지 <u>않는</u> 것은?

① 피험자
② 가설
③ 환경
④ 측정

11 가외변수(외생변수)는 피험자, 연구자, 환경 그리고 측정으로 인해 주로 발생한다. 따라서 연구설계 및 수행 과정에서 해당 요인들을 적절하게 통제해야 한다. 가설은 외생변수를 만들어내는 근원이 아니다.

12 다음 중 간호연구에 대한 설명으로 옳지 <u>않은</u> 것은?

① 연구는 현재 존재하는 지식을 검증하는 것이다.
② 연구는 새로운 지식을 생성하는 것이다.
③ 체계적이고 지속적인 것보다 새롭고 창조적인 것이 연구에서 더 중요하다.
④ 계획, 조직화 그리고 계속성은 연구에서 중요한 요소이다.

12 연구는 과학적인 방법으로 현상에 관한 탐구를 체계적이고 지속해서 하는 과정이다. 새로운 사실을 발견하고 알리는 것도 연구의 목적 중 하나지만, 어느 것이 더 중요한지 우선순위를 두기는 어렵다.

정답 10 ① 11 ② 12 ③

13 다음 중 간호의 정의에 관한 내용으로 올바른 것은?

① 간호에 대한 정의는 유일하다.
② 나이팅게일은 간호를 정의한 적이 없다.
③ 국제간호사협의회에서도 간호를 정의했다.
④ 일반적으로 개인에 대한 간호만을 간호로 정의한다.

13 간호에 대한 정의는 다양한 시대에서 다양한 사람들이 많은 문장을 통해 정의하였다. 나이팅게일은 간호를 '과학이고 예술이며 전문적인 직업'으로 정의하였으며, 국제간호사협의회에서도 간호에 대한 정의를 내리기도 하였다. 일반적으로 간호에 대한 정의는 다양한 집단에 대한 정의를 포함한다.

14 과학적 연구의 목적과 그 설명으로 올바르지 않은 것은?

① 어떤 주어진 현상을 그대로 정확히 관찰해서 보고하는 것은 서술적 목적이다.
② 어떤 현상이 나타나는 이유를 설명하는 것은 설명적 목적이다.
③ 현상의 변화를 과학적으로 기술・설명하는 것이 가능할 때 예측하는 것은 예측적 목적이다.
④ 현상에 관한 연구 이론을 현실에 적용하는 것은 이론적 목적이다.

14 연구의 목적은 크게 서술, 설명, 예측 그리고 통제 4가지로 분류하며, 현상에 관한 연구 이론을 현실에 적용하는 것은 통제적 목적이다.

15 다음 중 간호연구의 필요성 및 영역에 관련된 설명이 올바르지 않은 것은?

① 간호는 인간에 대한 서비스이다.
② 간호는 돌보는 것에 관심을 두는 분야로 실무 위주로 발전되어 왔다.
③ 기존 간호지식을 그대로 수행하는 것이 간호이다.
④ 간호는 복잡한 변수를 고려하면서 수행해야 한다.

15 과거의 간호는 전통이나 권위자에게 나오는 지식을 그대로 이용하는 경향이 있었지만, 현대에서는 비판적인 사고를 바탕으로 건강에 영향을 주는 복잡한 변수를 고려하면서 수행하는 과학적인 실무를 바탕으로 행해진다.

정답 13 ③ 14 ④ 15 ③

16 간호연구의 필요성은 크게 7가지 영역으로 분류할 수 있다. 해당 문제에서 '자율성'과 전문직의 '책임'이라는 전문직 지식체 형성의 키워드가 분명하게 기술된 것으로 볼 수 있다.

16 과학적 지식을 바탕으로 임상적 판단을 하는 간호사가 대상자를 돌보는 데 책임감과 자율성을 가질 수 있게 하는 것은 간호연구의 필요성 및 영역 중 어떤 것에 속하는가?

① 간호의 범주 규명
② 간호교육에 기여
③ 전문직 지식체 형성
④ 간호중재의 효율성 입증

17 연구는 이론의 가치를 사정하고 새로운 이론을 위한 기초를 제공한다. 이론적 기초가 없는 연구가 쓸모없거나 무의미하다고 주장하는 것은 합리적이지 못하다.

17 다음 중 이론과 과학적 연구에 관련된 설명이 올바르지 않은 것은?

① 이론은 한 개념이나 개념만의 관계에 관한 서술 또는 설명이다.
② 이론과 연구 사이의 관계는 서로 특별한 영향을 주는 관계이다.
③ 연구를 바탕으로 이론이 구축될 수 있다.
④ 이론적 기초가 없는 연구는 무의미한 연구이다.

18 간호연구에서 간호사는 다양한 역할을 수행할 수 있다. 단순히 연구논문을 읽는 소비자로서의 소극적 역할에서부터 연구를 계획하고 진행하는 연구자로서의 적극적 역할까지 가능하다.

18 다음 중 간호연구에서 간호사의 역할에 대한 설명이 올바르지 않은 것은?

① 간호사의 교육적 배경이 무엇이든 연구능력이 필요하다.
② 임상 간호현장의 실제적 경험을 바탕으로 하는 연구 활동이 활발해지는 추세이다.
③ 단순히 연구논문을 보는 것은 간호연구에서 간호사의 역할이라고 할 수 없다.
④ 모든 교육과정에서 간호연구는 필수적으로 포함되어야 한다.

정답 16 ③ 17 ④ 18 ③

19 다음의 질문은 간호연구의 필요성 중 어떤 부분과 관련된 질문인가?

- "대상자에게 무엇을 사정해야 하나?"
- "어떤 간호중재가 효과적일까?"

① 전문직 지식체 형성
② 간호의 범주 규명
③ 의사결정
④ 간호행정에 기여

19 간호연구는 다양한 분야에서 필요하다. 해당 질문은 간호사의 의사결정과 관련된 질문이다. 해당 질문 외에도 어떤 간호진단을 끌어낼 것인지, 간호결과를 어떻게 평가해야 하는지 등에 대한 질문에 적절한 의사결정을 할 수 있도록 간호연구가 필요하다.

20 다음 중 간호연구의 발전과정에 관련된 설명이 올바르지 않은 것은?

① 나이팅게일은 관찰기록의 중요성을 강조하였다.
② 골드마크 보고서의 영향으로 이론교육보다 임상 실습이 강조되었다.
③ 나이팅게일의 연구 이후 1900년대 중반까지는 간호연구가 관심을 받지 못하였다.
④ 국내의 간호연구 시작은 1940년대 후반기로 볼 수 있다.

20 미국에서 전국적인 간호교육과 관련된 조사를 시행하였고 그 결과로 골드마크 보고서가 발간되었다. 이에 따라 더 많은 간호교육기관이 설립되었고 임상실습보다 이론교육 시간이 늘어났다.

21 다음 중 간호연구의 문제점과 관련된 내용에 해당하지 않는 것은?

① 환자 중심의 연구 부족
② 교육과 임상과의 거리감
③ 반복연구 과다
④ 다학제 간 연구 부족

21 간호연구의 문제점은 다양한 문헌에서 여러 가지로 지적됐다. 기존 연구의 결과를 지지해주는 관련 분야의 반복연구가 부족하고 연구가 일회성으로 끝나는 것이 오늘날 간호연구의 문제점 중 하나라고 볼 수 있다.

정답 19 ③ 20 ② 21 ③

□□
22 다음 설명은 연구의 목적 중 무엇에 해당하는가?

정형외과 병동 수간호사 O씨는 입원한 골절환자의 수면양상을 조사하여 'OO년 OO병원 정형외과 입원환자의 수면양상'이라는 보고서를 작성하였다.

① 설명
② 서술
③ 통제
④ 예측

22 해당 연구는 관심 있는 현상에 대한 관찰과 기술에 관련된 내용이다. 어떠한 현상 간의 체계적인 관계를 설명하지 않았다. 따라서 서술적 조사 연구에 해당하므로 서술과 가장 관련이 깊다.

□□
23 다음 중 간호연구의 역할과 관련된 설명이 올바르지 않은 것은?

① 교육수준과 관계없이 간호사는 연구능력이 필요하다.
② 학사간호사는 동료와 연구결과를 공유할 수 있다.
③ 석사간호사는 연구방법에서 타 간호사들의 역할모델이 된다.
④ 간호학생은 간호실무에서 연구문제 확인을 돕는다.

23 연구방법을 배우려는 다른 간호사들을 지도하고 격려하는 역할모델은 간호학 박사 수준의 역할이다.

□□
24 다음 중 이론과 교육 그리고 실무와의 관계에 대한 설명이 가장 올바르지 않은 것은?

① 이론은 연구결과에 따라서 지지를 받아 간호실무의 기반이 된다.
② 실무와 이론 모두 연구문제 도출에 이용된다.
③ 연구를 통해서 이론을 검증할 수 있다.
④ 간호실무는 전문직 자율성과 힘의 근원이다.

24 간호이론은 전문직 자율성과 힘의 근원이다. 즉, 간호사의 간호에 영향을 주는 요인을 서술, 설명, 예측하는 데에 기초를 제공하고 그를 바탕으로 다른 학문과 차별화된 과학적이고 견고한 간호실무를 만들어 낼 수 있다.

정답 22 ② 23 ③ 24 ④

25 다음 중 간호연구에 대한 설명이 올바르지 않은 것은?

① 간호연구는 인간의 행태와 사회현상을 관찰하는 속성이 있다.
② 인간의 행태를 객관적으로 측정하는 것은 어려운 일이다.
③ 일반적으로 대상자들은 일관된 행동패턴을 가진다.
④ 대상자 행태는 여러 가지 요인에 의해 영향을 받는다.

25 간호연구의 대상이 되는 인간은 일반적으로 다양한 행태를 띠고, 상황에 따라서 그 행태가 변화하기 때문에 예측이 어렵다.

26 양적 연구와 질적 연구의 차이점에 관한 설명 중 올바르지 않은 것은?

① 양적 연구는 편견에서 자유로운 상태에서 현상을 이해하는 것이다.
② 질적 연구자는 내부인의 견해를 가지고 연구 현상을 이해하려고 한다.
③ 양적 연구자는 유동적, 탐색적 그리고 발견에 의미를 두는 연구 과정을 사용한다.
④ 질적 연구자는 개인이 자신의 환경에 부여하는 의미를 중요하다고 생각한다.

26 양적 연구자들은 정해진 연구가설을 증명하거나 반증하는 목적을 가지고 연구 과정을 계획하여 가능한 편견과 유동성을 최소화하려고 한다. 유동적, 탐색적, 그리고 발견에 의미를 두는 연구 과정을 사용하는 것은 질적 연구자이다.

27 다음 중 간호연구의 필요성 및 영역에 관한 설명이 올바르지 않은 것은?

① 종적 연구 : 동일한 대상으로부터 장기간에 자료를 수집한다.
② 횡적 연구 : 여러 다른 시점에 있는 대상자의 상태를 동시에 조사한다.
③ 사례연구 : 관심을 가지는 사회적 단위를 집중적, 심층적으로 연구한다.
④ 조사연구 : 인과관계를 파악하기 위한 연구로 조작, 통제, 무작위법을 사용한다.

27 조사연구는 변수 간의 상호관련성, 분포 등에 대한 정보를 얻기 위해서 설계되며 비실험연구이다. 인과관계를 파악하기 위해서 조작, 통제, 무작위법을 사용하는 것은 실험연구의 특징이다.

정답 25 ③ 26 ③ 27 ④

□□
28 다음 중 개념의 기능과 설명이 올바르게 짝지어진 것은?

① 인지적 기능 : 지각한 것이 얼마나 중요하고 의의가 있는지를 판단하는 기능
② 평가적 기능 : 관찰한 것을 조직하고 질서를 부여하는 기능
③ 실용적 기능 : 개념을 사용하여 서로의 뜻을 전달하고 소통하는 기능
④ 의사소통 기능 : 가장 중요하고도 필수적인 개념의 기능

28 의사소통 기능은 개념을 사용하여 서로의 뜻을 전달하고 소통하는 기능으로 가장 중요하고도 필수적인 개념의 기능이다.

주관식 문제

□□
01 간호학사 수준에서 간호연구 역할을 3가지 이상 기술하시오.

01 정답
연구보고서를 읽고 평가한다, 연구결과를 실무에 적용한다, 연구문제 확인과 연구수행에 참여한다 등

해설
간호연구에서 간호교육수준에 따라 기대되는 역할이 달라진다. 일반적으로 간호학사 수준의 간호사들에게는 다음과 같은 역할이 기대된다.

- 연구보고서를 읽고 평가한다.
- 연구결과를 실무에 적용한다.
- 연구문제 확인과 연구수행에 참여한다.
- 간호 실무를 향상할 자료를 수집한다.
- 동료와 연구결과를 공유한다.

정답 28 ④

02 종적 연구와 횡적 연구에 관해서 기술하시오.

03 간호연구의 궁극적인 목적에 관해서 기술하시오.

04 간호연구의 필요 영역을 3가지 이상 기술하시오.

02 **정답**

종적 연구는 한 대상을 추적 관찰하는 연구이고 횡적 연구는 한 시점에서 여러 대상자의 다양한 상태를 조사하는 연구이다.

해설

종적 연구과 횡적 연구는 비슷한 용어지만 전혀 다른 방향으로 연구를 수행하기 때문에 잘 알아 두어야 한다.

- 종적 연구 : 같은 대상으로부터 장기간에 걸쳐 자료를 수집하는 방법이다.
- 횡적 연구 : 여러 다른 시점에 있는 대상자의 다양한 상태를 동시에 조사하는 것이다.

03 **정답**

간호연구의 궁극적인 목적은 간호대상자에게 질 좋은 근거 중심의 간호를 제공하는 것이다.

해설

간호연구는 다양한 목적을 가지고 있다. 현대에서 간호연구의 궁극적 목적은 환자, 가족, 보건의료제공자와 보건의료체계를 위한 양질의 성과를 증진하는 근거 중심 간호를 제공하는 것이라고 일반적으로 정의한다.

04 **정답**

전문직 지식체 형성, 간호의 범주 규명, 간호중재의 효율성 입증 등

해설

간호연구의 필요성과 목적은 다양하게 분류할 수 있다. 크게 다음과 같은 필요성과 목적이 있다.

- 전문직 지식체 형성
- 간호의 범주 규명
- 간호중재의 효율성 입증
- 의사결정
- 간호교육에 기여
- 간호행정에 기여
- 간호실무에 기여

05 과학적 연구의 목적 4가지를 기술하시오.

06 중재변수에 대하여 간략히 기술하시오.

07 이론적 정의의 의미에 관해 설명하시오.

05 정답
서술하기 위해서, 설명하기 위해서, 예측하기 위해서, 통제하기 위해서

해설
과학적 연구는 그 목적의 수준에 따라서 분류할 수 있으며, 크게 서술, 설명, 예측, 통제의 4가지로 분류할 수 있다.

06 정답
중재변수란 독립변수와 종속변수 간의 관계를 설명하는 데 개입되는 변수이다.

해설
중재변수란 독립변수와 종속변수 사이에서 이들 두 변수의 관계를 더 확실하게 이해하도록 돕는 변수로서 매개변수라고도 하며, 이는 독립변수의 결과인 동시에 종속변수의 결정요인이나 원인변수가 되는 변수이다.

07 정답
다른 개념이나 단어를 사용하여 개념을 표현하는 것으로, 조작적 정의보다 구체적이다.

해설
이론적 정의는 개념적 정의, 구조적 정의 등으로도 불리며, 다른 개념이나 다른 단어를 이용하여 그 개념이 가진 본래의 의미를 명확히 하는 것으로, 조작적 정의보다 훨씬 넓은 범위를 포함하며 추상적이다.

□□
08 독립변수와 종속변수를 구분하여 서술하시오.

08 정답
독립변수(independent variable)는 종속변수의 원인 또는 선행조건이 되는 변수이다. 종속변수(dependent variable)는 연구 효과로 측정되는 변수이다.

해설
연구에서는 다양한 변수들이 사용된다. 크게 선행되는 독립변수와 독립변수로 인해서 변화되는 측정변수가 있다.

□□
09 외생변수를 만들어내는 4가지 주요한 원인을 나열하시오.

09 정답
피험자, 연구자, 환경, 측정

해설
연구를 진행하는 과정에서 다양한 외생변수가 발생한다. 크게 그 발생 원인을 분류하면 피험자, 연구자, 환경, 측정에서 발생하는 외생변수로 분류할 수 있다.

□□
10 가설의 3가지 기본 원칙에 관해서 서술하시오.

10 정답
간단할 것, 지시적일 것, 검증할 수 있어야 할 것

해설
가설은 연구자가 작성하는 것으로 다음과 같은 원칙을 지켜서 작성해야 한다. 다음과 같은 원칙을 지켜서 작성해야 원활한 연구를 진행할 수 있으며 후에 연구논문으로 출판하였을 때도 독자들이 연구의 진행과정이나 연구자가 연구하려는 바를 쉽게 이해할 수 있다.

- 간단할 것(simple)
- 지시적일 것(directional)
- 검증할 수 있어야 할 것 (quantifiable)

제 2 장 연구변인의 결정 및 가설의 설정

□□
01 다음 중 문헌고찰의 필요성과 관련된 것이 아닌 것은?

① 연구문제의 초안이 잡히면 연구문제를 확인하기 위해서 문헌고찰이 필요하다.
② 문헌고찰은 연구의 초반부에서 주로 필요하며 이후에는 특별한 필요가 없다.
③ 문헌고찰을 통하여 구체적인 지식을 습득하고 향후 필요한 연구문제도 알 수 있다.
④ 이론적 기틀을 형성하는 데 문헌고찰이 필요하다.

01 문헌고찰은 연구의 초반부뿐만 아니라 연구 전반에 걸쳐서 필요한 과정이다. 실제적으로는 연구 문헌 작성 시 결과나 결론 부분에서 많은 인용이 필요하다.

□□
02 연구 참여과정에서 부당한 압력이나 강요를 받지 않고 스스로 판단할 수 있도록 하는 것은 연구대상자의 권리 중 무엇에 해당하는가?

① 해를 입지 않을 권리
② 사생활 유지와 비밀보장
③ 자기 결정의 권리
④ 연구내용을 모두 알 권리

02 문제는 자기 결정의 권리와 관련된 설명이다. 아울러 대상자는 연구내용을 충분히 알고 연구 참여를 결정해야 한다.

정답 01 ② 02 ③

□□
03 연구를 시행하여 얻는 연구 자료를 선택적으로 변경하는 것은 어떤 연구 부정행위에 해당하는가?

① 위조
② 변조
③ 표정
④ 중복게재

03 변조는 연구를 시행하여 얻은 연구 자료를 선택적으로 변경하거나 연구 자료의 통계분석에서 불확실한 것을 마치 확실한 그것처럼 그릇되게 설명하는 행위를 말한다.

□□
04 다음 연구가설에서 종속변인은 무엇인가?

> 의사소통프로그램에 참여한 간호사가 그렇지 않은 간호사보다 공감 능력이 높을 것이다.

① 프로그램 참여 여부
② 의사소통프로그램
③ 간호사의 반응
④ 공감 능력

04 해당 가설에서 원인이 되는 독립변인은 의사소통프로그램이고, 이에 따라서 변화하는 것은 공감 능력이므로, 종속변인은 공감 능력이다.

□□
05 다음 중 연구의 유형에 대한 설명이 올바르지 <u>않은</u> 것은?

① 양적연구는 변수들의 연구에 초점이 있다.
② 질적연구에서는 광범위한 연구 질문들이 가설된다.
③ 질적연구는 일반적으로 조작이나 통제 없이 자연스러운 현장에서 연구한다.
④ 면담, 관찰 등의 연구 도구는 질적연구에서만 사용된다.

05 연구 도구는 연구 과정에서 다양하게 응용하여 사용할 수 있다. 면담, 관찰 등의 질적인 자료 역시 변환을 통해 양적연구에 응용하여 사용될 수 있다.

정답 03 ② 04 ④ 05 ④

□□
06 다음 중 개념의 기능에 관한 설명이 올바르지 않은 것은?

① 관찰한 것을 조작하고 질서를 부여하는 것은 인지적 기능이다.
② 지각한 것이 얼마나 중요하고 의의가 있는지를 판단하는 기능은 평가적 기능이다.
③ 가장 중요하고 필수적인 개념의 기능은 의사소통 기능이다.
④ 개념을 사용하여 서로의 뜻을 전달하고 소통하는 기능은 실용적 기능이다.

06 개념을 사용하여 서로의 뜻을 전달하고 소통하는 것은 의사소통 기능에 대한 설명이다. 실용적 기능은 개념이 규정하는 뜻을 바탕삼아 행위를 좌우하는 기능이다.

□□
07 다음 중 상수와 변수에 대한 설명이 옳지 않은 것은?

① 수식에서 늘 일정하여 변하지 않는 값을 가진 수나 양을 상수라고 한다.
② 종속변수는 연구 효과로 측정되는 변수이다.
③ 독립변수는 종속변수의 선행조건이 되는 변수이다.
④ 독립변수는 다른 말로 결과변수나 준거변수라고도 한다.

07 독립변수는 다른 말로 예측변수라 하며, 종속변수는 준거변수 혹은 결과변수라고도 불린다.

□□
08 다음 중 변수에 대한 설명이 올바르지 않은 것은?

① 외생변수는 연구결과에 영향을 주는 변수이다.
② 외생변수는 연구에서 관심 있게 다룰 변수가 아니므로 혼동변수라고도 한다.
③ 커피 섭취를 독립변수로, 혈압을 종속변수로 연구할 때 연령은 가외변수가 될 수 있다.
④ 외생변수는 연구에 있어서 크게 중요하지 않은 변수이다.

08 외생변수는 연구에서 직접 다루거나 탐구하는 변수는 아니지만 실제로 연구에서 원하는 관계를 보기 위하여 통제가 필요한 변수로, 연구에 있어서 중요하지 않다고 할 수 없다.

정답 06 ④ 07 ④ 08 ④

□□
09 다음 중 연구문제와 관련된 설명이 올바르지 않은 것은?

① 임상 실무에서 간호사의 경험은 연구문제를 찾을 수 있는 질 좋은 출처이다.
② 간호 분야의 이론만이 연구문제를 도출하는 데 도움이 된다.
③ 실제적인 간호행위를 하면서 발생한 추상적인 의문들이 비판적 사고과정을 통해 연구문제의 출처로 이용될 수 있다.
④ 영화와 신문 등에서도 연구문제를 발견할 수 있다.

□□
10 다음 중 좋은 연구문제를 선정하는 기준으로 적절하지 않은 것은?

① 참신성
② 구체성
③ 가능성
④ 익명성

□□
11 다음 중 연구문제의 중요성을 사정하기 위한 질문으로 적절하지 않은 것은?

① 그 문제는 과연 중요한 것인가?
② 연구결과가 실무에 적용될 수 있는가?
③ 아직 검증되지 않은 가정에 도전할 만한 것인가?
④ 연구대상자를 모집할 수 있는가?

09 연구문제는 다양한 출처에서 발견될 수 있다. 간호뿐만이 아니라 인접 학문이나 혹은 전혀 관계가 없어 보이는 타 학문 분야에서도 비판적인 사고과정을 통해 연구문제를 획득할 수 있다.

10 연구문제 선정에 특별한 정답은 없지만, 좋은 연구문제를 선정하는 기준은 참신성, 구체성, 가능성 그리고 공헌도이다.

11 연구대상자를 모집할 수 있는가는 연구가능성을 묻는 말로, 해당 질문에 대한 물음으로 적절하지 않다.

정답 09 ② 10 ④ 11 ④

□□
12 신규간호사 A는 자신의 연구문제로 '전국 신규간호사의 간호 역량을 조사하는 연구'를 하려고 한다. 다음 중 한 번 더 생각해보아야 할 연구문제 선정의 기준은 무엇인가?

① 참신성
② 구체성
③ 가능성
④ 공헌도

12 연구자는 연구문제를 정하기 위해서 참신성, 구체성, 가능성, 공헌도에 대해 생각을 해보아야 한다. 해당 연구문제는 신규간호사 개인이 수행하기에는 행정적, 재정적인 어려움이 예상되므로 가능성에 대해 한 번 더 고민해 보는 것이 가장 올바를 것이다.

□□
13 다음 중 연구 제목의 조건에 관련된 설명이 적절하지 <u>않은</u> 것은?

① 흥미로워야 한다.
② 연구 디자인을 제시하는 것이 좋다.
③ 모든 사람에게 적합한 단어를 선택한다.
④ 중심단어부터 시작한다.

13 연구 제목은 이해하기 쉬워야 하지만 주 독자층을 고려하여 적합한 단어를 선택해서 간단하며, 짧고 간결하게 작성하는 것이 좋다.

□□
14 다음 중 연구의 가능성과 관련된 설명이 올바르지 <u>않은</u> 것은?

① 개념 정의가 뚜렷해야 한다.
② 조직화되어 측정이 가능해야 한다.
③ 광범위하고 모호한 내용을 연구할 수 없다.
④ 개념이 관찰이나 활동으로 설명되어야 한다.

14 간호학에서 많은 개념은 광범위하고 애매하다. 따라서 해당 개념을 연구하기 위해 어려운 개념들을 관찰할 수 있고 측정 가능한 변수로 변형시켜서 연구해야 한다.

정답 12 ③ 13 ③ 14 ③

□□
15 다음 중 연구수행 용이성과 관련된 질문이 올바르지 않은 것은?

① 인건비, 도서비, 소모품비는 연구를 진행하면서 검토한다.
② 연구자는 자신의 충분한 지식이나 경험이 있는 분야의 연구를 계획해야 한다.
③ 인간을 대상으로 하는 모든 연구는 진행 전 IRB의 승인을 받는 것이 좋다.
④ 대상자가 연구에 적개심을 가질 수도 있기 때문에 대상자 선정에 신중해야 한다.

15 대부분의 연구는 제한된 예산범위 내에서 이루어지기 때문에 연구 시작 전 연구와 관련된 모든 비용의 지급 가능성에 대해 고려해야 한다.

□□
16 다음 중 문헌고찰의 기능에 관련된 설명이 올바르지 않은 것은?

① 연구문제를 명확하게 해준다.
② 반복적인 연구를 증가시킨다.
③ 연구를 통한 과학적 지식의 축적을 촉진한다.
④ 연구방법에 대한 정보를 제공한다.

16 문헌고찰을 통해 해당 분야 연구의 범위를 확인할 수 있고 그에 따라서 불필요한 반복적 연구를 최소화시킬 수 있다.

□□
17 다음 설명은 학술지 기사의 출판 유형 중 어떤 것에 해당하는가?

> 임상적으로나 과학적으로 중요한 현 문제에 관해 학술지 편집자나 출판사가 견해, 신념, 정책 등을 발표한 성명문이다. 학회나 단체의 공식기관을 대표하는 학술지들의 편집인들에 의해 발행된다.

① 기술보고서
② 임상지침
③ 지침서
④ 사설

17 문제는 사설에 대한 설명이다. 사설은 한 개인이나 단체의 의견으로, 일반적으로 학술지에 실리는 연구논문과는 다르다.

정답 15 ① 16 ② 17 ④

18 다음 설명에 해당하는 것은 무엇인가?

> 제2차 세계대전 이후 나치의 인체실험에 참여하였던 의사나 과학자들에 대한 비판과 반성을 바탕으로 만들어진 과학적 연구윤리 기준이다.

① 뉘른베르크 강령
② 헬싱키 선언
③ 벨몬트 보고서
④ 터스키기 매독 연구

18 뉘른베르크 강령은 제2차 세계대전 이후 뉘른베르크 전범 재판이 열리고 인체실험을 했던 의사나 과학자들에 대한 비판과 반성을 통해 만들어진 과학자의 연구윤리 기준이다. 여기에는 과학자가 지켜야 할 10가지의 강령이 담겨있다.

19 다음 중 연구윤리의 역사에 대한 설명이 올바르지 않은 것은?

① 탈리도마이드 사건은 신약 허가 규정의 기초가 되었다.
② 헬싱키 선언은 법적 구속력은 없으나 각 국가에 규정에 영향을 주었다.
③ 터스키기 매독 연구는 무료건강관리 규정에 기반이 되었다.
④ 벨몬트 보고서는 시술과 연구의 경계에 대해서 정의하였다.

19 터스키기 매독 연구는 매독 환자의 건강관리와 치료를 표방하였지만 실제로는 적절한 치료를 제공하지 않고 질병의 경과에 대해서 관찰한 연구이다. 벨몬트 보고서와 1974년 미국의 국가연구법에 영향을 주었다.

20 다음 중 벨몬트 보고서(1979)에 대한 설명이 올바르지 않은 것은?

① 미국에서 국가적 차원으로 생명윤리 체제의 기본 원칙을 선언한 문서이다.
② 기본적인 윤리원칙으로 인간존중, 선행, 정의에 대한 내용이 있다.
③ 시술과 연구의 경계에 관해서 설명하고 있다.
④ 일반적 원칙들을 연구수행과정에 적용하는 내용은 제외되어 있다.

20 벨몬트 보고서는 윤리원칙과 원칙들을 연구수행 과정에 적용하기 위한 고려 사항으로 사전동의, 위험과 이득 평가, 그리고 연구대상의 선정에 관해서 설명하고 있다.

정답 18 ① 19 ③ 20 ④

21 **다음 중 기관 생명윤리위원회에 관련된 설명이 올바르지 않은 것은?**

① 연구자와 대상자를 보호하기 위한 자율적 독립적인 윤리기구를 뜻한다.
② 자격요건이 법적으로 명시되어 있다.
③ 벨몬트 보고서의 세 가지 원칙에 기초하여 검토가 이루어진다.
④ 모든 연구는 기관 생명윤리위원회에 심의 이후 진행이 가능하다.

21 인간 또는 인체 유래물 등을 취급하는 생명윤리 및 안전의 확보가 필요한 연구에서 기관 생명윤리위원회의 심의가 필요하다. 대상자 없이 연구자 개인이 진행하는 문헌 조사 연구 등에서는 심의가 필요하지 않다.

주관식 문제

01 **연구문제를 선정하고 평가하는 주요항목을 3가지 이상 기술하시오.**

01 **정답**
연구문제의 중요성, 연구 가능성, 연구자의 흥미, 연구수행 용이성
해설
연구문제를 선정하는 법칙이 따로 있는 것은 아니지만, 일반적으로 연구문제의 중요성, 연구 가능성, 연구자의 흥미, 연구수행 용이성 등을 고려하여 연구문제를 선정하고 평가하여 좋은 연구문제를 도출하려고 연구자들은 노력한다.

02 **보통 출판된 문헌에서 추출한 독립적인 연구결과들을 결합하고 요약과 결론을 종합하는 양적인 방법을 사용한 연구로, 치료의 유효성을 평가하고 새로운 연구를 계획하는 데 이용한다. 이러한 문헌을 무엇이라 하는가?**

02 **정답**
메타 분석 또는 체계적 문헌고찰
해설
실제로 체계적 문헌고찰은 메타 분석보다는 조금 더 상위의 개념이다. 메타 분석은 체계적 문헌고찰의 과정 이후에 모인 결과들을 통계적 기법을 통하여 양적으로 합산까지 한 것을 의미한다. 일반적으로 혼동하여 사용되는 경우가 많다.

정답 21 ④

03 연구문제의 출처를 3가지 이상 작성하시오.

04 문헌고찰의 기능에 대해서 3가지 이상 작성하시오.

03 정답
임상실무, 문헌, 이론 등

해설
연구문제의 출처는 지정되어 있지 않다. 연구자는 다양한 분야에서 영감을 받고 연구문제를 심화하는데, 크게 분류해보면 임상실무, 문헌, 이론, 동료 및 외부상황, 연구의 우선순위 등으로 분류할 수 있다.

04 정답
연구문제에 대한 착상을 돕는다, 연구분야의 현황파악 및 중복연구를 최소화한다, 연구를 위한 이론적 기틀을 제공한다.

해설
문헌고찰은 연구과정의 전반에서 다양한 역할과 기능을 수행한다. 다음과 같은 내용들이 포함된다.

- 관심 영역에서 수행된 문헌고찰은 연구문제에 대한 착상을 돕고 또한 연구문제의 설정과 명료화를 돕는다.
- 연구자에게 해당 분야에서 지금까지 알려진 지식을 확인하게 하고 그 결과 불필요한 연구의 반복을 최소화한다.
- 연구를 위한 이론적 기틀을 제공하고 그 결과 과학적 지식의 축적을 촉진한다.
- 연구방법에 대한 정보를 제공한다.

05 다음 설명에서 빈칸에 들어갈 내용을 순서대로 쓰시오.

> 제2차 세계대전 이후 나치에 의한 전범 재판이 열리고 인체 실험을 했던 의사나 과학자들에 대한 비판과 반성을 통해 (①)이 만들어졌다. 이후 A의 10개 조항에 담긴 내용을 발전시켜 연구자인 의사 스스로가 주체가 되어 만든 윤리원칙인 (②)이 발표되었다.

05 **정답**
① 뉘른베르크 강령
② 헬싱키 선언

해설
뉘른베르크 강령은 최초의 국제 연구 윤리 지침이며, 헬싱키 선언 등 사람을 대상으로 하는 연구의 윤리기준에 대한 지침의 토대가 되었다. 헬싱키 선언은 세계의사협회가 1964년 총회에서 첫 발표를 했으며 의사 스스로가 주체가 되어 만든 윤리강령이다.

06 다음의 연구부정행위와 관련된 설명에서 빈칸에 들어갈 내용을 순서대로 쓰시오.

> 시행하지 않은 실험연구 자료를 작성하거나 실제로 얻은 연구 자료에 허구의 연구 자료를 첨가하는 것은 (①)이다. 또한 타인의 고유한 생각이나 연구 착상, 분석체계나 방법 등을 출처 표시 없이 사용하는 것은 (②)이다.

06 **정답**
① 날조
② 표절

해설
날조는 다음과 같은 항목을 위반한 경우에 해당하는 연구 부정행위이다.

- 인터뷰 없이 가상의 주제에 대한 질문표 완성
- 시행하지 않은 실험연구 자료 작성
- 실제로 얻은 연구 자료에 허구의 연구 자료를 첨가
- 임상연구에서 가상의 자료 추가

표절은 일반적 지식이 아닌 타인의 독창적인 아이디어 또는 창작물을 적절한 출처표시 없이 활용함으로써 제3자에게 자신의 창작물인 것처럼 인식하게 하는 행위를 뜻한다.

07 연구대상자의 네 가지 권리를 나열하시오.

08 연구 진행과정 중 취약한 집단으로 간주해야 할 집단을 3가지 이상 기술하시오.

07 **정답**
해 입지 않을 권리, 사생활 유지와 비밀 보장, 자기 결정의 권리, 연구내용을 모두 알 권리

08 **정답**
미성년자, 정신 또는 정서에 장애가 있는 사람, 임신부 등

해설
취약계층은 완전한 사전동의를 할 능력이 없거나, 예상치 못한 부작용을 겪을 수 있는 집단이다. 고위험 집단을 연구할 때는 사전동의, 위험・이익 평가, 적절한 연구 절차에 대한 지침을 이해해야 한다.

> 미성년자, 정신 또는 정서에 장애가 있는 사람, 매우 아프거나 신체적인 장애가 있는 사람, 말기환자, 자활능력이 결여된 사람(수감자), 임신한 여성

☐☐
09 가설의 목적을 2가지 이상 작성하시오.

09 **정답**
이론의 검정, 연구 방향 제시 등
해설
연구에 있어서 가설은 그 종류에 따라 다양한 목적을 가진다. 보통은 이론의 검정, 지식의 확대, 연구 방향 제시의 목적으로 분류할 수 있다.

☐☐
10 다음은 연구의 윤리적 실천원칙에 관련된 설명에서 빈칸에 들어갈 내용을 순서대로 쓰시오.

(①) : 과학자의 사고와 탐구의 (①)는 연구기관과 정부에 의해서 간섭을 받아서는 안 된다.
(②) : 연구, 컨설팅, 전문가증언, 대중교육과 적극적 지지를 통해서 사회적으로 좋은 결실이 유발되도록 애써야 한다.

10 **정답**
① 자유
② 사회적 책임
해설
1998년 레스닉은 12개의 실천 원칙(또는 실천 덕목)을 처음 제안한 바 있다. 이어, 2009년 레스닉은 최근 부각되고 있는 윤리적 쟁점들을 고려하여 12개의 실천 원칙을 새로이 수정·발표하였다. 레스닉의 연구 실천원칙은 12가지 내용으로 구성되어 있으며, 해당 항목은 각각 자유와 사회적 책임에 대한 설명이다.

제 3 장 간호연구의 설계 및 자료수집

01 다음 중 비실험연구의 특징으로 올바르지 않은 것은?

① 인위적인 처리를 유도하지 않은 상태에서 수행되는 연구이다.
② 다양한 변수를 연구할 수 있다.
③ 실험연구보다 해석이 쉽다.
④ 실험연구보다 인과적인 추론을 강하게 할 수 없다.

01 비실험연구는 통제나 처치 등이 들어가지 않기 때문에, 순수 실험연구와 비교하여 인과적 추론이 어렵고 해석의 오류 또한 범하기 쉬운 특징이 있다.

02 다음 중 조사연구의 특징에 해당하지 않는 것은?

① 대상의 인구학적 특성이나 태도, 행동 등을 조사하여 분석하는 연구이다.
② 인과적인 추론을 확인하는 가장 좋은 연구방법이다.
③ 일반적으로 모집단에서 표본을 추출하여 연구를 시행한다.
④ 질문지법, 면접법 등을 통해 자료를 수집한다.

02 조사연구는 질문지나 면접법 등 자가보고식으로 자료를 수집하여, 수집된 자료를 바탕으로 인구학적 특성이나 태도 등을 확인하는 연구방법으로, 일반적으로 모집단에서 표본을 추출하여 연구를 시행한다. 인과적인 추론을 확인하는 가장 좋은 연구방법이라는 설명은 실험연구에 해당하는 내용이다.

03 다음 중 횡단적 조사에 관한 설명이 아닌 것은?

① 모든 측정이 한 시점에서 이루어진다.
② 표본의 대표성이 연구 타당도를 결정한다.
③ 예상된 결과가 나타날 때까지 기다려 측정하는 연구이다.
④ 측정결과 간의 상관관계를 통해 인과관계를 설명한다.

03 예상된 결과가 나타날 때까지 기다려서 측정하는 연구는 전향적 조사연구의 특징이다. 전향적 조사연구는 원인 결과에 초점을 맞춘 설계로 예상된 원인의 검사에서 시작하여 예상된 결과가 나타날 때를 기다려 측정하는 연구이다.

정답 01 ③ 02 ② 03 ③

04 표본의 크기를 결정할 때 고려할 내용으로 올바르지 않은 것은?

① 소요경비 및 시간
② 표집 방법
③ 자료 분석 시 사용될 변수의 수
④ 설문지의 문항 수

04 표본의 크기를 정할 때 일반적으로 모집단의 동질성, 표집 방법, 분석할 변수의 수, 소요경비 및 시간 등을 고려하여 표본의 크기를 정한다. 설문지의 문항 수는 직접적인 관련이 없다.

05 새로운 측정 도구를 개발하는 연구는 어떤 연구에 해당하는가?

① 자연관찰 연구
② 방법론적 연구
③ 사례 연구
④ 역사적 연구

05 방법론적 연구는 측정도구 개발을 위한 연구로, 새로운 측정도구를 개발하는 것은 방대한 작업이어서 독립된 연구로 시도하는 것이 좋다.

06 다음 중 사례 연구의 장·단점에 대한 설명이 옳지 않은 것은?

① 사례를 면밀하게 관찰할 기회를 준다.
② 연구자의 주관적인 판단이 개입될 여지가 크다.
③ 다양한 연구의 기법을 사용할 수 있다.
④ 결과를 쉽게 일반화할 수 있다.

06 사례 연구는 적은 수의 사례를 가지고 면밀하게 탐구하는 연구방법으로, 해당 연구를 통해 얻은 결과를 쉽게 일반화하기 어렵다는 단점을 가진다.

정답 04 ④ 05 ② 06 ④

07 다음 중 질적 연구에 대한 설명이 옳지 않은 것은?

① 질적 연구는 지식을 발견하거나 확대하는 귀납적 접근법이다.
② 이론을 검증하지 않고, 이론을 형성한다.
③ 주관적인 연구관점을 갖는다.
④ 일반적으로 정신 사회적 또는 생리적 도구를 사용한다.

07 질적 연구는 연구 도구로 면담이나 관찰 등의 방법 또는 다양한 의사소통 방법을 통해서 자료를 수집한다. 정신 사회적 또는 생리적 도구를 사용하여 자료를 수집하고 통계분석을 하는 것은 양적 연구의 특징이다.

08 다음 중 독립변수와 조작과 외생변수의 통제는 이루어졌으나 무작위화가 되지 않은 연구 설계는 무엇인가?

① 실험 전 단계 설계
② 유사실험설계
③ 순수실험설계
④ 원시실험설계

08 유사실험설계는 독립변수의 조작과 외생변수의 통제는 이루어졌으나 표본추출 시 무작위화 원칙이 지켜지지 않은 설계이다.

09 다음 중 단일집단 사후설계와 관련된 설명이 옳지 않은 것은?

① 내적 타당도에 매우 큰 위협을 받는다.
② 빠르고 쉽게 연구할 수 있다.
③ 비교 분석이 가능하지 않다.
④ 탈락, 선택편중의 문제가 발생할 수 있다.

09 단일집단 사후설계의 경우 처치 후 결과만을 가지고 분석을 하므로 자료수집이 1회에 그친다. 따라서 탈락이 발생할 수 없는 구조이다.

정답 07 ④ 08 ② 09 ④

□□
10 **다음 중 무작위 대조군 사후 실험설계와 유사하나 대상자의 배정이 무작위 배정이 아닌 실험설계는 무엇인가?**

① 비동등성 대조군 사후 설계
② 전체 집단 비교 설계
③ 단일집단 사후 설계
④ 통제집단 시계열 설계

10 비동등성 대조군 사후 설계는 순수 실험설계의 무작위 대조군 사후 실험설계와 유사하나 대상자의 무작위 배정이 아니라는 점이 다르다. 따라서 실험군과 대조군이 같은 모집단에서 추출된 표본인지를 확인할 수 없으므로 연구결과를 일반화할 수 없다.

11 **다음 중 실험연구와 비실험연구의 가장 큰 차이점은 무엇인가?**

① 독립변수의 조작
② 종속변수의 조작
③ 외생변수의 통제
④ 무작위 배정

11 실험연구와 비실험연구가 가지는 가장 큰 차이는 독립변수를 조작하는가 하지 않는가이다. 독립변수의 조작(처치)을 통해 실험이 진행된다.

12 **연구 과정에서 발생하는 오차를 줄이기 위해서 연구자가 지향해야 하는 가장 큰 목표는 무엇인가?**

① 관련 요인의 통제
② 변인의 선정
③ 자료수집 기간 단축
④ 구체적인 연구방법 설계

12 실험연구에서 연구자는 관련 요인을 통제하여 연구에서 발생하는 오차를 줄여야 한다.

정답 10 ① 11 ① 12 ①

13 독립변수 이외의 특정변수가 독립변수와 함께 종속변수에 작용하여 실험결과에 영향을 주어서 마치 독립변수의 영향인 것처럼 착각하게 하는 것은 다음 중 무엇에 대한 설명인가?

① 제3변수 개입
② 성숙
③ 대상자 탈락
④ 시험효과

13 문제는 제3의 변수 개입에 관한 설명이다.
성숙은 시간에 따라 참여한 대상자가 변화함에 따라 발생하는 것이고 대상자 탈락은 대상자들이 연구 중간에 연구참여를 그만둠으로서 발생한다. 시험효과는 사전조사 등으로 대상자에게 변화가 생겨 사후조사 결과가 발생하는 것 등을 의미한다.

14 다음 설명에 해당하는 것은 무엇인가?

> 실험자 효과 또는 실험자 편중이라고도 한다. 측정자가 연구대상자의 어떤 한 가지 특징에 영향을 받아 다른 특징을 잘못 평가하는 것을 말한다.

① 후광효과
② 실험의 확산
③ 평균치로의 수렴
④ 대상자 선택편중

14 후광효과는 문제에도 서술되어 있는 것과 같이 실험자 효과라고도 하며, 한 가지 특성으로 다른 한 가지 특성을 편견에 의해서 잘못 평가하는 것을 의미한다.

15 다음 중 내적 타당도에 위협을 주는 요인이 <u>아닌</u> 것은?

① 제3변수 개입
② 시험효과
③ 대상자 성숙
④ 실험의 상호작용

15 내적 타당도는 외생변수를 통제하는 내용과 관련된 것으로, ④를 제외하고 모두 내적 타당도에 위협을 주는 내용이다.

정답 13 ① 14 ① 15 ④

□□
16 다음 중 연구의 처치가 실험군에만 적용이 되어야 하는데 대조군에도 효과가 전파된 경우는 무엇인가?

① 제3변수 개입
② 시험효과
③ 대상자 성숙
④ 실험의 확산

□□
17 다음 설명에 해당하는 것은 무엇인가?

> 연구대상자가 자신이 연구대상으로 선정되었다는 사실을 알게 될 때 보통 때와는 달리 반응하는 데서 파생되는 결과이다.

① 호손 효과
② 실험자 효과
③ 상황적 효과
④ 성숙

□□
18 다음 중 연구자가 연구결과를 일반화하고자 하는 사례집단은 무엇인가?

① 모집단
② 표적 모집단
③ 근접 모집단
④ 표본

16 실험의 확산이란 시도하려는 실험내용과 결과에 대해 실험군의 대상자와 대조군의 대상자가 서로 의사소통할 수 있는 경우에 자유로이 정보를 교환한다면 실험군의 특색이 없고 실험의 효과를 얻지 못하는 경우를 말한다.

17 호손 효과는 외적 타당도의 위협요인으로, 대상자가 연구에 참여하고 있다는 것을 인지함으로서 평소와는 다르게 행동하는 것을 의미한다.

18
- 모집단 : 연구자가 관심을 두는 사람이나 사물의 전체 대상
- 표적 모집단(target population) : 연구자가 관심 있어서 일반화하고자 하는 전 사례집단
- 근접 모집단(accessible population) : 연구자가 접근할 수 있는 사례집단
- 표본 : 전체 모집단 중의 일부분

정답 16 ④ 17 ① 18 ②

19 다음 설명에 해당하는 표집 방법은 무엇인가?

> 모집단이 지닌 특성에 따라 몇 개의 계층(strata)으로 나누어 각 계층 속에서는 동일성을 유지하게 한 후에 그 계층으로부터 표본을 무작위 표출하는 방법이다.

① 단순 무작위 추출법
② 체계적 추출법
③ 층화무작위 추출법
④ 군락추출법

19 문제는 층화무작위 표출법에 관한 설명이다. 군락추출법은 모집단의 크기가 클 때 모집단을 동질한 부분집단으로 나누어 전수 조사하는 것이고, 체계적 추출법은 개체를 임의순으로 나열하고 난수표를 이용하여 추출하는 방법이다. 단순 무작위 추출법은 특별한 군 등을 나누지 않고 모든 개체에 동등한 추출확률을 부여하여 추출하는 방법이다.

20 다음 중 모집단 선정 시 고려할 사항이 아닌 것은?

① 대상자 접근 가능성
② 연구목적
③ 연구설계
④ 측정도구

20 모집단 선정 시 다양한 내용을 고려해야 하지만 일반적으로 연구목적, 문제, 설계 대상자 접근 가능성 등을 우선적으로 고려해야 할 내용이다.

21 다음 설명에 해당하는 표집 방법은 무엇인가?

> 처음에는 소규모의 응답자들로 시작하여 응답자들을 통해 비슷한 대상자를 소개받아 조사하는 방법으로 자신을 드러내기 어려워하는 대상자를 표집으로 조사할 때 주로 사용되는 방법이다.

① 눈덩이 표집방법
② 단순 무작위 표집방법
③ 체계적 표집 방법
④ 군락(cluster) 표집방법

21 눈덩이 표집방법은 사회적으로 대상자들이 자신을 숨기고 싶어하는 가정폭력대상자나 후천성면역결핍증 환자 등을 조사할 때 주로 사용되는 방법이다.

정답 19 ③ 20 ④ 21 ①

□□

22 다음 중 구조적 설문지의 특징에 해당하지 <u>않는</u> 것은?

① 주어진 시간 내에 많은 질문에 응답할 수 있다.
② 언어적 구사력이 불충분한 사람도 자료수집이 가능하다.
③ 계량적 분석이 어렵다.
④ 정답을 강요받을 수 있다.

22 비구조적 설문지에 비하여 구조적 설문지는 코딩 후 해당 내용의 계량적 분석이 용이하다는 특징을 가진다.

□□

23 다음 중 개방형 설문지에 관한 내용이 <u>아닌</u> 것은?

① 상대적으로 깊이 있는 응답을 얻을 수 있다.
② 결과의 회수율이 높다.
③ 응답을 통해 얻을 결과를 수량화하기 어렵다.
④ 새로운 사실을 발견할 수 있다.

23 개방형 설문지는 응답자가 많은 시간을 투자해야 하므로, 결과적으로 결과의 회수율이 상대적으로 낮다.

□□

24 다음 중 표준화 면접과 관련된 내용이 <u>아닌</u> 것은?

① 새로운 개념을 발견하기가 어렵다.
② 신축성이 없다.
③ 상대적으로 신뢰도가 높다.
④ 결과를 비교할 수 없다.

24 표준화 면접은 같은 내용을 질문하기 때문에 그에 의해 수집된 자료도 구조적이다. 따라서 결과를 비교하여 기술할 수 있다는 장점이 있다.

정답 22 ③ 23 ② 24 ④

25 다음 중 초점 그룹 인터뷰에 대한 설명으로 가장 옳지 않은 것은?

① 일반적으로 6~8명 정도의 대상을 그룹지어 진행한다.
② 세션당 1~2시간 정도 진행을 한다.
③ 진행자의 역할이 중요하다.
④ 소수의견에 대한 분석은 상대적으로 중요하지 않다.

25 초점 그룹 인터뷰의 자료를 분석할 때에는 주제에 대해 어느 정도 합의하는지, 어느 정도 관심이 있는지를 살피는 것이 중요하다. 또한 진술이 생성된 맥락을 확인해야 하며, 소수의견에 대한 분석도 매우 중요하다.

26 다음 중 관찰법과 관련된 내용이 아닌 것은?

① 참여관찰은 관찰대상의 집단의 내부에 들어가서 그 구성원의 일부가 되어 관찰하는 방법이다.
② 비참여적 관찰은 제삼자의 입장에서 관찰하는 방법으로, 조직적 관찰에 많이 사용된다.
③ 준참여관찰은 주로 피관찰자들이 관찰에 대한 사실을 알고 있는 경우가 많다.
④ 구조적 관찰은 주로 사전실험이나 탐색연구에서 많이 활용된다.

26 비구조적 관찰은 관찰의 대상, 방법, 관찰 시간이나 관찰 시기가 분명히 규정되지 않은 상태에서 관찰하는 방법으로, 흔히 사전실험연구나 탐색연구에서 많이 활용된다.

27 다음 설명에 해당하는 것은 무엇인가?

- 태도를 측정하기 위해 사용한다.
- 양극에 상반된 형용사를 두고 측정하는데 일반적으로 평가, 능력, 활동의 형용사를 사용한다.

① 체크리스트(checklist)
② 도표 평정척도(Graphic rating scale)
③ 시각적 상사척도(visual analogue scale)
④ 어의 구별척도(semantic differential scale)

27 설명에 제시된 것과 같이 일직선으로 도표화된 양극단에 서로 상반된 형용사를 배열하고 그 사이에서 평가를 하는 척도로, 하나의 개념을 주고 응답자의 태도를 측정하기 위해서 사용되는 척도는 어의 구별척도이다.

정답 25 ④ 26 ④ 27 ④

□□
28 **다음 중 관찰편중을 배제시키는 방법으로 올바르지 않은 것은?**

① 관찰자를 철저히 훈련한다.
② 훈련 기간 관찰자를 문제 상황에 두지 않는다.
③ 관찰자 간 상이한 점에 대해 토의하여 의견일치를 보게 한다.
④ 관찰자 간의 신뢰도(inter-rater reliability)를 측정한다.

28 훈련 기간 관찰자를 다양한 경험과 어려운 상황에 두고 이를 극복하는 실습을 진행해야 한다.

□□
29 **다음 중 관찰법의 특징에 대한 설명이 올바르지 않은 것은?**

① 자료의 신뢰성과 타당성을 확보하는 것이 어렵다.
② 정보의 깊이와 폭이 다양하다.
③ 언어 구사력이 부족한 대상자를 조사하기 어렵다.
④ 숨겨진 사실을 관찰하는 것은 대단히 어렵다.

29 관찰법은 피조사자가 언어 구사력이 부족한 대상자(영유아, 무의식 환자, 정신질환자, 청력 관련 문제가 있는 대상자 등)일 때 유용하다.

□□
30 **다음 중 가장 올바르게 측정한 경우는 무엇인가?**

① 연구자가 모든 대상자에게 사무적으로 응대한 경우
② 응답자에 따라 측정도구를 달리 적용한 경우
③ 응답자의 상사가 배석한 자리에서 함께 측정한 경우
④ 연구자가 피로한 상태에서 측정을 시행한 경우

30 연구자와 응답자 모두 안정적인 상태에서 측정해야 한다. 응답자의 상사와 배석한 경우 응답자는 솔직히 응답하지 못하고 상사의 호감을 사기 위한 응답을 할 수 있다. 또한, 모든 측정은 모든 응답자에게 편견을 가지지 않고 같이 진행되어야 하므로 같은 측정도구를 사용해야 한다.

정답 28 ② 29 ③ 30 ①

31 다음 중 표본추출에 대한 설명으로 올바르지 <u>않은</u> 것은?

① 모집단을 대표하는 표본을 추출하는 것이 중요하다.
② 표본추출은 전수조사와 비교할 때 비용 면에서 효과적이다.
③ 표본추출은 전수조사와 비교할 때 응답률이 높을 것이다.
④ 전수조사의 결과는 표본조사보다 항상 정확하다.

31 일반적으로 전수조사의 결과가 표본조사보다 집단의 특성을 잘 설명한다고 생각할 수 있지만, 전수조사의 경우 큰 집단을 대상으로 조사를 시행하기 때문에 시행과정에서 오류가 생길 확률이 높다. 따라서 전수조사의 결과를 표본조사의 결과보다 항상 정확하다고 말하기 어렵다.

32 다음 중 신뢰도를 증가시키는 방법으로 옳지 <u>않은</u> 것은?

① 측정 문항의 수를 감소시킨다.
② 불분명한 문항(모호하거나 이해하기 어려운 것)을 제거한다.
③ 검사가 이루어지는 조건과 환경을 표준화한다.
④ 너무 어렵거나 너무 쉬운 문항을 그렇지 않게 수정한다.

32 문항을 이용한 측정 시 측정도구의 신뢰도를 증가시키려면 측정 문항의 수를 증가시켜야 한다.

33 다음 설명에 해당하는 것은 무엇인가?

> 직사각형으로 표시하지만, 막대 그래프와는 달리 y축에는 서열척도와 동간척도로 측정된 자료의 빈도를 나타내고, x축에는 연속적인 항목이나 계급 간격을 표시한다.

① 히스토그램
② 원 그래프
③ 줄기-잎 그림
④ 선 그래프

33 히스토그램은 표로 되어있는 도수분포를 이미지로 나타낸 것으로, 문항의 설명은 히스토그램에 대한 내용이다.

정답 31 ④ 32 ① 33 ①

□□
34 다음 중 비실험연구의 특징으로 올바르지 않은 것은?

① 비실현연구는 문제영역에 대한 많은 양의 자료를 수집할 수 있다.
② 순수실험연구보다 인과적인 추론이 어렵다.
③ 실험연구보다 연구결과를 일반화하기 어렵다.
④ 독립변수를 조작할 수 없을 때 주로 수행한다.

34 독립변수를 조작할 수 없거나 독립변수를 조작하는 것이 비윤리적일 때 비실험연구 설계를 하게 된다.

□□
35 다음 중 조사연구에 관한 설명이 올바르지 않은 것은?

① 전수조사의 예로는 5년마다 시행하는 인구센서스가 있다.
② 조사대상자의 특성, 태도, 행동 등을 자기 보고식으로 수집한다.
③ 일반적으로 실험적 처치가 없는 것이 특징이다.
④ 비교적 많은 시간이 소모되며, 적은 대상자로부터 정보를 수집할 때 사용된다.

35 일반적으로 조사연구는 시간과 비용이 상대적으로 적게 들면서 많은 대상에게 정보를 수집할 때 유용하게 사용된다.

□□
36 다음 중 종단적 조사에 관한 설명으로 옳지 않은 것은?

① 동일한 대상자로부터 시차를 두어 자료를 수집하는 방법이다.
② 시간에 따른 변화과정을 개인 특성의 영향이 없이 측정할 수 있다.
③ 모집단에서의 발생률을 추정하므로 표본의 대표성이 타당도를 결정한다.
④ 단기간의 종단적 연구도 시간이 상대적으로 많이 소요된다.

36 모집단에서의 발생률을 추정하여 표본의 대표성이 연구 타당도를 결정하는 것은 횡단적 조사의 특징이다. 횡단적 조사는 여러 다른 시점에 있는 대상자 등의 다양한 상태를 동시에 조사하는 것으로, 모집단을 대표할 수 있는 표본을 선정하는 것이 중요하다.

정답 34 ④ 35 ④ 36 ③

37 다음 내용은 질문의 형식 중 어느 것에 속하는가?

> 안락사 제도를 어떻게 생각하십니까?
> "절대 찬성 – 찬성 – 중립 – 반대 – 절대 반대"

① 체크리스트
② 평정식 척도
③ 서열식 질문
④ 선다식 질문

37 평정식 척도는 질문에 대한 답에서 강도를 알아내려는 척도로, 해당 예시는 평정식 척도의 예라고 할 수 있다.

38 다음 설명에 해당하는 것은 무엇인가?

> 7～8명 정도의 사람들이 조사의 대상 그룹을 이루고 중재자에 의해 미리 설정된 특정 주제, 상품, 서비스 등에 대한 인식이나 생각을 얻기 위한 토론을 하는 것

① 초점그룹 인터뷰
② 참여관찰법
③ 준표준화 면접
④ 개방형 질문지법

38 문제에서 설명하고 있는 것은 초점그룹 인터뷰의 내용이다. 설명과 같이 초점그룹 인터뷰는 특정 주제에 관하여 적정 수의 관련 집단을 모아서 연구자가 해당 주제에 관해 토론을 진행하는 형식으로 이루어진다.

39 다음 중 관찰법의 특성에 대한 설명으로 옳지 않은 것은?

① 행위가 나타나는 현장에서 연구가 진행된다.
② 피관찰자가 관찰사실 모르는 경우 인위성이 적다.
③ 자가보고를 통해 얻을 수 없는 사실을 알 수도 있다.
④ 관찰법은 주로 시각적 자료를 수집하는 방법이다.

39 관찰법은 자료의 근거가 되는 대상의 상태를 시각과 청각을 이용하여 자료를 수집하는 방법이다.

정답 37 ② 38 ① 39 ④

□□
40 다음 중 관찰법의 특성에 대한 설명으로 옳지 않은 것은?

① 참여관찰, 비참여관찰, 준참여관찰이 있다.
② 준참여관찰은 피관찰자들이 참여 사실을 알고 있는 경우가 많다.
③ 구조적 관찰에서는 이론적 기틀에 따라 관찰목록을 정하고 해당 항목을 측정한다.
④ 관찰법은 연구문제에 따라 관찰방법이 정해져 있다.

40 연구문제나 분야에서 주로 사용하는 관찰방법은 있을 수 있으나, 정해져 있지는 않다. 관찰법은 연구문제에 따라 적절하게 사용된다.

□□
41 다음 중 관찰법의 특성에 대한 설명으로 옳지 않은 것은?

① 신뢰도를 높이기 위해 관찰자 훈련이 필요하다.
② 실제보다 더 긍정적으로 평정하는 관대성의 오류가 생길 수 있다.
③ 관찰자가 인위적으로 내용을 구분하려 할 때 대비 효과의 강화가 일어난다.
④ 훈련기간 중에는 일반적인 케이스로 반복 훈련을 시키는 것이 중요하다.

41 일반적으로 훈련기간 관찰자로 하여금 여러 가지 의문과 어려움에 봉착하게 하여 이를 해결하는 실습을 해야 한다.

□□
42 다음 중 생리적 측정법에 관한 설명이 옳지 않은 것은?

① 객관성을 내포한다.
② 사회심리적 측정방법보다 신뢰도가 높다.
③ 사회심리적 측정방법보다 타당도가 낮다.
④ 일반적으로 개인이 활용하기 어렵다.

42 생리적 측정법은 비교적 신뢰도 및 타당도가 높은 검사이다. 또한, 측정에 사용되는 기계가 일반적으로 고가이기 때문에 개인이나 작은 기관에서 구입하기 어려워 활용이 상대적으로 제한적이라고 할 수 있다.

정답 40 ④ 41 ④ 42 ③

43 어떤 주제에 대해 많은 사람의 의견을 모은 후 이 의견에 대해 동의하는 정도로 개인들의 태도나 성향을 분류하는 방법으로, 스티븐슨(William Stephenson)이 1953년에 찰스 스피어만(Charles Spearman)의 요인분석(factor analysis)에 대응하는 대안적 연구방법으로 창안하였다.

44 델파이법에서 전문가들은 익명성이 엄격하게 보장된 개인으로서 답변을 하기 때문에 개방성의 원칙이 아닌 익명을 가진다고 할 수 있다.

45 속성에 의해 배정되는 숫자는 무작위 배정이 아니고 특수한 규칙에 따라 배정된다. 규칙이 없는 수량화는 의미가 없다고 할 수 있다.

정답 43 ① 44 ③ 45 ④

□□
43 다음 중 Q 분류법에 관한 설명이 올바르지 않은 것은?

① 요인분석과 비슷한 연구방법이다.
② 새로운 개념을 찾는 데 유용한 방법이다.
③ 연구대상자의 수가 적기 때문에 비용 효과적이다.
④ 변인을 대표하는 진술문을 작성해야 한다.

□□
44 다음 중 델파이법에 대한 설명으로 올바르지 않은 것은?

① 그리스 신화에서 이름이 유래했다.
② 전문가 합의법이라고도 한다.
③ 개방성의 원칙이 있다.
④ 전문가 합의를 통해 결과를 도출한다.

□□
45 다음 중 측정원칙에 관한 설명으로 올바르지 않은 것은?

① 개념의 속성이 규명되어야 측정할 수 있다.
② 추상적인 개념은 측정이 어렵다.
③ 측정에서 숫자를 배정하는 목적은 속성을 세분화하여 구별하기 위함이다.
④ 규칙이 없는 수량화도 의미가 있다고 할 수 있다.

□□
46 **다음 중 척도에 관한 설명이 올바르지 않은 것은?**

① 명목척도는 가장 하위 수준의 척도이다.
② 명목척도는 산술적으로 계산할 수 없다.
③ 서열척도는 특정 속성을 기초로 상대적인 위치의 서열을 부여하는 것이다.
④ IQ 등은 서열척도이다.

46 IQ의 경우 점수로 세분되어 표현되고 등급 간의 간격이 동일하므로 등간척도로 구별할 수 있다. 서열척도는 상·중·하로 표현된 우울 정도나 학생의 등수 등이 해당한다.

□□
47 **다음 설명과 가장 관련 있는 것은 무엇인가?**

> 두 개의 비슷한 형태의 측정도구를 이용하여 같은 대상자에게 무작위 순서로 측정한 후 두 개의 측정점수 간의 상관계수를 구함으로써 두 개의 도구가 같은 속성을 측정하는지를 결정하는 것

① 동등검사 신뢰도
② 검사자 간 측정 신뢰도
③ 내적 일치도
④ 검사 이등분 신뢰도

47 문제의 설명은 동등검사 신뢰도에 대한 것이다. 동등검사 신뢰도란 같은 개념을 측정하는 두 측정도구의 값의 상관관계를 확인하는 것을 말한다.

□□
48 **다음 중 신뢰도를 증가시키는 방법에 대한 설명으로 올바르지 않은 것은?**

① 일반적으로 문항 수와 신뢰도는 비례한다.
② 검사환경을 개별화하는 것이 좋다.
③ 불분명한 문항을 제거해야 한다.
④ 측정절차를 표준화하는 것이 좋다.

48 신뢰도를 증가시키기 위해서는 객관성을 높이고 절차를 표준화하여 진행하는 것이 중요하다. 따라서 검사환경을 개별화하는 것은 신뢰도 증가에 올바른 방법이 아니다.

정답 46 ④ 47 ① 48 ②

49 ③은 내용 타당도가 아닌 준거 타당도에 대한 설명이다. 내용 타당도는 도구가 측정하고자 하는 분야의 내용을 정확히 포함하고 있는지를 알아보는 타당도라고 할 수 있다.

50 문제에서 설명하는 내용은 얼굴 타당도에 해당한다. 외관 타당도라고도 하며, 관련 전문가에게 해당 문항의 적절성을 검토하여 얻는 타당도를 의미한다.

51 측정도구의 평가기준에는 효율성, 민감성, 객관성, 속도, 반동성, 간결성 등이 있다. 도구는 가능한 객관적으로 만들어져야 한다.

정답 49 ③ 50 ① 51 ③

□□
49 다음 중 타당도에 대한 설명으로 올바르지 않은 것은?

① 타당도에는 그 특성에 따라 내용 타당도, 구성 타당도 등 다양한 타당도가 있다.
② 타당도는 신뢰도와 마찬가지로 유무의 문제가 아니라 정도의 문제이다.
③ 내용 타당도는 측정도구에 의한 점수가 어떤 기준 점수와 일치하는 정도로 알 수 있다.
④ 예측 타당도는 미래의 어떤 기준을 근거로 수행능력 등의 차이를 구별해 내는 도구의 능력을 뜻한다.

□□
50 다음 설명과 가장 관련있는 타당도는 무엇인가?

> 도구가 측정하고자 하는 내용을 포함하고 있는가를 확인하기 위해 대상자 또는 동료에게 설문지 내용을 검토하도록 요구하는 방법이다.

① 얼굴 타당도　② 구성 타당도
③ 예측 타당도　④ 준거 타당도

□□
51 다음 설명은 측정도구의 평가기준 중 어떤 것에 해당하는가?

> 한 도구를 여러 계측자가 이용하여 동일 대상자에게서 측정할 때 같거나 유사한 점수를 내는 정도를 말한다.

① 효율성　② 민감성
③ 객관성　④ 반동성

□□
52 다음 중 측정도구의 평가기준에 관련된 설명으로 올바르지 않은 것은?

① 다른 조건이 동일하다면 간결한 도구가 복잡한 도구보다 바람직하다.
② 측정과정의 적정시간을 확인해야 한다.
③ 생리적 측정도구는 주관성이 상대적으로 높다.
④ 너무 많은 문항 수를 가진 도구는 회수율이 낮을 수 있다.

52 일반적으로 생리적 측정도구는 객관성이 높고, 관찰법은 주관적인 경우가 많다.

□□
53 다음 중 연구의 종류에 대한 설명으로 올바르지 않은 것은?

① 실험연구는 인과관계를 파악하기 위한 연구이다.
② 조사연구는 본질에서 비실험연구이다.
③ 방법론적 연구는 측정도구 개발을 위한 연구이다.
④ 질적연구는 개념 간의 관계 정도와 양상을 보는 연구이다.

53 개념 간의 관계 정도와 양상을 파악하고 변수 간의 관계를 조사하는 것은 일반적으로 상관관계 연구에서 진행된다.

□□
54 다음 중 실험연구에 대한 설명으로 올바르지 않은 것은?

① 원인은 결과보다 선행한다.
② 실험 전 단계 설계는 결과를 인과적으로 해석하기 어렵다.
③ 기초과학 분야에서 순수실험연구가 많이 이용된다.
④ 간호연구에서는 무작위 할당을 많이 사용한다.

54 간호연구와 같이 인간을 대상으로 실험연구는 실험군과 대조군 설정이 어렵고 또한 충분한 대상자를 무작위로 확보하는 것이 어렵다. 따라서 무작위 할당을 사용한 연구는 상대적으로 많다고 하기 어렵다.

정답 52 ③ 53 ④ 54 ④

□□
55 다음 설명은 연구 설계의 종류 중 무엇에 해당하는가?

> 어린이집에 다니는 학생을 대상으로 손 씻기 교육을 하고 이후에 손 씻기기 빈도를 추정하였다.

① 단일집단 사전 사후 설계
② 정체집단 비교 설계
③ 단일집단 사후 설계
④ 단일집단 시계열 설계

55 한 개의 대상에게 처치를 제공하고 해당 처치 이후에 측정을 시행하였다. 따라서 단일집단 사후 설계이다.

□□
56 다음 설명과 가장 관련 있는 연구 설계는 무엇인가?

> 간호사에게 투약오류 예방 교육을 시행하고 해당 교육 전후에 각각 일회성으로 투약오류 발생 건수를 비교하는 연구를 진행하였다.

① 단일집단 사전 사후 설계
② 정체집단 비교설계
③ 비동등성 대조군 사전 사후 설계
④ 단일집단 시계열 설계

56 하나의 집단에 처치를 제공하고 제공 전과 제공 후의 차이점을 관찰한 연구 설계이므로 단일집단 사전 사후 설계이다.

□□
57 외모에 따른 자기효능감을 알아보는 연구를 진행하려고 한다. 외생변수를 통제하기 위하여 대상자를 여성으로만 지정했다면 어떠한 내적 통제기법을 사용한 것인가?

① 무작위 할당
② 외생변수의 동질화
③ 통계적 통제법
④ 중복 노출법

57 외생변수로 파악되는 변수들의 특징이 동일한 대상자만을 표본으로 사용했다. 즉, 연구에 있어서 성별이 외생변수로 작용할 것을 우려하여 성별을 지정하여 대상자를 모집한 것이다. 이와 같은 내적 통제방법은 외생변수의 동질화이다.

정답 55 ③ 56 ① 57 ②

□□
58 **실험 처치를 제공하고 여러 번에 걸쳐 변화를 관찰하는 연구를 진행하려고 한다. 이 연구에서 내적 타당도에 위협을 주는 요인 중 가장 관련이 <u>적은</u> 것은 무엇인가?**

① 제3의 변수 개입
② 성숙
③ 대상자 탈락
④ 후광효과

58 제3의 변수 개입, 성숙, 대상자 탈락 세 가지 항목 모두 실험이 길어지는 기간 동안 발생할 확률이 높은 내적 타당도 위험 요인이다. 따라서 해당 문제에서 후광효과가 가장 관련성이 적다고 할 수 있다.

□□
59 **제주도민을 대상으로 간호사에 대한 호감도를 조사하려고 하는 연구에 대한 설명이 옳지 <u>않은</u> 것은?**

① 이 연구에서 표적 모집단은 제주도민이다.
② 조사업체에 번호가 등록된 제주도민이 근접모집단이 될 수 있다.
③ 통계업체에서 A 텔레콤 가입자만 조사한다면 동일 확률의 원칙에 위반된다.
④ 연구결과는 대한민국 국민으로 일반화할 수 있다.

59 일반화란 결과가 일반적으로 적용될 수 있는가 하는 문제이다. 해당 연구는 제주도민으로 범위를 한정한 결과이므로 대한민국 전체로 일반화하기에는 문제가 있다.

□□
60 **다음 중 표본의 크기에 관한 설명으로 옳지 <u>않은</u> 것은?**

① 표본의 크기는 일반적으로 클수록 좋다.
② 연구의 실행 가능성도 염두에 두고 표본의 크기를 정해야 한다.
③ 연구의 성격에 따라 표본의 크기는 달라진다.
④ 분산도와 적정표본의 크기는 비례한다.

60 표본의 크기를 정할 때 집단 구성원의 특성이 동일할수록 적은 표본으로도 결과를 이끌어 내기가 쉽고, 반면 집단의 특성이 다양할수록 큰 표본이 필요하다. 표본의 크기는 집단 구성원의 분산도가 클수록 증가해야 한다. 분산도가 낮을 경우에는 표본의 크기가 작아도 된다.

정답 58 ④ 59 ④ 60 ①

61 델파이법은 익명으로 응답하여 전문가들이 독립적이며 자유롭고 솔직한 의견 형성이 가능한 방법이다.

61 다음 중 델파이법에 관련된 설명으로 올바르지 않은 것은?

① 다양한 전문가들의 의견을 구할 수 있다.
② 자신의 권위 때문에 자유롭게 응답하지 못한다.
③ 문제를 냉정하고 객관적으로 검토할 수 있다.
④ 질문지 회수율이 낮을 수 있다.

62 예측 타당도는 미래의 어떤 기준을 근거로 행위 또는 수행능력의 차이를 구별해 낼 수 있는 도구의 능력이다.

62 대학에서 장래에 우수한 학점으로 졸업을 할 학생을 선발하려고 한다. 학생 도구를 만들 때 가장 고려해야 할 타당도는 무엇인가?

① 준거 타당도
② 예측 타당도
③ 내용 타당도
④ 얼굴 타당도

63 확률표본추출법의 종류에는 단순무작위 표본추출법, 계통적무작위 표본추출법, 층화무작위 표본추출법, 군집 표본추출법이 있다.

63 다음 중 비확률 표본추출법에 해당하지 않는 것은?

① 편의 표본추출법
② 판단 표본추출법
③ 순차 표본추출법
④ 군집 표본추출법

정답 61 ② 62 ② 63 ④

주관식 문제

01 다음 설명에서 빈칸에 들어갈 내용을 순서대로 쓰시오.

한 도구가 측정하려는 속성을 측정하는 과정에서 나타내는 안정성, 일관성, 신빙성의 정도는 (　①　)이고 측정하려는 도구가 측정하려는 개념을 정확하게 측정하는지를 보는 것은 (　②　)이다.

01 **정답**
① 신뢰도
② 타당도

해설
타당도는 측정하려는 도구가 측정하려는 개념을 정확하게 측정하는지를 보는 것과 관련된 내용이고, 신뢰도는 문제와 같이 반복측정 시 도구의 일관성을 나타내는 개념이다.

02 횡단연구에 대해서 간략히 서술하시오.

02 **정답**
횡단연구란 특정한 시점에 다양한 대상자를 동시에 관찰하여 진행하는 연구이다.

해설
횡단연구란 한 시점에서 다른 연령 혹은 다른 발달단계의 집단을 동시에 관찰하여 시기에 따른 경향을 추론하려는 연구이다.

03 다음 설명에서 빈칸에 들어갈 내용을 순서대로 쓰시오.

코호트 연구는 시간의 흐름에 따라 질병이 발생하는지 조사하여 특정 인자와 질병 발생 간에 연관성을 확인하는 연구이다. 일반적으로 대부분의 추적조사를 시행하는 연구는 (①) 코호트 연구이며, 문헌을 통해 확인하는 방법을 (②) 코호트 연구라고 한다.

03 정답
① 전향적
② 후향적

해설
코호트 연구는 환자대조군 연구와 다르게 위험요인에 노출된 집단과 그렇지 않은 집단을 대상으로 일정 기간 질병 발생 정도를 추적조사하여 위험요인과 질병 발생의 연관성을 규명하는 연구방법이다. 연구 시작 시점에서 앞으로 발생하는 자료를 이용하는 것은 전향적 코호트 연구, 이미 기록되어 있는 과거의 자료를 이용하는 것을 후향적 코호트 연구라고 한다.

04 측정 척도의 4가지 수준을 낮은 수준부터 기술하시오.

04 정답
명목척도, 서열척도, 등간척도, 비율척도

해설
측정도구는 다양한 수준을 가지며 이는 명목척도, 서열척도, 등간척도, 비율척도이다. 연구에서 수준이 중요한 이유는 수준별로 분석방법에 차이가 있기 때문이다.

05 실험연구의 수준을 구분하는 3가지 요소에 대하여 기술하시오.

05 **정답**
독립변수의 조작, 외생변수의 통제, 무작위화 수준

해설
실험연구는 독립변수의 조작, 외생변수의 통제, 무작위화 수준에 따라서 원시실험연구, 유사실험연구, 실험연구로 나뉜다.

06 어떤 새로운 현상을 기술하기 위하여 특정 모집단을 정확히 묘사할 목적으로 수행하며 종종 태도나 행위의 범위 또는 방향을 결정하기 위해 사용되는 연구는 무엇인가?

06 **정답**
서술적 조사연구

해설
조사연구에는 서술적 조사연구, 비교조사연구 등이 있다. 문제에는 현상에 대한 서술 외에 특별한 내용이 없으므로 정답은 서술적 조사연구이다.

07 편의표집에 대하여 간략히 기술하시오.

07 **정답**
편의표집이란 연구자가 임의로 대상자를 선택하는 방법이다.

해설
편의표집이란 연구자가 자기의 임의대로, 편의에 의해 표본을 선정하는 방법으로서, 대표성이 확보되지 않은 방법이다.

08 면접법의 특성에 대하여 기술하시오.

08 정답
면접법은 새로운 개념의 탐색 도구로 다른 자료수집 방법을 보완하는 방법으로 사용된다.

해설
면접법은 새로운 개념의 탐색 도구로 사용된다. 연구 과정에서는 자료수집의 도구로 면접이 이용되는데, 보통 다른 자료수집방법을 보완하는 방법으로 사용되는 때도 있다.

09 다음의 관찰법에 대한 설명에서 빈칸에 들어갈 내용을 순서대로 쓰시오.

(①)은 조사자의 신분은 밝히지만, 구성원으로서 임무를 수행하지 않고 제3자의 입장에서 관찰하는 방법으로 (②)에서 많이 사용된다.

09 정답
① 비참여관찰법
② 조직적 관찰

해설
관찰법은 참여관찰, 준참여관찰 그리고 비참여관찰로 수준이 나뉜다. 문제에는 참여에 관한 내용 없이 관찰만 한다고 서술되어 있으므로 ①에 들어갈 내용은 비참여관찰이 올바르다. 특징적으로 비참여관찰은 조직적 관찰에서 많이 이용되므로 ②에 들어갈 내용은 조직적 관찰이 올바르다.

☐☐
10 **사회심리적 측정방법과 비교하여 생리적 측정법의 장점에 대하여 기술하시오.**

10 **정답**
객관성을 내포한다. 사회심리적 측정방법보다 신뢰도와 타당도가 높다.

해설
생리적 측정법은 생리적 변수를 직접적으로 측정하기 때문에 수집된 자료의 객관성과 신뢰성이 높고, 직접 해당 항목을 측정하므로 타당도 또한 높다.

☐☐
11 **다음의 타당도의 종류에 대한 설명에서 빈칸에 들어갈 내용을 순서대로 쓰시오.**

- (①) : 도구의 타당도를 그 도구의 점수와 현재 혹은 미래의 준거와 비교하여 평가하는 방법
- (②) : 측정하려고 하는 추상적인 개념이 측정도구에 의해서 제대로 측정되었는지를 평가하는 방법

11 **정답**
① 준거타당도
② 구성타당도

해설
타당도는 그 특성에 따라 다양하게 분류되는데 내용타당도, 준거타당도, 구성타당도 등이 있다. 본 문제에서 설명하는 내용은 각각 준거타당도와 구성타당도에 대한 설명이다.

12 **측정오차에 대하여 간략히 기술하시오.**

12 정답
측정오차란 측정도구나 측정상의 오류로 인하여 발생하는 오차를 뜻한다.

해설
측정오차란 어떤 속성을 측정했을 때의 측정도구나 측정상의 오류로 인하여 발생하는 오차로서, 측정치와 가설적인 이론치와의 차이를 말한다.

13 **다음의 실험연구에 관련된 설명에서 빈칸에 들어갈 내용을 순서대로 쓰시오.**

(①)변수를 통제한 상태에서 연구자가 (②)변수를 조작하고 대상자를 서로 다른 조건에 무작위로 할당하여 실시하는 연구는 실험연구이다.

13 정답
① 외생
② 독립

해설
독립변수를 조작하고 외생변수를 통제하는 것은 실험연구에서 주요한 내용이므로 문제의 설명을 올바르게 완성하기 위해서는 ①에 외생변수, ②에 독립변수가 들어가야 한다.

제 4 장 연구자료의 분석

01 세 집단 이상의 평균 차이를 비교하려 할 때, 어떤 통계 방법을 사용해야 하는가?

① 분산분석
② 상관관계 분석
③ 짝 비교 t 검정
④ 카이스퀘어 검정

01 세 집단 이상을 비교하는 통계 방법은 분산분석이다. 나머지 지문들은 두 개의 짝을 비교하는 분석법이다.

02 다음 설명 중 올바르지 않은 것은 무엇인가?

① 복잡한 현상을 명료하게 하여 분석하는 것은 과학의 목적 중 하나이다.
② 통계적 방법을 통해 수치에 의미를 부여할 수 있다.
③ 직관적인 방법을 통해서 사실에 대해 정확한 추정을 할 수 있다.
④ 통계는 혼돈 속에 숨어있는 질서와 법칙을 찾는 방법이다.

02 사실에 대한 정확한 추정을 위해서 통계분석이 필요하며, 주먹구구나 어림짐작으로는 정확한 추적이 어렵다.

03 다음 설명 중 올바르지 않은 것은 무엇인가?

① 기술통계의 목적은 표본의 양상을 기술하는 데 있다.
② 기술통계에 모집단에 대한 개념은 없다.
③ 표본의 통계치를 가지고 모집단의 모수를 추정하는 것은 추론통계이다.
④ 분포로부터 원점수를 취해 자료를 요약하는 것은 추론통계이다.

03 분포로부터 원점수를 취해서 자료를 요약하는 것은 기술통계의 형태이다. 추론통계는 모집단의 모수를 추정해서 표본연구의 결과를 일반화하는 통계 방법이다.

정답 01 ① 02 ③ 03 ④

04 다음 중 기호화에 관한 설명으로 올바르지 <u>않은</u> 것은?

① 명목변수는 숫자로 바꾸어 코딩한다.
② 결손 값은 빈칸으로 두고 코딩한다.
③ 여러 사람이 코딩을 할 때는 코딩 북을 만들어 실수를 예방한다.
④ 서열척도는 숫자로 바꾸어 코딩한다.

04 무응답이나 응답 거부는 반드시 그에 해당하는 코드를 주어 '0' 혹은 빈칸과 구분하는 것이 좋다.

05 다음 설명에 해당하는 것은 무엇인가?

> 자료의 순위와 크기를 동시에 보여주고 분포의 형태에 대해 통찰력을 제공하는 탐색적 자료 분석 방법이다.

① 줄기-잎 그림
② 파이차트
③ 히스토그램
④ 분할표

05 문제는 줄기-잎 그림에 대한 설명이다. 줄기-잎 그림은 자료의 크기와 순위를 동시에 평면상에 나타내어 보는 이로 하여금 자료의 분포와 형태에 대한 통찰력을 제공해 준다.

06 다음 중 중심화 경향과 관련된 설명으로 올바르지 <u>않은</u> 것은?

① 중앙값은 항상 1개이다.
② 최빈값은 일반적으로 계산 없이 구할 수 있다.
③ 가장 많이 사용되는 값은 평균값이다.
④ 평균치는 산술평균이라고도 한다.

06 전체의 사례 수가 짝수인 경우에는 중앙값이 두 개가 될 수 있다. 따라서 중앙값이 항상 1개라는 진술은 올바르지 않다.

정답 04 ② 05 ① 06 ①

☐☐
07 다음 중 표준편차에 관한 설명으로 올바르지 않은 것은?

① 개별측정값이 평균에서 먼 정도를 알려주는 값이다.
② 측정값들이 얼마나 다양하게 분포해 있는지를 알려준다.
③ 가장 많이 사용되는 변이성 값이다.
④ 측정치와 산술평균과의 차이들의 평균으로 구한다.

07 측정치와 산술평균과의 차이들의 평균은 평균편차에 관한 내용이다. 표준편차는 분산으로부터 계산한다.

☐☐
08 다음 중 정규분포에 관한 설명으로 올바르지 않은 것은?

① 평균, 중앙값, 최빈값이 곡선에 가운데에 위치한다.
② 많은 통계기법에서 정규분포를 가정하고 통계적 계산이 이루어진다.
③ 양쪽으로 대칭이다.
④ 면적은 항상 2이다.

08 정규분포는 여러 가지 특성을 가진다. 대칭적이고 대푯값들의 분포가 일치하고, 또한 면적이 항상 1의 값을 갖는다.

☐☐
09 다음 중 분할표에 관한 설명이 올바르지 않은 것은?

① 각 개체를 특성에 따라 분류할 때 얻어지는 자료정리 표이다.
② 변수가 2가지인 경우 이원분할표가 만들어진다.
③ 항상 대립하는 두 개념을 행으로 지정해야 한다.
④ 이원분할표에서 동질성 검증은 카이제곱 검정으로 할 수 있다.

09 이원분할표를 작성할 때 행과 열을 결정하는 것은 연구자의 재량으로 특별하게 정해준 기준은 없다. 보통은 선행연구들의 사례를 참고하여 유사하게 작성하는 경우가 많다.

정답 07 ④ 08 ④ 09 ③

10 다음 설명에 해당하는 것은 무엇인가?

> 모집단으로부터 표본을 무작위 추출하였을 때, 통계량이 모수로부터 어느 정도 떨어져 있는지를 추정한 값

① 표집분포
② 표준오차
③ 유의수준
④ 확률

10 문제에서 설명하는 내용은 표준오차이다. 표준오차는 표본 평균들이 모집단의 평균 주위에 어느 정도 퍼져 있는지를 계산한 값을 의미한다.

11 다음 중 가설에 대한 설명으로 올바르지 않은 것은?

① 대체가설은 연구문제에 대한 잠정적인 해답이다.
② 연구의 목적은 대체가설을 기각하는 데 있다고 할 수 있다.
③ 영가설을 반박하여 대체가설을 수락할 수 있다.
④ 대체가설은 영가설이 부정되었을 때 진실로 남는 잠정적인 진술이다.

11 대체가설은 연구자가 생각하는 문제의 해답으로 영가설을 기각하는 것을 통해 간접적으로 증명을 할 수 있다. 따라서 최종적인 연구의 목적은 대체가설을 수락하는 데 있다고 할 수 있다.

12 다음 설명에 가장 가까운 것은 무엇인가?

> 표본으로부터 계산된 하나의 통계량으로 모수를 추정하는 것이며, 모수에 대해 가장 그럴듯한 하나의 값을 찾는 과정이다.

① 점 추정
② 구간추정
③ 불편성
④ 최소표본오차

12 통계량으로 모수를 추정한다고 했으므로 해당 내용은 통계적 추정에 관한 내용이다. 통계적 추정에서는 크게 점 추정과 구간추정이 있는데, 문제에서는 포함할 수 있는 구간을 표본으로부터 계산한다고 진술했다면 구간추정이 정답이었을 것이지만, 해당문제에서는 하나의 값으로 추정한다고 하였으므로 점 추정이 정답이다.

정답 10 ② 11 ② 12 ①

13 다음 중 통계 처리 과정에서의 오류에 관련된 설명으로 올바르지 않은 것은?

① 제1종 오류는 α-error라고 한다.

② 제1종 오류는 의미가 없는데 의미가 있다고 말하는 오류이다.

③ 제1종 오류는 유의수준을 높이면 감소한다.

④ 제1종 오류와 제2종 오류는 양의 관계를 갖는다.

13 제1종 오류가 감소하면 제2종 오류가 늘어나고, 반대로 제1종 오류가 증가하면 제2종 오류는 감소하는 관계를 갖는다. 따라서 둘은 음의 상관관계, 역의 관계를 갖는다고 할 수 있다.

14 다음 중 분산분석과 관련된 설명으로 올바르지 않은 것은?

① 한 개의 독립변수와 한 개의 독립변수가 있는 경우 일원분산분석이라고 한다.

② 두 집단 이상의 평균치를 비교할 때 사용된다.

③ 개발한 Fisher의 이름을 따서 F-test라고도 한다.

④ 다원분산분석과 대응표본 t 검정은 같은 p-value를 가진다.

14 이론적으로 일원분산분석과 t 검정은 같은 p-value를 가진다. 하지만 ④는 다원분산분석과 비교하는 내용으로, t 검정으로는 한 개 이상의 독립변수를 분석할 수 없다.

15 다음 중 상관계수에 관한 설명으로 올바르지 않은 것은?

① 상관계수의 크기는 −1 ~ 1 사이에서 존재한다.

② 상관계수가 클수록 상관성이 크다고 이야기할 수 있다.

③ 상관계수가 −1인 경우는 아무런 상관이 없는 무상관이다.

④ −1 이나 1의 상관관계를 갖는 경우는 드물고 일반적으로 그 사이에 값이 위치한다.

15 상관계수가 0인 경우가 아무런 상관성이 없는 것을 의미하며, −1의 경우 강한 음의 상관을 갖는 관계이다.

정답 13 ④ 14 ④ 15 ③

16 다음 중 회귀분석에 관련된 설명으로 올바르지 않은 것은?

① 독립변수와 종속변수 사이의 어떤 관계식이 성립하는지 찾아내는 분석방법이다.
② 가설이나 이론에서 가설적 함수관계의 타당성을 검정하기 위해서 사용된다.
③ 일반적으로 모든 변수가 정량적인 값을 가질 때 사용된다.
④ 회귀분석에서 독립변수는 연구자가 조작할 수 없는 변수이다.

16 독립변수는 종속변수에 영향을 미치는 변수로, 연구자가 조작을 통해 종속변수에 미치는 영향의 정보를 알아보며, 회귀분석에서 사용된다.

17 다음 중 비모수 통계의 특징으로 올바르지 않은 것은?

① 모수검정은 모집단이 정규분포를 이룬다는 가정하에서 분포를 분석한다.
② 비모수검정의 검정변수는 양적 변수가 아니어도 상관없다.
③ 비모수검정은 정규성에 대한 가정이 불필요하다.
④ 비모수적 통계의 해석과 제시방법은 모수적 방법과 상이하다.

17 비모수적 통계방법은 적용하는 것이 다를 뿐 해석이나 제시방법은 모수적 통계방법과 동일하다.

18 다음 설명에 해당하는 것은 무엇인가?

- 한 집단을 대상으로 얻은 값을 정리하는 가장 간단한 방법이다.
- 점수에 따라 가장 높은 것부터 낮은 점수로 정리하여 그 개수를 표시하는 배열표를 만든다.

① 도수 분포표
② 줄기-잎 그림
③ 히스토그램
④ 막대 그래프

18 문제에서는 도수 분포표의 특성과 그 작성방법에 대하여 기술하고 있다.

정답 16 ④ 17 ④ 18 ①

□□
19 **다음 설명에 해당하는 것은 무엇인가?**

> • 한 분포에서 정해진 특정 기준 안에 포함되는 점숫값이다.
> • 값이 포함된 점수 분포상의 다른 점수들과 비교함으로써 해석을 가능하게 해주는 값이다.

① 누적 백분율
② 백분위
③ 백분율
④ 누적 빈도

19 문제에서는 백분위에 대하여 설명하고 있다. 백분위는 크기가 있는 값들로 이뤄진 자료를 순서대로 나열했을 때 백분율로 나타낸 특정 위치의 값을 이르는 용어이다.

□□
20 **다음 중 막대 그래프에 대한 설명으로 올바르지 <u>않은</u> 것은?**

① 직사각형으로 표현하여 단순하게 명목변수나 서열변수를 위해서 사용된다.
② 가로축에는 범주의 값을 체계적인 순서에 따라 나타낸다.
③ 각 막대 사이의 넓이는 막대의 넓이와 같아야 한다.
④ 막대의 분리는 변수의 특징을 나타낸다.

20 막대의 공간과 넓이는 연구자의 재량에 달려 있지만 일단 선택하였다면, 모든 공간과 넓이는 같아야 한다.

□□
21 **다음 중 히스토그램에 대한 설명으로 올바르지 <u>않은</u> 것은?**

① x축에는 연속적인 항목이나 계급 간격을 표시한다.
② 자료의 빈도는 0에서부터 시작한다.
③ 막대 그래프와 달리 히스토그램의 막대는 서로 붙어 있다.
④ y축에는 명목척도로 측정된 자료의 빈도를 나타낸다.

21 명목척도로 측정된 값의 경우 순위가 없으므로 히스토그램의 y축의 자료로 사용될 수 없다.

정답 19 ② 20 ③ 21 ④

22 다음 중 선 그래프에 관한 설명으로 올바르지 않은 것은?

① 등간 또는 비율변수를 위한 것이다.
② 모든 자료의 전체영역이 히스토그램과 같다.
③ 선 그래프는 히스토그램의 막대의 높은 부분에서 50% 지점을 연결해서 작성한다.
④ 선 그래프는 히스토그램보다 더 부드럽게 보인다.

22 선 그래프는 히스토그램의 가장 높은 지점의 중간점을 연결하여 작성한다.

23 다음 중 대푯값의 특징에 관한 설명으로 올바르지 않은 것은?

① 정규분포에서 평균값, 최빈수, 중앙값은 모두 일치한다.
② 중앙값과 최빈수는 항상 일치한다.
③ 최빈값은 비교적 쉽게 계산과정 없이 찾을 수 있다.
④ 중앙값을 계산하여 중위수를 구할 수 있다.

23 자료의 분포에 따라서 중앙값과 최빈수 평균값이 모두 다를 수 있다. 최빈값은 비교적 쉽게 계산과정 없이 도수분포표 등을 확인하여 찾을 수 있다. 중앙값이 두 개인 경우 평균을 내어서 중위수를 구할 수 있다.

24 다음 중 사분위 범위에 대한 설명으로 올바르지 않은 것은?

① 측정값을 높은 순에서 낮은 순으로 정렬한 후 4등분 했을 때 각 등위의 값을 말한다.
② 보통 1/4분위수와 3/4분위수를 가장 많이 사용한다.
③ 1/4분위수는 first quartile 또는 25% quantile 이라고도 한다.
④ 중앙값은 사분위수 개념으로는 2/4분위수에 해당하는 값이다.

24 사분위수는 측정값을 낮은 순에서 높은 순으로 정렬한 후 4등분 했을 때 각 등위에 해당한다.

정답 22 ③ 23 ② 24 ①

□□
25 다음 설명에 해당하는 것은 무엇인가?

> 관찰빈도와 기대빈도의 차이를 계산하여 두 변수 간의 관계에 대한 유의성을 검증하는 분석 방법

① 프리드먼 검정
② 카이제곱 검정
③ 일원 분산분석
④ t 검정

25 카이제곱 검정은 관찰빈도와 기대빈도의 차이를 이용하여 두 변수가 독립적인지 아닌지 상관성을 확인하는 검정 방법이다.

□□
26 다음 중 정규분포에 관련된 설명으로 올바르지 않은 것은?

① 생물학적인 집단의 특성은 일반적으로 정규분포를 이룬다.
② 정규분포는 가능성에 대한 결과를 잘 설명할 수 있다.
③ 정규분포를 따르지 않는 자료는 드물다.
④ 정규분포를 따르지 않는 자료도 연구의 가치가 있다.

26 정규분포를 기반으로 하여 많은 통계적 절차가 이루어졌지만 우리가 살고 있는 세계에서 정규분포를 하지 않는 자료들은 많다. 예를 들어 대부분의 소득 분배와 같은 경우 오른쪽으로 기울어진 분포를 취한다.

□□
27 다음 중 올바르지 않은 설명은 무엇인가?

① 상관계수의 크기는 −1.0과 1.0 사이에 존재한다.
② 유의도 수준이란 제1종 오류를 범할 가능성을 말한다.
③ 상관계수가 클수록 더 밀접한 관계임을 나타낸다.
④ 상관계수의 부호는 관계의 강도를 나타낸다.

27 상관계수에서 절댓값의 크기는 관계의 밀접도를, 부호는 관계의 방향을 나타낸다. 절댓값의 크기가 작을수록, 즉 값이 0에 가까워질수록 관계의 강도가 약해진다고 말할 수 있다.

정답 25 ② 26 ③ 27 ④

주관식 문제

01 통계분석의 필요성에 대하여 간략히 기술하시오.

02 다음 설명에서 빈칸에 들어갈 내용을 순서대로 쓰시오.

> 표본의 양상을 서술하는 데 목적이 있으며, 분포로부터 원점수를 취해 다루기 쉬운 형태로 자료들을 요약하는 방법을 사용하는 것을 (①)통계라고 한다. (①)통계를 선행으로 표본집단의 통계량을 토대로 모집단의 특성을 알아내는 것은 (②)통계라고 한다.

01 정답
사실에 대한 정확한 추정을 기초로 한 과학적 계획을 시도한다. 이를 위해서 통계분석이 필요하다.

해설
가설을 증명하기 위해서는 현상을 과학적이고 논리적으로 설명할 수 있어야 한다. 통계분석은 현상에 대한 과학적 사실을 표현하는 방법이다. 따라서 가설을 증명하기 위해서는 통계분석이 필요하다.

02 정답
① 기술(서술)
② 추론

해설
문제에서 제시하고 있는 내용은 가장 기초적이고 기본적인 분석방법으로 수집된 자료를 편집하여 제시하는 것에 대해 서술하고 있으므로 ①은 기술통계(서술통계)이다. 기술통계를 선행으로 모집단의 특성을 추론하는 통계는 추론통계에 대한 내용이므로 ②는 추론통계이다.

03 비모수통계에 대하여 간략하게 기술하시오.

04 중앙값에 대하여 간략하게 기술하시오.

05 대푯값을 구성하는 3가지 값을 서술하시오.

03 **정답**
비모수통계란 모수에 대한 가정을 전제로 하지 않고 모집단의 형태와 관계없이 주어진 데이터에서 직접 확률을 계산하여 통계학적 검정을 하는 분석법이다.

해설
자료가 정규분포가 아니거나, 자료의 표본수가 적을 때 혹은 변인의 척도가 명명척도나 서열척도일 때 모수에 대한 가정을 전제로 하지 않고 주어진 데이터에서 직접 확률을 계산하여 통계적으로 검정을 하는 분석법을 비모수통계라고 하며, 분포무관 검정법이라고도 한다.

04 **정답**
중앙값이란 한 집단에서 얻은 점수 또는 측정치를 그 크기 순서로 정렬했을 때 중간에 위치하는 값을 말한다.

해설
중앙값은 중위수라고도 하며, 주어진 값들을 크기의 순서대로 정렬했을 때 가장 중앙에 위치하는 값을 의미한다. 가령 1, 3, 5, 7, 9 이렇게 다섯 개의 값이 있을 때 가운데에 5가 있으므로 5가 중앙값이다. 만약 값이 홀수개가 아니라 1, 2, 3, 4와 같이 짝수개가 있는 경우 중앙값이 하나가 아닌 두 개가 될 수도 있다.

05 **정답**
평균값, 중앙값, 최빈값

해설
중심화 경향은 주요 자료들의 대표적 경향을 밝혀주고 그 특징을 대표하는 통계량으로, 대푯값이라고도 한다.

06 정규분포에서의 왜도와 그 값에 따른 특성을 간략히 기술하시오.

06 정답
왜도는 자료분포의 치우침 정도를 의미한다. 왼쪽으로 치우친 경우 값이 양수로, 오른쪽으로 치우친 경우 값이 음수로 나타난다.

해설
왜도는 자료분포의 치우침 정도, 자료의 비대칭의 정도를 나타내는 값이다. 따라서 대칭인 분포의 경우 0의 값을 갖고 왼쪽으로 치우친 경우(꼬리가 오른쪽인 경우) 양수를, 반대인 경우 음수를 갖는 특성을 나타낸다.

07 구간추정에 대하여 간략히 기술하시오.

07 정답
구간추정이란 모수가 포함되리라 믿어지는 일련의 구간을 찾는 과정이다.

해설
미리 할당된 확률을 가지고 모수를 포함할 수 있는 구간을 표본으로부터 계산하는 것이다. 즉, 모수가 포함되리라 믿어지는 일련의 구간을 찾는 과정이다.

08 다음 설명에서 빈칸에 들어갈 내용을 순서대로 쓰시오.

영가설이 오류일 때, 영가설을 채택하는 오류로써 (①) 오류 혹은 (②)-error라고 한다.

08 정답
① 제2종
② β

해설
영가설이란 사실은 유의미한데, '유의미하지 않다'고 결론을 내리는 것을 의미한다.

09 대체가설에 대하여 간략히 기술하시오.

10 회귀분석에 대하여 간략히 기술하시오.

09 정답

대체가설이란 연구문제에 대한 잠정적인 해답. 변수의 관계성에 대한 일반적 진술이다.

해설

연구문제에 대한 잠정적인 해답으로서 변수의 관계성에 대한 일반적 진술이다. 따라서 연구의 목적은 대체가설을 수락하는 데 있다.

10 정답

회귀분석은 독립변수와 종속변수 사이에 어떤 관계식이 성립하는지를 찾아내는 분석방법이다.

해설

회귀분석은 독립변수와 종속변수가 연속형 변수일 때 두 변수 사이에 관계를 설명하는 모형을 도출하고 모형이 해당 관계를 얼마나 잘 설명하는지 측정하는 통계적 분석방법이다. 시간에 따라 변화하는 데이터나, 인과관계 등을 구성하여 설명하거나 예측할 때 사용된다.

제 5 장 연구보고서 작성 및 발표

□□
01 연구보고서의 서론 부분에 기술되어야 하는 내용으로 올바르지 <u>않은</u> 것은?

① 연구의 주제와 목적
② 이론적인 배경
③ 연구주제와 관련된 문헌고찰
④ 자료 분석을 위한 통계방법

□□
02 다음 중 연구방법(method)에 작성될 내용으로 올바르지 <u>않은</u> 것은?

① 연구설계에 관한 자세한 설명과 종속변수의 조작적 정의를 제시한다.
② 연구 참가자 모집방법과 모집된 피험자의 수와 특징에 관해 기술해야 한다.
③ 연구에 사용된 도구에 대해 상세하게 기술해야 한다.
④ 사용된 통계방법에 대해서 자세히 기술해야 한다.

□□
03 다음 중 연구결과를 해석하는 것과 관련된 설명이 올바르지 <u>않은</u> 것은?

① 연구결과가 기존의 가설을 입증한 경우 선행연구의 결과에 따라서 해석해야 한다.
② 통계적 유의성에 대해 신중하게 검토해야 한다.
③ 적합한 연구 방법이 사용되었는지를 확인해야 한다.
④ 측정자료의 신뢰성에 대한 검토는 결과해석 단계에서는 무의미하다.

01 일반적으로 연구보고서의 서론 부분에는 연구의 주제와 목적, 연구주제에 관한 이론적인 배경, 연구주제와 관련된 문헌고찰, 가설 등을 기술한다. 자료 분석을 위한 통계방법은 결론 부분에 기술한다.

02 일반적으로 연구보고서의 결과(result) 부분에 자료 분석에 사용된 통계방법에 대해서 자세히 기술한다.

03 측정자료의 신뢰성을 높이기 위해서 문헌고찰 단계에서부터 도구에 대한 탐색 및 실제 연구 수행 시에도 다양한 통제를 진행해야 한다. 하지만 결과를 해석하는 단계에서도 면밀한 검토를 통해서 정확한 자료가 수집되었는지 확인해야 하고 의심이 가는 부분이 있다면 연구결과를 해석할 때 제안사항으로 기술해야 하기 때문에 검토가 필요하다.

정답 01 ④ 02 ④ 03 ④

04 다음 중 설명이 올바르지 않은 것은?

① 주어진 연구 자체에서 변수 간의 관계만을 해석하는 것은 협의의 해석이다.
② 한 연구의 결과를 다른 연구와 비교하는 것은 광의의 해석이다.
③ 주어진 가설을 검정하고 통계적 방법을 통해 기계적으로 배치하는 작업은 분석이다.
④ 부정적인 연구결과는 해석의 의의가 없다.

04 연구의 결과가 연구자의 의도와 같이 나오지 않았다고 하더라도 해석의 방향이 달라지는 것이지 의미가 없다고 할 수 없다.

05 다음 중 연구보고서 양식에 관련된 설명으로 올바르지 않은 것은?

① 학문분야에 따라서 연구보고서를 작성하는 방법은 매우 다르다.
② 간호학에서는 APA 양식을 많이 사용한다.
③ 참고문헌을 나열하는 방법은 양식마다 다르다.
④ 최근에는 보고서 양식의 표준화, 자동화에 신경을 쓰고 있다.

05 어느 학문 분야를 막론하고 연구보고서를 작성하는 방법은 거의 유사하다. 과학적 논지를 독자들에게 제시하는 것이기 때문이다. 다만 연구보고서의 성격이나 제출하려는 학회지에 따라 양식만 달라진다.

06 다음 설명은 연구보고서의 내용 중 어떤 부분에 해당하는 내용인가?

> 연구 전반에 대한 요약으로, 학술지마다 다르지만 국문 150자 정도의 제한이 있다.

① 초록
② 서론
③ 연구방법
④ 문헌고찰

06 초록은 연구 전반에 대한 요약으로 학술지마다 상이하지만 한국어는 약 150 단어 정도의 단어 수 제약이 있다. 포함해야 할 내용으로는 연구의 주제 또는 목적, 연구방법, 연구결과, 결론이 있다.

정답 04 ④ 05 ① 06 ①

07 다음 중 연구보고서의 논의 부분에 들어가는 내용으로 올바르지 않은 것은?

① 결과에 관한 자세한 해석과 결과가 포함하고 있는 의미를 기술한다.
② 서론에서 제시한 가설의 검증 여부를 기술한다.
③ 결과와 문헌고찰 내용을 비교한다.
④ 짧지만 연구의 내용을 포괄적으로 설명해주어야 한다.

07 짧지만 연구의 내용을 포괄적으로 설명해주는 것은 연구 제목이나 초록 등에 알맞은 특징이다.

08 다음 중 연구보고서의 논의 부분에 들어가는 내용으로 올바르지 않은 것은?

① 자료 분석 결과는 의미를 부여하거나 해석을 하지 않고 기술한다.
② 연구 결과의 적용 범위와 일반화의 범위에 대해서 논의한다.
③ 연구의 한계점에 대해서 논의한다.
④ 앞으로 이 분야의 연구를 위한 학술적인 제언을 한다.

08 자료 분석 결과에 의미를 부여하거나 해석을 하지 않고 기술하는 것은 연구보고서의 결과 부분에 해당하는 특징이다.

09 다음 설명은 연구보고서의 작성내용 중 어떤 부분에 해당하는가?

> 책, 학술지, Website, 일반 잡지, 신문 등 사용된 문헌을 일정한 양식에 따라 가나다순과 알파벳순으로 나열한다.

① 참고문헌
② 부록
③ 결과
④ 서론

09 문제에서는 연구에 사용된 참고문헌의 제시 방법에 대하여 설명하고 있다. 따라서 참고문헌 부분에 대한 설명이다.

정답 07 ④ 08 ① 09 ①

□□
10 다음 중 연구결과의 해석과 관련된 설명으로 올바르지 않은 것은?

① 연구방법의 적합성을 충분히 검토해야 한다.
② 측정자료의 신뢰성을 검토해야 한다.
③ 가설에서 예측한 대로 결과가 나오지 않은 경우 주의하여 해석해야 한다.
④ 가설이 입증되어 결과가 지지가 된 경우 연구방법의 적합성은 배제하여도 된다.

10 가설이 입증되어 결과가 지지가 된 경우라도 결론을 이끌어내기까지는 신중해야 하고 연구방법의 적합성, 대안적 해석의 가능성을 확인하는 등 주의를 기울여야 한다.

□□
11 다음 중 연구보고서의 표지에 들어가는 내용으로 올바르지 않은 것은?

① 연구 제목
② 연구자 이름
③ 연구자 소속기관명
④ 연구결과

11 연구보고서의 표지에는 일반적으로 연구 제목, 연구자의 이름, 소속기관명이 들어간다.

□□
12 다음 중 연구보고서의 서론 부분에 관련된 설명으로 올바르지 않은 것은?

① 서론에서 사용한 모든 문헌은 참고문헌 부분에는 기록하지 않는다.
② 연구주제와 목적, 이론적 배경들에 대한 내용과 문헌고찰을 작성한다.
③ 일반적으로 가설을 서론의 가장 마지막 부분에 제시한다.
④ 간결하고 체계적으로 작성한다.

12 연구보고서에 인용된 모든 문헌은 참고문헌에 출처를 밝혀야 한다.

정답 10 ④ 11 ④ 12 ①

13 다음 중 연구결과의 해석과 관련된 설명이 올바르지 않은 것은?

① 근거이론이나 설정된 가설의 오류 등으로 부정적 결과가 발생할 수 있다.
② 해석 시 결과의 일반화 능력과 후속연구의 필요 등에 대하여 논의해야 한다.
③ 연구결과의 간호에 대한 적용도 연구결과 해석 시 필요하다.
④ 연구방법상의 오류 때문에 부정적 결과가 발생하는 경우는 드물다.

13 연구를 진행하다 보면 연구자의 의도와는 다르게 부정적인 결과가 도출되기도 한다. 부정적인 결과는 다양한 이유로 발생하는데, 일반적으로 연구방법상의 오류, 근거이론, 개념화 과정, 설정된 가설 자체 등의 오류로 주로 발생한다.

주관식 문제

01 연구논문 작성 시 연구방법 부분에 기술해야 하는 내용을 3가지 이상 기술하시오.

01 정답
연구설계, 연구대상자(피험자 또는 참가자), 연구도구, 연구절차 등

해설
연구논문 작성 시 연구방법 부분에는 해당 연구를 진행할 때 누구에게, 어떻게, 무엇으로 연구를 진행하였는지 상세하게 작성을 해야 한다.

02 연구논문의 서론에 작성해야 하는 내용을 2가지 이상 기술하시오.

02 정답
연구의 주제와 목적, 연구주제에 관한 이론적인 배경

해설
연구논문의 서론에 포함해야 할 내용 : 연구의 주제와 목적, 연구주제에 관한 이론적인 배경, 연구주제와 관련된 문헌고찰, 가설

정답 13 ④

03 연구결과의 해석의 의미를 두 가지로 분류하여 기술하시오.

03 정답

협의의 해석: 주어진 연구 자체 내에서의 변수 간의 관계만 해석하는 것

광의의 해석: 한 연구의 결과와 그것으로부터 도출된 추리들을 관계된 이론 또는 다른 연구결과들과 비교하는 것

해설

연구결과의 해석은 크게 주어진 연구 내에서 분석된 내용을 가지고 변수간의 관계를 논리적으로 설명하는 협의의 해석과 해당 연구의 결과를 바탕으로 다른 관련 연구나 이론들과 비교하는 광의의 해석으로 분류할 수 있다.

04 연구결과 해석 시 유의할 점에 대하여 간략히 기술하시오.

04 정답

연구방법의 적합성을 충분히 검토해야 한다, 측정자료의 신뢰성을 검토해야 한다.

해설

연구결과를 해석할 때에는 도출된 분석결과만을 가지고 단순하게 진행하는 것이 아니라 결과가 나오기까지 연구와 관련된 상황적 요소를 모두 고려하여 해석해야 한다.

05 연구논문 심사의 기준을 3가지 이상 작성하시오.

05 정답

연구주제의 적절성, 연구방법의 타당성, 연구결과 및 논의의 적절성

해설

연구논문 심사기준

- 연구주제의 적절성
- 연구방법의 타당성
- 연구결과 및 논의의 적절성
- 학문적 기여도
- 실용적 기여도
- 논문 작성의 적절성

합격의 공식 SD에듀

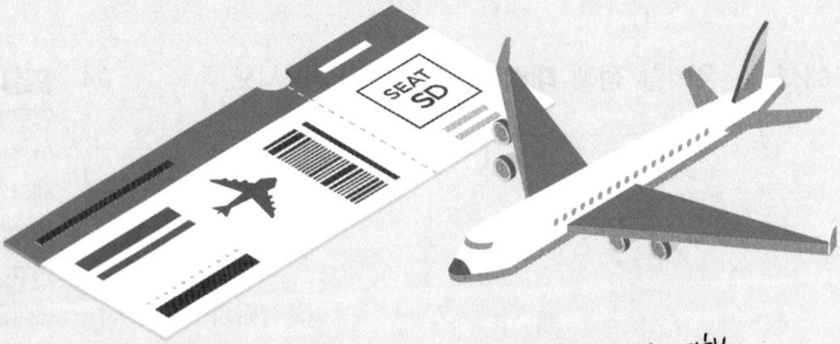

SD에듀와 함께, 합격을 향해 떠나는 여행

제2과목

간호과정론

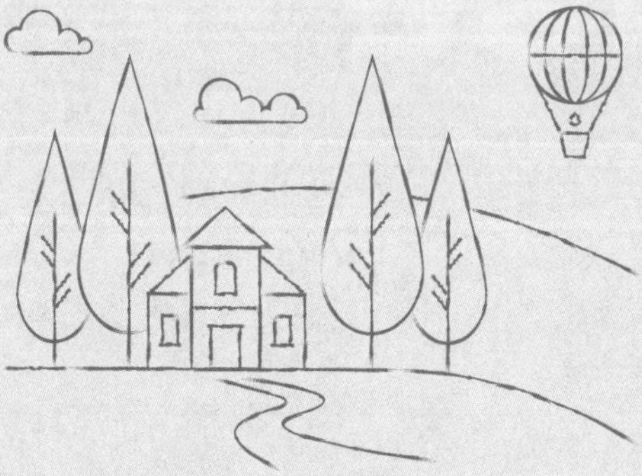

교육은 우리 자신의 무지를 점차 발견해 가는 과정이다.

– 윌 듀란트 –

제 1 장 간호과정의 개요

□☑ 부분은 중요문제 Check로 활용해 보세요!

□□
01 간호과정의 정의와 목적에 대한 설명 중 <u>틀린</u> 것은?

① 간호과정은 간호목적 달성을 향해 진행되는 일련의 활동이다.
② 간호과정의 일차적인 목적은 간호활동을 위한 다양한 방법 개발이다.
③ 간호과정은 효과적이고 개별화된 간호를 계획, 중재, 평가할 수 있다.
④ 간호과정은 간호사들이 대상자의 건강요구를 충족시키는 하나의 틀을 제공하는 것이다.

01 간호과정의 일차적 목적은 간호사가 각 대상자의 간호를 과학적이고 사리분별 있게 관리하도록 돕는 것이다.

□□
02 다음 중 간호과정이 가능하게 하는 것을 모두 고르시오.

> ㉠ 대상자에 대한 기초자료수집
> ㉡ 간호의 우선순위 설정
> ㉢ 제공할 간호에 대해 대상자와 의사소통
> ㉣ 간호의 창의성 확보

① ㉠, ㉡, ㉢
② ㉠, ㉡, ㉣
③ ㉡, ㉢, ㉣
④ ㉠, ㉡, ㉢, ㉣

02 간호의 자율성 확보지 창의성 확보는 아니다.

정답 01 ② 02 ①

03 간호과정은 계획된 결과 지향적이다.

□□
03 다음 중 간호과정의 특성으로 옳은 것을 모두 고른 것은?

> ㉠ 간호과정은 역동적이고 순환적이다.
> ㉡ 간호과정은 대상자 중심이다.
> ㉢ 간호과정은 과정 지향적이다.
> ㉣ 간호과정은 보편적으로 적용 가능하다.

① ㉠, ㉡, ㉢
② ㉠, ㉡, ㉣
③ ㉡, ㉢, ㉣
④ ㉠, ㉡, ㉢, ㉣

04 간호과정은 평가단계뿐만 아니라 모든 과정에서 대상자를 포함시켜야 한다.

□□
04 다음 중 간호과정의 유익성에 대한 설명으로 <u>틀린</u> 것은?

① 모든 간호 팀원이 체계적으로 조직된 접근법의 가치를 알게 되면 의사소통이 증진된다.
② 간호사정과 중재의 기록은 간호사들이 어떻게 합병증을 예방하고 회복을 촉진시키는지 보여준다.
③ 간호과정의 성공적인 적용은 실무표준을 충족시킨다.
④ 간호과정의 평가단계에서 대상자를 포함시키는 것은 대상자의 자신의 건강에 대한 의사결정 능력을 향상시킨다.

05 진단은 표준화된 간호진단분류체계를 사용해서 대상자의 건강문제를 진술하는 것이다.

□□
05 간호과정의 단계 중 대상자의 현 건강상태인 실제적, 잠재적 건강문제와 강점을 확인하기 위해 자료를 분류, 조직, 분석하며 대상자의 현 건강상태 기여요인들을 서술하는 정확한 진술문을 작성하는 단계는?

① 결과계획
② 진단
③ 중재계획
④ 수행

정답 03 ② 04 ④ 05 ②

□□
06 **간호과정 체계에서 체계의 마지막 산물로 대상자의 건강상태를 의미하는 것은 무엇인가?**

① 투입
② 평가
③ 산출
④ 하위체계

□□
07 **문제해결과정 중 체계적이거나 자료에 근거를 두지는 않지만, 지식과 경험을 통해 얻은 판단의 합법적인 측면으로 신뢰를 얻는 것은 무엇인가?**

① 직관
② 시행착오
③ 가설검증
④ 실험과 관찰

□□
08 **다음은 문제해결과정 중 과학적 방법의 단계에 대한 설명이다. 빈칸에 들어갈 것으로 알맞은 것은?**

> 문제 지적 → 가설설정 → (　　) → 자료의 해석 → 결론

① 직관
② 시행착오
③ 숙고
④ 실험과 관찰

06 간호과정체계에서 하위체계란 사정, 진단, 계획, 수행, 평가를 말하며 투입은 체계로 들어가는 정보로 대상자와 그 환경에 대한 사정 자료이다.
산출은 체계의 마지막 산물로 대상자의 건강상태이다. 목표성취의 평가와 수정의 요구는 계획을 변경하는 피드백을 제공해줌으로써 순환이 된다.

07 사람의 내면적 감각을 이용한 문제해결 접근법으로서 간호사의 내면적인 감각이 참일 수도 있고 그렇지 않을 수도 있기 때문에 위험이 뒤따른다.

08 과학적 방법은 자료와 가설검증을 바탕으로 문제를 해결하는 논리적이고 체계적인 접근법으로, 문제 지적 → 가설설정 → 실험과 관찰 → 자료의 해석 → 결론의 단계로 이루어진다.

정답 06 ③ 07 ① 08 ④

09 다음 중 의사결정과정에 대한 설명으로 틀린 것은?

① 간호실무의 핵심은 대상자 간호에 대한 의사결정이다.
② 의사결정은 간호과정 전 단계에서 필수적인 요소이다.
③ 의사결정은 문제 확인하기, 문제 분석하기, 대안 결정하기, 가장 적절한 대안 선택하기로 구성된다.
④ 정보수집은 간호사정과 유사하고 문제 확인은 간호진단과 유사하다.

09 의사결정과정은 문제 확인하기, 대안 결정하기, 가장 적절한 대안 선택하기의 3단계로 구성된다.

10 다음 중 간호과정 적용의 장점에 대한 설명으로 옳은 것을 모두 고르시오.

㉠ 개인, 가족 지역사회의 다양하고 독특한 대상자 요구에 따른 간호계획을 수립할 수 있다.
㉡ 간호계획의 기록은 간호팀은 물론 관련 의료팀에게 정보제공과 연속성 있는 간호를 가능하게 한다.
㉢ 간호과정의 적용은 개별적인 것이므로 다른 대상자의 요구에는 적용할 수 없다.
㉣ 새로운 간호계획에 간호사 자신의 지식을 적용하고 동료와 협력함으로써 새로운 지식과 경험을 얻게 해준다.

① ㉠, ㉡, ㉢
② ㉠, ㉡, ㉣
③ ㉡, ㉢, ㉣
④ ㉠, ㉡, ㉢, ㉣

10 간호과정의 적용은 다른 대상자의 요구에도 적용하게 됨으로써 간호사의 기술과 전문성을 발전시킨다.

정답 09 ③ 10 ②

□□
11 간호과정의 기여도에 대한 설명 중 간호사 측면에 대한 설명으로 틀린 것은?

① 간호사는 간호과정을 통해 자신의 간호능력에 대해 자신감과 전문인으로서의 성취감 및 직무만족도를 높일 수 있다.
② 간호의 질을 평가하기 위한 객관적 근거를 제공한다.
③ 제공된 간호에 대한 수가를 결정하는 기틀을 제공한다.
④ 간호인력을 배치할 때 간호활동의 수가에 따라 각 간호사에게 가장 적절한 환자를 담당하게 한다.

11 간호인력을 배치할 때 간호활동의 난이도 정도에 따라 각 간호사에게 가장 적절한 환자를 담당하게 하고 효과적인 업무 분담에 도움을 줄 수 있다.

□□
12 간호과정의 기여도에 대한 설명 중 환자 측면에서 바라본 기여도에 대한 설명으로 틀린 것은?

① 간호과정은 대상자가 좀 더 자신의 간호에 참여하도록 한다.
② 간호의 연속성을 유지할 수 있기 때문에 대상자는 같은 정보를 반복하여 진술하지 않고 일관성 있는 간호를 제공받을 수 있다.
③ 개인, 가족, 지역사회의 다양하고 독특한 요구에 따른 간호계획을 세울 수 있다.
④ 귀납적인 방법으로 검증함으로써 간호 고유의 이론으로 발전시킬 수 있다.

12 귀납적인 방법으로 검증함으로써 간호 고유의 이론으로 발전시킬 수 있는 것은 간호이론 개발 측면이다.

정답 11 ④ 12 ④

13 ②는 창의성과 호기심에 대한 설명이다. 정신역동적 기술은 대상자를 기대되는 결과에 도달하게 하고 대상자의 신뢰를 얻는 데에 도움을 준다.

13 다음 중 간호과정 적용에 필요한 간호사의 자질로 틀린 것은?

① 인지적 기술 : 비판적 사고는 자료의 연관성, 자료 출처의 신뢰성, 추론과 같은 많은 정신적 수술을 포함하는 신중하고 목표지향적인 사고이다.
② 정신역동적 기술 : 모든 간호활동에 대해 이론적 근거를 이해하고 있어야 하며, 그 활동을 통해 기대되는 결과에 도달할 수 없다면 그 활동은 중단되어야 한다.
③ 창의성과 호기심 : 비판적 사고와 간호과정에 필수적이며 비전과 통찰력이 있어야 한다.
④ 문화적 역량 : 간호사는 문화적 차이와 유사성을 인지하고 문화적으로 민감해야 한다.

14 비판적 사고는 창의적으로 문제를 해결할 수 있는 힘이다. 예시는 창의적 문제해결과 관련 있다.

14 비판적 사고의 특성과 관련한 예 중 다음과 관련 있는 것은?

> 한 환아가 치료 중에 장비들을 무서워하여 간호사는 장비에 퍼프 인형을 매달아 환아가 안심하도록 하였다.

① 비판적 사고는 창의적 태도를 수반한다.
② 비판적 사고는 탐색하는 태도를 갖는다.
③ 비판적 사고는 지식을 요구한다.
④ 비판적 사고는 근거가 확실하고 합리적이다.

15 지적 감정이입은 타인의 행동과 신념을 이해하기 위해서 타인의 입장에서 자신을 상상하는 능력이다.

15 비판적 태도와 관련된 예시 중 다음은 어떤 태도인가?

> C 간호사는 K씨가 자신이 암이라는 사실을 품행 장애가 있는 자녀에게 알리지 말아 달라고 하는 것을 듣고 답답한 기분을 느꼈지만 K씨의 심정을 이해하기 위해 노력했다.

① 지적 통합　② 독자적 사고
③ 지적 감정이입　④ 지적 겸손

정답 13 ② 14 ① 15 ③

16 간호과정에의 비판적 사고 적용에 대한 설명으로 틀린 것은?

① 간호사정에서 간호사는 대상자 사정 시 자료수집과 대상자가 말한 것, 간호사가 관찰한 것을 확인하기 위해 탐구적인 태도를 취한다.

② 간호진단단계에서 간호사는 자료를 분석할 때 실마리 간의 양상과 관계들을 찾아내기 위해 범주화하고 결론을 내린다.

③ 간호수행단계에서 간호사는 무엇을 생각하고 할 것인가를 결정하는 것에 초점을 둔 합리적이고 사려 깊은 사고를 한다.

④ 간호사는 중재계획단계에서 독창적인 중재를 계획하고 수행할 때 예측을 해서 타당한 일반화와 설명을 만들어 낸다.

16 ③의 설명은 결과계획단계와 관련 있다.

주관식 문제

01 다음의 빈칸을 각각 채우시오.

- 매슬로우는 (①)을 통해 인간의 다양한 욕구와 실무를 위한 간호이론 개발의 토대를 제공하였다.
- 가장 기본적인 욕구로서 산소, 음식, 성, 수분, 운동, 수면에 대한 욕구는 (②) 욕구이다.

01 정답
① 인간욕구이론
② 생리적

해설
매슬로우의 인간욕구이론은 인간에게는 욕구가 있고 욕구가 충족되지 못하면 생명이나 정신적, 심리적 면의 문제가 발생하게 된다고 보는 것으로, 욕구이론과 관련된 간호이론가는 핸더슨, 압델라, 올란도, 비덴바흐, 오렘 등이 있다. 욕구에는 생리적 욕구, 안정과 안전 욕구, 사랑과 소속감 욕구, 자아존중 욕구, 자아실현 욕구가 있다.

정답 16 ③

02 정답
① 지적 통합
② 지적 겸손

해설
비판적 사고의 태도에는 독자적 사고, 지적 겸손, 지적 용기, 지적 감정이입, 지적 통합, 지적 인내, 지적 호기심, 추리에 대한 신념, 공정한 마음가짐, 사고와 감정의 탐색에 대한 관심이 있다. 문제의 설명과 예는 각각 지적 통합과 지적 겸손에 대한 내용이다.

□□
02 다음은 비판적 사고의 태도에 대한 설명과 예이다. 괄호 속에 들어갈 말을 각각 쓰시오.

- (①)이란 적용하는 사고의 표준이 일관되고 다른 것들을 수용하는 기준도 변함없이 유지한다는 뜻이다.
  예 E 간호사는 창의학습주제로 평소 싫어하던 J 간호사가 제안한 주제가 채택되자 객관적으로 좋은 주제라는 생각을 함과 동시에 개인적인 감정에 의해 탐탁하지 않게 생각하게 되는 것을 보고 자신의 생각 모순과 오류를 솔직하게 인정하였다.
- (②)이란 자신의 지식 한계를 깨닫고 자기 기만적 태도가 될 수 있음을 파악하는 것이다.
  예 A 간호사는 새로이 항암 병동으로 발령받아 근무하게 되었다. A 간호사 스스로 업무에 대한 불안감과 무지에서 탈피하기 위해 간호관리자에게 도움을 요청하여 빠른 업무적응을 도모했다.

제 2 장 간호과정 관련 분류체계

□□
01 **간호용어 단일화의 필요성에 대한 설명으로 틀린 것은?**

① 간호분류체계들은 간호의 실무수준이론을 구성하는 데 필요한 주요개념을 수집하여 조직했기 때문에 간호지식을 확장하는 데 기여하고 있다.

② 간호자료와 문서를 대상자 기록과 연구 데이터베이스에 포함시키려면 공통적인 간호용어가 필요하다.

③ 다른 의료요원들과의 의사소통을 돕고 간호사들 자신이 대상자를 위해 한 일을 서술하여 수가의 근거로 보여주는 데 사용할 수 있다.

④ 표준화된 간호용어들이 임상기록체계에 포함될 때 간호중재의 효과성 평가 자료를 얻을 수 있으므로 간호의 질을 향상시킬 수 있다.

01 표준화된 공통용어는 모든 간호사가 서로 간에나 다른 의료요원들과의 의사소통을 돕고 간호사가 한 일이 대상자 결과에 영향을 줄 수 있음을 보여줄 수 있다.

□□
02 **간호용어 분류체계 중 지역 사회 내 간호수혜자에 대한 문제, 결과 및 간호중재를 분류하고 부호화하는 체계는?**

① 간호진단분류(NANDA)

② 간호중재분류(NIC)

③ 오마하체계(OS)

④ 가정간호분류체계(HHCC)

02 오마하 방문협회에 의해 개발된 오마하체계는 지역사회 내 간호수혜자에 대한 문제, 결과 및 간호중재를 분류하고 부호화하는 체계이다.

정답 01 ③ 02 ③

03 다음 중 NANDA 간호진단의 정의에 대한 설명으로 틀린 것은?

① 간호진단은 대상자의 임상적 상태, 치료에 대한 반응, 간호요구에 대한 간호사의 전문적 판단이다.
② 간호진단은 기대된 결과를 달성하기 위해 간호사가 중점을 두어야 할 환자의 문제와 특성의 정확한 속성이 무엇인지를 확인해야 한다.
③ 간호사가 올바른 간호진단을 내린다면 간호사의 간호계획은 적중할 것이나 그렇지 않다면 간호계획이 잘못될 수 있으며 이는 환자를 위험에 빠뜨릴 수 있다.
④ 간호진단은 간호실무 전반에 영향을 미친다.

03 간호진단은 기대된 결과를 달성하기 위해 간호사가 중점을 두어야 할 환자의 문제와 위험요인의 정확한 속성이 무엇인지를 확인해야 한다.

04 NANDA의 간호진단 분류체계 진단 유형 중 간호사정 시에 이미 존재하고 있었던 대상자의 문제로 대상자의 증상 및 징후를 확인하여 임상적으로 밝혀진 간호문제를 무엇이라고 하는가?

① 위험성 간호진단
② 건강증진 간호진단
③ 증후군 간호진단
④ 실제적 간호진단

04 실제적 간호진단의 실제적 문제는 대상자가 자신의 건강문제에 대하여 알고 있거나 모르고 있을 수 있으며 간호사의 지식과 판단으로 확인된 문제다.

05 다음 내용과 관련된 NANDA 간호진단 분류체계의 진단 유형은?

> 당뇨나 면역계에 이상이 있는 환자의 경우 감염 위험이 크다.

① 건강증진 간호진단
② 위험성 간호진단
③ 증후군 간호진단
④ 실제적 간호진단

05 위험성 간호진단은 문제가 지금은 없더라도 위험요인이 존재하기 때문에 미래에 발생할 수 있는 것이다.

정답 03 ② 04 ④ 05 ②

□□
06 **다음 중 NANDA 간호진단 분류체계의 진단 유형에 관한 설명으로 <u>틀린</u> 것은?**

① 실제적 간호진단은 간호사정 시에 이미 존재하고 있었던 대상자의 문제로 대상자의 증상 및 징후를 확인하여 임상적으로 밝혀진 간호문제가 있을 때 내린다.
② 위험성 간호진단은 문제가 지금은 없더라도 위험요인이 존재하기 때문에 미래에 발생할 수 있는 것이다.
③ 향상된 영양을 위한 준비, 향상된 수분균형을 위한 준비 등은 안녕 간호진단이다.
④ 비효과적인 호흡 양상은 증후군 간호진단의 예이다.

06 비효과적인 호흡 양상은 실제적 간호진단이며, 증후군 간호진단은 다른 간호진단들과 관련된 진단으로 환경변화 부적응 증후군, 강간-상해 증후군 등의 부적응 증상들이 나타날 때 적용시킬 수 있다.

□□
07 **NANDA 간호진단의 구성요소 중 간호문제의 발생에 기여하거나 영향을 주거나 원인을 제공하는 것으로서 생물학적, 사회적, 치료적, 상황적인 것 등이 모두 포함되는 것은?**

① 특성　　② 관련 요인
③ 정의　　④ 수식어

07 관련 요인은 간호문제의 발생에 기여하거나 영향을 주거나 원인을 제공하는 것으로서, 간호진단명이 같은 '불이행'일 때 관련 요인에 따라 '지식 부족과 관련된 불이행', '문화적 차이와 관련된 불이행'과 같이 달라진다.

□□
08 **간호진단의 예에서 다음 빈칸의 관련 요인에 해당하지 <u>않는</u> 것은?**

불면증(Insomnia)	
정의	수면의 양과 질이 방해를 받아 그 기능이 손상되는 것
특성	정서변화, 집중력 변화, 수면 양상 변화
관련 요인	( )

① 알코올 섭취
② 불안
③ 두려움
④ 삶의 질 저하

08 삶의 질 저하는 특성에 해당한다.

정답 06 ④ 07 ② 08 ④

09 NANDA의 2018~2020 개정판은 13개의 영역과 그 정의, 영역에 따른 47개의 범주, 그 범주에 따른 244개 진단목록이 분류되어 있다. 다음 중 13개의 영역에 해당하지 않는 것은?

① 건강증진
② 배설/교환
③ 자아개념
④ 삶의 원칙

09 NANDA의 13개의 영역은 건강증진, 영양, 배설/교환, 활동/휴식, 지각/인지, 자아지각, 역할관계, 성, 대처/스트레스 내성, 삶의 원칙, 안전/보호, 안위, 성장/발달이다. 자아개념은 자아지각의 범주에 해당한다.

10 다음 중 간호중재에 대한 설명으로 옳은 것은?

> ㉠ 간호중재는 모든 전문분야와 실무환경에서 간호사들이 수행하는 것을 의미한다.
> ㉡ 간호사가 대상자의 결과를 호전시키기 위해 지식과 임상적 판단을 근거로 수행하는 처치를 말한다.
> ㉢ 간호중재는 직접간호와 간접간호로 간호사가 주도한 처치다.
> ㉣ 간접간호란 대상자나 대상자 집단을 위해서 수행되지만, 대상자와 상호작용하지 않고 대상자로부터 떨어져 수행되는 처치다.

① ㉠, ㉡, ㉢
② ㉠, ㉡, ㉣
③ ㉡, ㉢, ㉣
④ ㉠, ㉡, ㉢, ㉣

10 간호중재는 직접간호와 간접간호, 간호사가 주도한 처치, 의사가 주도한 처치, 타 의료요원이 주도한 처치 모두를 포함한다.

정답 09 ③ 10 ②

11 다음 중 간호중재분류의 필요성으로 옳은 것을 모두 고른 것은?

> ㉠ 간호처치의 명칭을 표준화한다.
> ㉡ 간호진단, 간호처치, 간호결과를 연결시키는 간호지식을 확장시킨다.
> ㉢ 간호실무 환경에서 필요한 자원계획에 필요하다.
> ㉣ 간호사가 제공하는 서비스의 수준을 결정한다.

① ㉠, ㉡, ㉢
② ㉠, ㉡, ㉣
③ ㉡, ㉢, ㉣
④ ㉠, ㉡, ㉢, ㉣

11 간호사가 제공하는 서비스의 비용을 결정한다.

12 다음 중 간호중재분류체계(NIC)의 영역이 잘못 설명된 것은?

① 행동학적 : 사회심리적 기능을 지지하고 생활양식의 변화를 촉진시키는 간호
② 생리학적(기본) : 항상성 조절을 지지하는 간호
③ 안전 : 위험에 대한 보호를 지지하는 간호
④ 가족 : 가족 단위를 지지하는 간호

12 생리학적(기본)은 신체기능을 지지하는 간호이다. 생리학적(복합)은 항상성 조절을 지지하는 간호이다.

13 다음은 간호결과분류체계(NOC)에서 간호의 민감한 결과에 포함되지 않는 것은?

① 명칭
② 효과성
③ 정의
④ 리커트 척도

13 간호결과분류체계의 각 결과마다 명칭, 정의, 지표목록, 리커트(Likert)형의 측정척도가 포함되어 있다.

정답 11 ① 12 ② 13 ②

□□
14 다음 간호결과분류체계(NOC)에서 각 영역과 범주가 잘못 서술된 것은?

① 기능적 건강 : 에너지 유지, 성장과 발달, 기동성
② 인지된 건강 : 건강과 삶의 질, 증상상태, 간호에 대한 만족
③ 생리적 건강 : 건강행위, 건강신념, 건강지식
④ 가족 건강 : 가족 간호 제공자 이행, 가족 구성원 건강상태

14 생리적 건강은 인체 기능을 서술하는 결과로써 심폐기계, 배설, 수분과 전해질, 면역 반응, 대사조절 등을 포함한다.

□□
15 다음 중 ICNP 간호분류 축과 그 예가 잘못 연결된 것은?

① A : 활동의 종류 - 관찰, 관리, 수행, 정보제공
② C : 수단 - 도구와 서비스
③ F : 장소 - 근육, 구강, 항문 등
④ H : 수혜자 - 개인, 그룹(가족, 지역 사회) 등

15 근육, 구강, 항문 등은 경로에 해당된다.

□□
16 오마하 중재 분류체계의 중재체계는 3가지 수준으로 나뉜다. 다음 중 첫 번째 수준의 4가지 범주에 속하지 않는 것은?

① 보건교육
② 환자관리
③ 치료와 절차
④ 중재대상

16 오마하 분류체계는 문제분류체계와 중재체계로 나뉘며 중재체계는 다시 3가지 수준으로 나뉜다. 첫 번째 수준의 4가지 범주는 보건교육・지도・상담, 치료와 절차, 환자관리, 감독이다.

정답 14 ③ 15 ③ 16 ④

17 오마하 분류체계의 4가지 간호중재 영역을 기술한 것 중 <u>틀린</u> 것은?

① 건강교육, 지도, 상담 : 정보를 제공하고 대상자의 문제를 예견하고 자기 간호와 대처에 대한 대상자의 행동과 책임감을 증가시키도록 하는 것이다.

② 치료와 절차 : 증상과 징후를 예방하고 위험요인과 조기 증상 및 징후를 확인한다.

③ 환자관리 : 조정, 옹호, 의뢰와 같은 간호활동들을 포함한다.

④ 감독 : 대상자의 의사소통을 향상시키고 적절한 자원을 사용할 수 있도록 한다.

17 감독은 주어진 상태나 현상과 관련지어 대상자의 상태를 나타내기 위한 감시측정, 비판적 분석, 감시와 관련된 간호활동을 포함한다.

18 다음 중 가정간호분류체계(HHCC)의 가정간호요소와 간호진단 대분류가 <u>잘못된</u> 것은?

① 투약 - 투약위험성

② 건강행위 - 역할수행장애

③ 인지 - 지식부족

④ 대응 - 외상 후 반응

18 건강행위와 관련된 간호진단 대분류는 성장발달장애, 건강유지, 능력변화, 건강추구 행위장애, 가정유지 능력변화, 불이행 등이 있으며 ②의 역할수행장애는 역할 관계에 해당한다.

정답 17 ④ 18 ②

주관식 문제

01 국제간호실무분류체계(ICNP)에서 간호현상 분류 축과 예에 대한 설명 중 다음 빈칸을 채우시오.

축	의미	예
A	간호현상의 초점	인간, 환경, 영양 등
B	판단	장애, 결핍, 과다 등
C	빈도	계속, 간헐적 등
D	기간	급성, 만성 등
E	위치	오른쪽, 왼쪽, 상부, 하부 등
F	신체부위	입, 귀, 코, 손, 발 등
G	가능성	잠재성 등
H	분포	개인, 그룹(가족, 지역사회) 등

'영양결핍'의 경우
- 초점 축의 값 : 영양
- 판단 축의 값 : (①)

'가족의 영양결핍 위험성'의 경우
- 초점 축의 값 : 영양
- 판단 축의 값 : (①)
- 가능성 축의 값 : (②)
- 분포 축의 값 : 가족

01 **정답**
① 결핍
② 잠재성

해설
ICNP에서 간호현상은 간호사가 진단하는 대상자와 대상자 주변 환경의 상태를 나타내는 것으로, 인간과 환경의 대개념으로 분류되며 상위 8개 수준의 다축 구조를 지닌다.

□□
02 가정간호분류체계에 대한 예에서 다음 빈칸을 20개의 가정간호요소에서 골라 채우시오.

[20개의 가정간호요소]
활동, 배변, 심장, 인지, 대처, 체액량, 건강행위, 투약, 대사, 영양, 신체 조절, 호흡, 역할관계, 안전, 자가간호, 자아개념, 감각, 치부/조직통합성, 조직관류, 배뇨

구분	가정간호 영역	가정간호 요소	간호진단 대분류	간호진단 하부분류
가정간호 분류체계	신체	(①)	면역장애	방어능력 저하
	정신	(②)	• 불안 • 두려움 • 의미부여장애	절망감, 무력감, 만성적 자긍심 저하

02 **정답**
① 대사
② 자아개념

해설
가정간호분류체계는 사바(1991) 등이 가정간호과정에서 제공된 모든 간호중재를 수집하여 지역 사회 가정간호사들이 활용할 수 있도록 전산 데이터베이스로 그룹 짓는 작업을 한 것이다. 가정간호분류체계의 구조는 20개의 가정간호요소로 코드화된 이론적인 틀이 갖추어져 있다.

제 3 장 간호사정

01 환자가 위급할 때, 어린이일 때, 무의식 상태일 때 유일한 자원은 2차적 출처이다.

02 대상자의 피부 변화, 분비물의 색깔과 양, 부종 유무는 시각으로 관찰한다.

정답 01 ② 02 ③

01 자료의 출처에 대한 설명으로 옳은 것을 모두 고르시오.

> ㉠ 1차적 출처는 대상자의 말이나 관찰, 검진을 통해 얻을 수 있다.
> ㉡ 2차적 출처는 가족과 친지의 진술내용, 건강관리요원의 구두보고와 간호제공자들의 구두보고가 포함된다.
> ㉢ 1차적 출처는 환자가 위급할 때, 어린이일 때, 무의식 상태일 때 유일한 자원이다.
> ㉣ 특정 질환에 대한 환자를 사정 시 어떤 증상과 징후를 봐야 하는지에 대한 정보를 2차적 출처를 통해 얻을 수 있다.

① ㉠, ㉡, ㉢
② ㉠, ㉡, ㉣
③ ㉡, ㉢, ㉣
④ ㉠, ㉡, ㉢, ㉣

02 다음 중 관찰에 대한 설명으로 틀린 것은?

① 관찰은 자료수집을 위해 시각, 청각, 후각, 촉각, 미각의 다섯 가지 신체감각을 이용하는 목적 있는 의도적 행위이다.
② 관찰은 대상자를 관찰하는 것과 대상자에 관해 기록된 정보를 읽는 것을 포함한다.
③ 대상자의 피부 변화나 분비물의 색깔과 양, 부종 유무는 촉각으로 관찰한다.
④ 간호사는 대상자를 만날 때마다 주의 깊게 관찰하는 훈련과 경험이 필요하다.

□□
03 **면담을 통한 간호력의 구성에 대한 설명으로 잘못 연결된 것은?**

① 인구사회학적 정보 : 성별, 나이, 주소, 전화번호
② 질병력 : 과거병력, 면역접종, 입원경험, 수술경험
③ 생활양식과 습관 : 배설양상, 흡연, 알코올, 약물사용
④ 심리사회적 상태 : 여가활동, 성기능 양상, 스트레스 관리법

03 심리사회적 상태에는 가족상태, 가족기능, 대인관계, 관계망 등이 포함된다.

□□
04 **다음 중 성공적인 면담을 위한 지침으로 틀린 것은?**

① 면담의 성과는 간호사가 만드는 분위기에 영향을 받으므로 면담이 이루어지는 동안 간호사는 대상자에 집중한다.
② 간호사는 대상자의 생활습관이나 가치, 윤리, 문화적 배경을 고려하여 비판적인 자세를 피하며 수용한다.
③ 가능한 대상자가 자유롭게 이야기할 수 있도록 개방형 질문을 한다.
④ 침묵과 접촉이 있을 시 간호사의 판단에 의해 틀린 확신을 주지 않도록 주제를 변화시킨다.

04 성공적인 면담을 위해 간호사는 침묵과 접촉을 적절히 사용하며 간호사의 판단, 갑작스럽게 주제를 변화시키는 질문, 틀린 확신을 주는 것 등은 피한다.

□□
05 **다음 중 면담 시 사용하는 치료적 의사소통 기술에 대한 설명으로 틀린 것은?**

① 명료화하기 : 이야기가 혼란스러워질 때 대화 주제로 초점을 맞추도록 한다.
② 요약하기 : 대화하면서 중요한 문제를 요약한다.
③ 바꾸어 말하기 : 정확하게 이해했는지 확인하기 위해 말한 내용을 재진술하여 확인한다.
④ 초점 맞추기 : 순서, 안내지침, 우선순위를 정해주는 반응 기술이다.

05 명료화하기는 메시지가 제대로 해석되었는지 확인하기 위해 명확하지 않은 메시지는 다시 말하거나 예를 들어 달라고 하여 명료하게 하는 것을 말한다.

정답 03 ④ 04 ④ 05 ①

06 가이드 질문을 활용하여 대상자의 문제 중 놓치는 부분이 없게 하는 것이 도움이 된다.

07 타진 시 타진판이 되는 손가락은 흉부 혹은 복부의 표면에 밀착시켜야 한다.

정답 06 ② 07 ③

06 면담 시 대상자의 이야기를 이끌어 내기 위한 방법으로 <u>틀린</u> 것은?

① 대상자의 가장 중요한 문제에 대해 "그것에 대해 좀 더 말해 주시겠습니까?"라고 질문함으로써 이야기를 이끌어 낸다.
② 가이드 질문을 활용하는 것은 면담의 유연성이 떨어지므로 피한다.
③ 대상자가 각 문제를 언급하고 나면 집중적 질문들을 활용하여 좀 더 깊게 대상자의 이야기를 조사한다.
④ 대상자가 말하는 중에 새로운 정보를 끼워 넣어서는 안 된다.

07 다음 중 기본 검진 기법에 대한 설명으로 <u>틀린</u> 것은?

① 시진은 눈으로 보거나 이경과 같은 기구를 이용하여 시각적으로 행하는 것으로 관찰에 비해 좀 더 철저하고 자세한 체계적 과정이다.
② 촉진 시 진동을 확인할 때는 중수골 및 손가락 관절 혹은 손의 척골면을 사용한다.
③ 타진 시 타진판이 되는 손가락은 흉부 혹은 복부의 표면에서 떨어뜨려 하부조직으로부터 공명음이나 탁음이 유발되도록 한다.
④ 청진을 통해 동맥혈관에서 발생하는 혈관 잡음이나 와류를 찾아내기도 한다.

08 다음 중 건강지각과 건강관리 양상과 관련한 신체검진에 대한 설명으로 틀린 것은?

① 체중 측정 시 근육량이 많은 사람은 BMI가 잘못 계산되어 낮게 나올 수 있으므로 주의하여야 한다.
② 혈압과 맥박의 수와 강도를 측정하고 말초 정맥 충만을 사정한다.
③ 허리둘레를 측정할 때는 골반뼈 바로 위의 맨 피부에 줄자를 대고 측정해야 한다.
④ 신경계 검진 시 정신상태의 변화, 집중력 장애, 과민성 등을 관찰한다.

08 근육량이 많은 사람은 BMI가 높게 나올 수 있다.

09 다음 중 영양 – 대사 양상의 영양 사정 결과 해석에 대한 설명으로 틀린 것은?

① 입 가장자리의 갈라짐 : 리보플라빈 또는 나이아신 결핍
② 복수 : 탈수와 티아민 결핍
③ 허약과 피로 : 빈혈 또는 전해질 불균형
④ 빈맥 : 체액 부족

09 위장관계에서 나타나는 복수는 단백질의 결핍 때문에 나타난다.

10 영양 – 대사 양상과 관련한 건강문제에 대한 설명으로 틀린 것은?

① 섭식장애 중 신경성 식욕부진의 경우 단백질-칼로리 영양실조의 다른 증상과 함께 먹기를 거부하고 극도로 말라 있다.
② 비만은 에너지 섭취가 에너지 소모를 능가할 때 생긴다.
③ 총 콜레스테롤 수치는 240mg/dL을 넘지 않아야 정상이다.
④ 단백질-칼로리 영양실조는 담낭질환, 수술 후 합병증 등과 관련 있다.

10 단백질-칼로리 영양실조는 가장 보편적인 영양실조 유형으로 빈곤, 음식물 섭취제한, 암과 같은 소모성 질환, 비흡수 증후군 등과 관련 있다.

정답 08 ① 09 ② 10 ④

11 배설 양상과 관련된 신체검진과 관련된 설명으로 틀린 것은?

① 복부 시진 시 복부가 비대칭인 경우 탈장, 비대된 장기, 종괴를 의미한다.
② 복부 청진 시 청진기의 종형을 복부 위에 부드럽게 올려놓고 장음의 빈도와 특성에 주의를 기울이며 듣는다.
③ 복부의 압통, 근육 저항, 표면의 장기나 종괴 등을 찾는 데 도움이 되도록 복부를 부드럽게 촉진한다.
④ 정상적인 동맥박동은 명치 부위에서 확인 가능하다.

11 장음 청진 시 청진기의 판형을 사용한다.

12 활동 – 운동 양상과 관련된 문제 중심 건강력 중 근골격계에 대한 설명으로 옳은 것을 모두 고르시오.

㉠ 근육 통증은 보통 국소화되며 신경 통증은 방사된다.
㉡ 연골이나 관절낭에 손상이 있을 때 관절의 운동 범위는 작아진다.
㉢ 목감기 후 10~14일이 지나서 관절이 아프면 류마티스열과 관련된다.
㉣ 만성염증이나 관절 손상으로 인해 관절이 불안정해지면 무릎이나 발목에 힘이 과하게 들어가고 과신전된다.

① ㉠, ㉡, ㉢
② ㉠, ㉡, ㉣
③ ㉡, ㉢, ㉣
④ ㉠, ㉡, ㉢, ㉣

12 만성염증이나 관절 손상으로 인해 관절이 불안정해지면 무릎이나 발목에 힘을 줄 때 힘이 쥐어지지 않고 관절이 움직이지 않을 수 있다.

정답 11 ② 12 ①

☐☐
13 활동 – 운동 양상 중 호흡기계에 대한 설명으로 틀린 것은?

① 바이러스성 폐렴은 마른 기침을 동반하고 박테리아성 폐렴은 객담을 동반한 기침이 있다.

② 악취나는 객담은 박테리아성 폐렴, 폐농양, 기관지확장증과 관련 있다.

③ 기좌호흡은 앉아있을 때 호흡이 어려워진다.

④ 천식 발작은 특정 알레르기 항원과 같은 외부적인 요인이나 스트레스나 예민한 감정과 같은 내부 또는 본질적인 요인으로 유발될 수 있다.

13 기좌호흡은 누워있을 때 호흡이 어렵다.

☐☐
14 다음 중 근력등급척도와 기록에 대한 설명으로 잘못된 것은?

① 0등급 : 근수축이 전혀 없음

② 2등급 : 중력이 있는 상태에서 완전한 관절운동 가능

③ 4등급 : 중력과 약간의 저항에 대항하여 완전한 관절운동 가능

④ 5등급 : 중력과 강한 저항에 대항하여 완전한 관절운동 가능

14 2등급은 중력이 없는 상태에서 완전한 관절운동이 가능한 것이다.

☐☐
15 다음 중 호흡계 신체검진과 관련한 설명으로 틀린 것은?

① 성인에서 정상 호흡수는 분당 12~20회이다.

② 삼각대 자세는 만성폐쇄성 질환 또는 천식 환자의 호흡 장애를 의미한다.

③ 손톱, 피부, 입술의 청색증 또는 창백함은 호흡기계나 심혈관계 문제에 의해 야기된다.

④ 입술 모으기 호흡은 만성 폐쇄성 폐질환 또는 천식 환자에게서 볼 수 있는 호흡으로 호흡을 빠르게 하기 위한 것이다.

15 입술 모으기 호흡은 만성 폐쇄성 폐질환 또는 천식 환자가 느리게 호흡하기 위한 것이다.

정답 13 ③ 14 ② 15 ④

16 타진음과 특성에 대한 설명 중 병적인 예가 잘못 짝지어진 것은?

① 편평음 : 다량의 흉막 삼출
② 공명음 : 만성 폐쇄성 폐질환
③ 과다공명음 : 기흉
④ 둔탁음 : 엽폐렴

16 공명음이 들리는 병적인 예는 단순 만성 기관지염에 해당한다.

17 다음 중 심혈관계 신체검진에 대한 설명으로 틀린 것은?

① 맥박수는 60~100회/분이 정상이다.
② 맥압은 수축기와 이완기의 차이이며 정상은 30~40mmHg 이다.
③ 수축기압이 120~139이면 고혈압 전 단계이다.
④ 경정맥압은 대상자의 좌심방의 압력 또는 중심정맥압을 반영하며 오른쪽 내경정맥의 진동으로 가장 잘 사정할 수 있다.

17 경정맥압은 대상자의 우심방 압력 또는 중심정맥이 중심정맥압을 반영한다.

18 다음 중 수면 휴식 양상에서 수면에 대한 설명으로 틀린 것은?

① 수면은 급속안구운동 여부에 따라 NREM 수면과 REM 수면으로 나뉜다.
② REM 수면의 80%는 꿈을 꾼다.
③ 새벽 수면으로 갈수록 NREM 수면이 증가한다.
④ 수면 주기는 수면기간 동안 대개 5차례 정도 반복된다.

18 새벽 수면으로 갈수록 NREM 수면이 감소하고 REM 수면이 증가한다.

정답 16 ② 17 ④ 18 ③

19 인지 – 지각양상의 신경계와 관련해 뇌신경과 기능에 대한 설명을 서술한 것 중 틀린 것은?

① 후신경 : 냄새의 인식과 해석
② 동안신경 : 눈꺼풀 들어올리기
③ 활차신경 : 눈의 측면운동
④ 삼차신경 : 저작운동

19 활차신경은 안구를 안쪽으로, 아래쪽으로 움직인다. 눈의 측면운동은 외전신경과 관련 있다.

20 다음 자기지각 – 자기개념 양상에서 개인이 자기가 누구인지 평가하는 개인 정체감의 모습을 무엇이라 하는가?

① 도덕윤리적 자아
② 자아일관성
③ 자아이상 – 자아기대
④ 자아존중감

20 도덕윤리적 자아는 개인이 자기가 누구인지 평가하는 것이다.

21 다음 중 보이어(Boyer)와 제프리(Jeffrey)의 가족 기능 평가요소가 아닌 것은?

① 의사소통
② 자아개념 강화
③ 가족 구성원 기대
④ 사회기능

21 가족 기능 평가요소는 의사소통, 자아개념 강화, 가족 구성원의 기대, 차이를 다루는 법, 가족의 상호작용모형, 가족환경이다.

정답 19 ③ 20 ① 21 ④

22 남성 생식기계에서 천서혜륜이나 대퇴부에 튀어나온 부분이 있으면 탈장이다.

22 성 – 생식기능 양상에서 생식 기계의 신체검진에 대한 내용으로 <u>틀린</u> 것은?

① 여성 생식기계에서 바르톨린선 농양의 주원인은 임질균과 포도상구균이다.

② 골반내진은 질경으로 질벽을 분리해 질과 자궁경부를 눈으로 검진하는 것이 포함된다.

③ 남성 생식기계에서 천서혜륜이나 대퇴부에 튀어나온 부분이 있으면 궤양이다.

④ 남성 음낭의 좌우비대칭을 관찰하고 서혜부에 홍반, 피부박리, 눈에 보이는 림프샘 비대가 있는지 관찰한다.

23 문제에서 요구하는 답은 투사다. 합리화는 행위를 자극하는 사실적이거나 현실적인 이유를 수용 가능한 이유로 대처하는 것이다. 동일시는 다른 사람이 성격특성, 태도, 가치 행동을 무의식적으로 채택하는 것이며 반동형성은 사람들이 느끼는 방식과 반대되는 행동을 하는 것이다.

23 대처 – 스트레스 양상의 대처 기전 중 부정적인 느낌을 다른 사람에게 전환시키는 것을 무엇이라 하는가?

① 합리화

② 동일시

③ 반동형성

④ 투사

24 조하리 창은 자기의 표상이며 자기인식을 증가시킬 때 사용할 수 있는 도구이다.

24 다음 중 조하리 창에서 자신에게 알려지지 않은 영역이나 남에게 알려진 영역을 무엇이라고 하는가?

① 개방된/공개된 자기

② 자신이 모르는 자기

③ 사적인 자기

④ 알려지지 않은 자기

정답 22 ③ 23 ④ 24 ②

주관식 문제

01 면담의 유형에 대한 설명 중 다음 괄호 속을 채우시오.

- (①)의 면담은 면담자가 여러 가지 질문을 하여 특별한 자료를 얻을 목적으로 사용하는 방법이다.
  예 약을 복용하고 있습니까?
- (②)은 대상자가 중심이 되어 토론의 내용을 조정하고 거리낌없이 자유롭게 이야기하는 것이다.
  예 구토 증상이 있을 때 무슨 문제가 있습니까?

01 정답
① 직접의문형
② 자유흐름형

해설
직접의문형의 면담은 면담자가 여러 가지 질문을 하는 것으로, 간호력에 나타난 표준 질문을 하는 것을 포함하여 면담자 중심으로 질문의 내용을 조절한다.
자유흐름형 면담은 대상자가 중심이 되는 것으로, 면담자의 역할은 대상자가 말한 애매한 진술을 명백히 하여 대상자의 감정과 관심사를 표현하도록 용기를 주는 것이다.

02 다음 중 수면의 기능에 대한 설명으로 빈칸에 들어갈 말을 쓰시오.

- (①) : NREM 수면은 주로 신체 및 근육의 기능을 회복시키며 REM 수면은 단백질 합성을 증가시켜 뇌의 소모된 기능을 회복시킨다.
- (②) : 수면은 낮 동안 생존 기능과 본능적 보존기능을 잘 할 수 있도록 준비시키고 조정, 연습한다.

02 정답
① 회복기능
② 인성학적 기능

해설
수면의 기능 5가지는 회복기능, 발생학적 기능, 인성학적 기능, 인지적 기능, 감정조절 기능이다.
회복기능은 NREM 수면이 주로 신체 및 근육의 기능을 회복시키고 REM 수면은 단백질 합성을 증가시켜 뇌의 소모된 기능을 회복시킨다고 보는 것이며, ②는 인성학적 기능에 대한 설명이다.

03 정답
① 웨버 검사
② 린네 검사
해설
웨버 검사와 린네 검사는 청신경인 제8 뇌신경 검사로서, 웨버 검사에서는 한쪽 귀에서만 진동이 크게 들린다면 비정상임을 알려주며, 린네 검사는 음차를 사용하여 공기 전도와 골전도를 비교하는 청력 검사이다.

04 정답
① 자존감 저하의 징후 – 식욕부진, 체중감소, 과식, 피로감 호소, 활동의 위축, 새로운 활동들을 시작하기 어려움, 슬픔·불안 또는 절망의 표현, 비평에 민감함(강한 자의식) 등
② 관련 진단 – 만성적 자존감 저하, 상황적 자존감 저하, 만성적 자존감 저하의 위험 등
해설
자아존중감은 신체상, 개인 정체감과 같이 의미 있는 타인에게 자신이 어떻게 보이는가에 대한 개인의 지각에 의해 큰 영향을 받으며 초기 아동기에 시작하고 전 생애를 걸쳐 변화한다.

03 청신경 검사에 대한 설명 중 다음의 각 빈칸을 채우시오.

- (①): 음차 손잡이 부분을 잡고 손바닥 아랫부분을 쳐서 음차의 날개 부분을 진동시켜 즉시 대상자의 두개골 중앙에 음차 아랫부분을 댄다. 만일 한쪽 귀에서 크게 들린다면 비정상이다.
- (②): 가볍게 진동시킨 음차를 귀 뒤에 있는 유양돌기에 댄다. 환자가 더 이상 소리가 들리지 않는다고 하면 재빨리 음차를 외이도에 가까이 대고 소리가 다시 들리는지 확인한다.

04 자기지각 – 자기개념 양상에서 ① 자존감 저하의 징후를 2가지 이상 쓰고 ② 관련진단을 두 가지 이상 쓰시오.

제 4 장 간호진단

□□
01 다음 중 간호진단 정의 및 특성에 대한 설명으로 옳은 것을 모두 고르시오.

> ㉠ 간호진단은 간호사가 대상자의 현 건강상태를 합법적으로 진단하고 그에 대한 일차적인 치료와 예방적 조치들을 처방할 수 있는 것이다.
> ㉡ 간호사들은 간호진단에 대한 모든 간호를 처방하지 못할 수 있다.
> ㉢ 특정한 질병이나 치료 시에 간호진단이 나타날 것이라고 확실하게 예측할 수는 없다.
> ㉣ 어떤 간호진단들은 특정한 의학 진단과 함께 나타나기도 하고 나타나지 않을 수도 있다.

① ㉠, ㉡, ㉢　　② ㉡, ㉢, ㉣
③ ㉠, ㉢, ㉣　　④ ㉠, ㉡, ㉢, ㉣

01 간호진단은 간호사가 대상자의 현 건강상태를 합법적으로 진단하고 그에 대한 일차적인 치료와 예방적 조치들을 처방할 수 있는 실제적, 잠재적 혹은 가능한 문제를 서술한 하나의 진술로서, 문제의 설명들은 모두 간호진단의 정의 및 특성에 부합한다.

□□
02 다음 중 간호진단과정에서 건강상태의 진단 시 고려해야 할 것에 대한 설명으로 <u>틀린</u> 것은?

① 간호진단을 위한 간호계획 시 대상자의 강점을 보완하는 것이 중요하다.
② 대상자의 심리적 강점으로는 효과적인 대처와 문제해결기술이다.
③ 대상자의 문제를 확인하는 것은 위험건강문제를 확인하는 것이다.
④ 간호사는 문제가 간호문제인지 혹은 의학적 문제에 해당하는지를 결정해야 한다.

02 대상자의 문제를 확인하는 것은 정상 또는 표준에 도달하지 못한 영역, 즉 건강상태에 제한을 가지고 있는 부분을 확인하는 것이다.

정답 01 ④ 02 ③

03 ②는 분석에 대한 설명이다.

03 다음 중 간호진단과정에서 자료의 해석 및 조직과 관련한 설명으로 틀린 것은?

① 간호사는 사정단계에서 수집된 자료를 해석하고 간호의 틀을 이용해서 조직한다.

② 해석은 자료를 이해하고 검토하기 위해 기본자료를 분류하고 표준과 비교하여 정상으로부터의 이탈된 자료를 확인하는 것이다.

③ NANDA-I의 진단분류체계 영역이나 고든의 기능적 건강양상을 이용해 기초자료를 조직할 수 있다.

④ 사정요소가 안녕과 건강에 대한 대상자의 인식인 경우 기능적 건강양상은 건강지각-건강관리양상이다.

04 의미 있는 단서들을 함께 묶는 것은 귀납적인 방법이다.

04 중요한 단서의 묶음과 단서들 간의 관계확인에 대한 설명 중 틀린 것은?

① 단서들을 묶기 위해 먼저 한 가지 이상의 범주 또는 양상들에서 반복적으로 나타내는 단서를 찾아낸다.

② 중요한 단서들을 묶고 단서들 간의 관계와 영역을 찾아낸다.

③ 단서를 묶는 형식은 귀납적 혹은 연역적 방법이 있으며 관계가 있는 의미 있는 단서들을 함께 묶는 것은 연역적 방법이다.

④ 자료를 묶고 자료 내의 의미를 찾아 자료의 결함과 모순을 확인한다.

정답 03 ② 04 ③

☐☐
05 다음 중 추론에 대한 설명으로 옳은 것을 모두 고른 것은?

> ㉠ 추론은 단서들에 대한 간호사의 판단 혹은 해석이다.
> ㉡ 각 단서묶음에 대해 가능한 한 많은 해석을 생각한 후에 해석이 그 묶음을 가장 잘 설명하는지를 결정한다.
> ㉢ 추론은 객관적이어야 하며, 단서가 없는 추론은 부적절하거나 위험한 간호를 할 수 있다.
> ㉣ 키 150cm에 몸무게가 70kg인 단서와 관련된 추론은 비만이다.

① ㉠, ㉡, ㉢　　② ㉡, ㉢, ㉣
③ ㉠, ㉡, ㉣　　④ ㉠, ㉡, ㉢, ㉣

05 추론은 주관적이며 간호사의 지식, 가치관, 경험에 의해 영향을 받는다.

☐☐
06 간호진단의 정당성을 확인하기 위한 기준으로 틀린 것은?

① 기초자료는 완전하고 정확하다.
② 자료분석은 간호 틀에 기반을 둔다.
③ 문제의 존재를 나타내는 현존하는 충분한 단서들이 있다.
④ 잠정적인 인과관계가 관련 요인에 기반을 둔다.

06 잠정적인 인과관계가 과학적 간호지식과 임상적 경험에 기반을 둔다.

☐☐
07 다음 중 간호진단 구성요소에 대한 설명으로 틀린 것은?

① 진단명에는 추가적 의미를 부여하는 표현이 포함되어 있으며 '위험한', '감소된', '비효과적인' 등이다.
② 관련 요인은 대상자 사정 결과 확인된 자료 중 간호진단과 관련성을 보이는 조건, 원인적 요소이다.
③ 특성은 잠재적 건강문제가 있다는 것을 나타내는 주관적, 객관적 자료이다.
④ 위험요인은 개인, 가정 또는 지역 사회의 건강 불균형 상태를 야기하는 취약점의 증가 요인이다.

07 특성은 실제적 건강문제가 있다는 것을 나타낸다.

정답 05 ③　06 ④　07 ③

08 위험 진단 진술에서 대상자의 건강상태를 분명하고 간결하게 서술한 것으로 대상자의 변화되어야 할 건강상태가 확인되고 대상자의 목표/간호결과로 제시되어야 하는 것은?

① 원인구
② 문제구
③ 연결구
④ 증상과 징후

08 문제구는 대상자의 변화되어야 할 건강상태이며 대상자의 목표로 제시되는 것이다.

09 간호진단 진술형식 중 문제, 원인, 증상과 징후 혹은 문제, 관련위험요인, 증상과 징후 형식으로 이루어져 있으며 진단을 지지하기 위한 증거를 진술하기 위해 '~근거로 나타나는'을 추가하는 형식은?

① 문제 중심 진단서술
② 증후군 진단진술
③ 가능한 간호진단진술
④ 건강증진 진단진술

09 문제의 내용은 문제 중심 진단서술에 대한 설명이다. 예시로 '아랍어를 사용하기 때문에 우리말을 할 수 없음을 근거로 나타나는 언어장벽과 관련된 의사소통장애'와 같이 서술할 수 있다.

10 간호진단 진술의 오류확인에서 다음의 예시와 관련 있는 서술은?

> 갑상선 기능 항진증 → 부적절한 섭취와 관련된 영양 불균형

① 진단검사는 간호진단이 아니다.
② 의학적 치료나 수술은 간호진단이 아니다.
③ 의학진단은 간호진단이 아니다.
④ 시술명은 단호진단이 아니다.

10 갑상전 기능 항진증은 의학진단이므로 간호진단이 아닌 경우에 해당한다.

정답 08 ② 09 ① 10 ③

□□
11 다음 중 간호진단 과정상의 오류가 아닌 경우는?

① 부정확하거나 불완전한 자료수집
② 자료의 부정확한 추론
③ 지식과 경험에 의한 해석
④ 비합리적인 신념, 가치관, 직관

11 지식과 경험 부족에 의한 잘못된 해석이 간호진단 과정상의 오류이다. 간호사가 지식기반이 튼튼하고 임상경험이 풍부할 경우 중요한 단서들이나 양상들을 쉽게 알아차릴 수 있을 뿐 아니라 대상자 자료의 의미를 정확하게 해석하여 진단의 정확성을 높인다.

□□
12 진술한 간호진단 내용의 평가에 대한 설명으로 틀린 것은?

① 선택한 간호진단명을 NANDA-I의 진단명의 정의와 맞추어 보아 간호진단 진술이 정확하고 타당한지 평가한다.
② 간호진단 진술이 대상자의 상황을 분명하게 묘사하고 있는지 평가한다.
③ PES 양식으로 인해 진술이 길어질 경우 증상과 징후를 생략하거나 진단 진술 아래에 열거한다.
④ 간호진단 진술이 서술적이고 구체적이려면 완전한 문제 진술에 근거를 첨가해야 한다.

12 간호진단 진술이 서술적이고 구체적이려면 완전한 문제 진술에 원인을 첨가하는 것이다.

□□
13 실제적 간호진단 진술 양식에 대한 설명으로 잘못 서술된 것은?

① P.E.S 형식 : 원인과 관련된 문제
② 세 부분 진술 : 병태생리학의 이차적인 원인과 관련된 구체적 서술
③ 원인 불명 : 원인 불명과 관련된 문제
④ 복합적인 원인 : 복합적인 요인들과 관련된 문제

13 세 부분 진술은 병태생리학의 이차적인 원인과 관련된 문제다.

정답 11 ③ 12 ④ 13 ②

14 다음 중 잠재적 진단에 대한 설명으로 틀린 것은?

① 잠재적 간호진단은 대상자에게 문제의 발생을 촉진시키는 위험요인이 있을 때 진단한다.
② 간호는 위험요인을 감소시킴으로써 문제를 예방하거나 문제의 영향을 줄인다.
③ 잠재적 간호진단은 정상적인 어떤 일반 집단보다 어떤 문제가 발생할 위험요인이 더 많은 대상자에게만 사용되어야 한다.
④ 수술대상자가 흡연가인 경우 수술 후에 '체위변경, 기침, 심호흡'이라는 처치가 적절하다.

14 수술대상자가 흡연가인 경우 '복부 절개와 흡연과 관련된 비효율적 기도 청결의 위험성'이라는 간호진단을 내릴 수 있다.

15 간호진단 중 의사가 내리는 감별진단과 유사한 것으로 문제의 존재가 불확실하게 생각되는 경우에 내리는 진단을 무엇이라고 하는가?

① 가능한 간호진단
② 잠재적 간호진단
③ 실제적 간호진단
④ 안녕 간호진단

15 간호사가 문제가 존재할 것이라고 의심되지만 이를 확인할 만한 충분한 자료가 없을 때 혹은 원인은 모르나 문제는 확인할 수 있을 때 가능한 간호진단을 진술한다.

16 다음 중 간호진단의 구조에 대한 설명으로 틀린 것은?

① 문제는 대상자에게 실제로 있거나 잠재된 건강문제에 대한 인간의 반응을 나타내는 용어이다.
② 원인은 간호진단명으로 표시되는 부분이다.
③ 원인은 장애 또는 변화의 원인요소에 해당한다.
④ 증상과 징후는 대상자가 그 진단상태에 있다는 것을 나타내는 특성이다.

16 문제가 간호진단명으로 표시되는 부분이지 원인이 아니다.

정답 14 ④ 15 ① 16 ②

□□
17 다음 중 간호진단을 비만으로 내린 경우 관련 요인으로 적절하지 않은 것은?

① 잦은 간식
② 수면시간 감소
③ 섭식행동장애
④ 아동기의 빠른 체중 증가

17 아동기의 빠른 체중 증가는 위험대상자에 해당한다.

주관식 문제

□□
01 간호진단, 상호의존문제, 의학적 진단을 비교한 것 중 다음 빈칸을 채우시오.

항목	간호진단	상호의존문제	의학적 진단
기술	질병과정이나 스트레스 요인에 대한 인간 반응 기술	(①)	(②)
문제상황	실제적, 잠재적, 가능한 문제	항상 잠재적 문제	실제적 혹은 가능한 문제

01 정답
① 질병, 검사, 치료로 인한 잠재적인 생리적 합병증 기술
② 질병과 병리 기술

해설
의학적 진단은 질병과정이나 병리과정을 확인하여 치료할 목적을 가지며, 상호의존문제는 잠재적 문제를 말한다. 간호진단은 대상자의 반응이 변화함에 따라 변할 수 있으며 치료와 예방을 위한 중재를 지시한다.

정답 17 ④

02 대상자의 단서와 표준의 비교 예에서 다음 빈칸을 채우시오.

단서의 유형	단서관련 자료	표준/기준
(①)	30개월 된 아기가 말을 하지 않음	(②)

03 간호진단에 대한 설명 중 다음 빈칸을 채우시오.

- (①)는 간호사가 독자적으로 치료할 수 없는 (②), 검사 혹은 치료의 합병증이다.
- 일반적으로 간호사는 (①)에 대한 원인을 작성하지 않으며 이 문제의 원인은 (②), 치료, 병리일 수 있다.

02 정답
① 발달지연의 위험
② 유아는 보통 24개월 이전에 말을 시작함

해설
단서는 문제 확인에 영향을 미치는 중요한 정보나 자료를 말하며 간호사는 중요한 단서를 찾기 위해 해부, 생리, 심리 발달이론 등의 다양한 지식을 활용하여 개인적 자료와 표준을 비교한다.

03 정답
① 상호의존문제
② 질병

해설
상호의존문제는 간호사가 독자적으로 치료할 수 없는 질병, 검사 혹은 치료의 합병증을 말하며, 예시로는 '두부 손상의 잠재적 합병증: 두개강 내압 상승'과 같이 쓴다.

□□
04 증상과 징후를 간호진단 아래 주관적 자료와 객관적 자료로 분류하여 기록한 것 중 빈칸을 채우시오.

S	연결구	E	연결구	P
징후와 증상 ↓ 체온상승, 빈호흡, 빈맥, 피부발적	• ~로 입증되는 • ~로 나타나는 • ~로 확인되는	• 기여요인 • (①) • 다른 진단명 특성 ↓ 탈수	~와 관련한	(②) ↓ 고체온

04 **정답**
① 위험요인
② 진단명

해설
징후와 증상은 사정 단계에서 확인된 것이며 왜 그 진단명을 채택했는지 확인해주고 간호진단에 대한 간호중재를 계획할 때 도움이 된다.

□□
05 NANDA-Ⅰ 간호진단 분류체계의 예에서 다음 빈칸을 채우시오.

■ 간호진단 : 모유 수유 중단

정의	신생아나 영아에게 젖을 통해 직접적으로 모유를 제공하는 것의 중단, 그로 인해 모유 수유 또는 신생아, 영아의 영양 상태를 위협할 수 있는 상태
(①)	모유 수유만 하는 것이 아닌 상태
(②)	엄마-아동의 분리, 갑작스럽게 젖을 떼야 하는 상황
위험대상자	아기의 입원, 엄마의 직장 생활, 미숙아
연관조건	모유 수유 금기, 아기의 질병, 엄마의 질병

05 **정답**
① 특성
② 관련 요인

해설
특성은 실제적 건강문제가 있다는 것을 나타내는 주관적, 객관적 자료다. 관련 요인은 대상자 사정 결과 확인된 자료 중 간호진단과 관련성을 보이는 조건이다.

제 5 장 간호계획

01 간호계획은 대상자의 상태에 따라 다양한 목적을 가지게 된다.

02 진행계획의 단계에서는 대상자의 건강상태 변화를 확인하고 우선순위를 정하며 대상자와 만날 때 새로운 자료를 수집해서 간호에 대한 대상자의 반응을 평가할 때 초기계획을 더 개별화시킬 수 있도록 한다.

정답 01 ③ 02 ②

01 간호계획의 목적에 대한 설명으로 옳은 것을 모두 고른 것은?

> ㉠ 간호계획은 간호의 연속성을 높여 모든 간호사가 양질의 일관된 간호수행을 하도록 한다.
> ㉡ 간호계획은 대상자에 대한 계획이 구체적이고 개별적이며 실무표준에 적합하도록 하여 대상자가 최적의 건강과 기능 수준을 갖도록 한다.
> ㉢ 간호계획은 대상자의 상태에 맞추어 단일한 목적을 가지도록 한다.
> ㉣ 대상자의 질병이 치유가 불가능할 때 대상자가 저하된 건강 수준에 적응하도록 한다.

① ㉠, ㉡, ㉢
② ㉡, ㉢, ㉣
③ ㉠, ㉡, ㉣
④ ㉠, ㉡, ㉢, ㉣

02 간호계획의 유형 중 대상자의 건강상태 변화를 확인하고 간호의 우선순위를 정하며 근무시간 동안 어느 문제에 중점을 둘 것인가를 결정하는 것은 무엇인가?

① 퇴원계획
② 진행계획
③ 초기계획
④ 통합계획

03 간호계획에서 매슬로우의 인간욕구체계와 관련하여 다음 내용에 해당하는 우선순위는 무엇인가?

정상적으로 일상생활을 할 수 있는 능력의 상실

① 우선순위 1 – 생리적 욕구
② 우선순위 2 – 안정과 안전의 욕구
③ 우선순위 4 – 자아존중의 욕구
④ 우선순위 5 – 자아실현의 욕구

03 자아존중의 욕구는 자존감을 위협하는 문제가 해결되어 충족되는 것과 관련 있다.

04 다음 내용의 간호결과를 통해 유추되는 간호목표는 무엇인가?

- 피부 사정 시 색의 변화나 상처가 관찰되지 않음
- 대상자는 적절한 영양과 수분섭취를 하고 있음
- 2시간마다 체위변경 중임

① 피부 통합성이 유지됨
② 수분과 전해질의 균형
③ 근육경직 방지
④ 영양 불균형의 해소

04 피부 사정 시 색의 변화나 상처가 없는 것과 적절한 영양과 수분섭취, 체위변경을 모두 충족하는 포괄적인 간호목표는 피부 통합성의 유지이다.

정답 03 ③ 04 ①

05 간호목표는 간호진단이나 간호중재와 관련 있다.

□□
05 간호목표와 간호결과의 진술에 대한 설명 중 옳은 것을 모두 고르시오.

> ㉠ 간호목표는 장기 목표와 단기 목표로 나뉜다.
> ㉡ 장기 목표에 도달하기 위해서는 여러 개의 단기 목표가 세워질 수 있다.
> ㉢ 간호목표는 간호진단과 간호평가와 관련이 있다.
> ㉣ 간호목표는 간호중재 후 기대되는 결과를 서술한다.

① ㉠, ㉡, ㉢
② ㉠, ㉡, ㉣
③ ㉡, ㉢, ㉣
④ ㉠, ㉡, ㉢, ㉣

06 실제적 간호진단의 목표진술은 대상자의 문제행동과 반응이 해결되고 합병증을 예방하는 것이 목표이기 때문에, 목표진술은 대상자의 문제가 해결되었거나 감소되었는지에 대한 반응을 구체적으로 서술하게 된다.

□□
06 간호진단의 목표진술 중에서 대상자의 문제행동과 반응이 해결되거나 합병증 예방이 목표인 것은 무엇인가?

① 실제적 간호진단의 목표진술
② 잠재적 간호진단의 목표진술
③ 가능한 간호진단의 목표진술
④ 간호중재 목표진술

07 기대되는 간호결과 진술 시 주어, 동사, 상황, 수행기준, 제한시간의 5가지를 고려한다. 동사는 '간호결과를 달성하기 위해 어떤 행동을 해야 하는가?'가 반영되어야 한다.

□□
07 다음 중 기대되는 간호결과를 진술할 때 고려해야 할 구성요소로 <u>틀린</u> 것은?

① 주어 : 간호결과를 달성해야 하는 사람이 누구인가?
② 동사 : 어떤 상황에서 대상자는 목표활동을 할 수 있는가?
③ 수행기준 : 대상자는 목표활동을 얼마나 잘 수행해야 하는가?
④ 제한시간 : 언제까지 이 목표활동을 수행할 수 있는가?

정답 05 ② 06 ① 07 ②

□□
08 다음 내용과 관련된 간호목표를 세울 때 고려해야 할 영역은?

예전의 식습관을 변화하기로 결정함

① 인지적 영역
② 정신운동적 영역
③ 정서적 영역
④ 변화 가능한 영역

08 간호목표를 세울 때 정서적, 인지적, 정신운동적 영역을 고려해야 한다. 정서적 영역은 태도, 느낌, 가치 등의 변화와 연관된 간호목표들을 말한다.

□□
09 간호목표와 간호결과 진술 시 주의할 점으로 <u>틀린</u> 것은?

① 간호목표와 간호결과는 대상자 중심이어야 한다.
② 복잡한 사례의 경우 장기 목표가 적절하다.
③ 하나의 간호목표나 간호결과에는 하나의 행동 동사만을 기술한다.
④ 건강관리를 위한 간호대상자뿐만 아니라 대상자를 돌보는 사람을 모두 포함시킨다.

09 복잡한 사례의 경우 단기 및 장기 목표를 모두 사용한다.

□□
10 다음의 예와 관련된 간호결과는?

성공적인 통증 관리에 대해 기술한다.

① 임상적으로 기대되는 결과
② 기능적으로 회복 시 기대되는 결과
③ 삶의 질을 높이기 위한 간호결과
④ 표준화된 간호결과

10 간호결과의 서술은 임상적으로 기대되는 결과, 기능적으로 회복 시 기대되는 결과, 삶의 질을 높이기 위한 간호결과로 서술할 수 있다.
삶의 질을 높이기 위한 간호결과는 인간의 신체적, 영적 안위에 영향을 미치는 요소에 초점을 맞춘다.

정답 08 ③ 09 ② 10 ③

11 3가지 수준에 따른 간호결과 분류체계에 대한 설명으로 틀린 것은?

① 수준 1은 영역이며 예로 '기능적 건강'을 들 수 있다.
② 수준 2는 과이며 중간 정도로 추상적이다.
③ 수준 3은 간호결과로서 간호진단이 '절망감'인 경우 간호결과는 '희망'이다.
④ 수준 2의 과가 '자기돌봄'인 경우 수준 3의 간호결과는 '목욕'이 될 수 있다.

12 간호계획 체계에서 모든 대상자에게 적용되는 간호표준이기 때문에 간호사가 개개인의 대상자 간호계획에 관련된 간호진단이나 상호협력적인 문제를 기록할 필요가 없는 것은?

① 간호수준 Ⅰ: 병동 간호표준
② 간호수준 Ⅱ: 표준화된 간호계획
③ 간호수준 Ⅲ: 추가적인 간호계획
④ 간호수준 Ⅳ: 실현 가능한 간호계획

13 다음 중 임상 경로에 대한 설명으로 틀린 것은?

① 임상 경로는 발생하는 사례나 사례의 결과가 비교적 예측 가능한 경우에 적용되는 질병의 발현에 초점을 둔 단순하고 직접적인 계획표이다.
② 의사, 간호사 등이 건강관리요원들이 시행해야만 하는 중요한 사정과 중재가 포함되어 있다.
③ 특정한 상태에 있는 모든 환자의 개별적 요구에 부응한다.
④ 제한된 입원 기간 내에 퇴원목표를 달성하기 위해 필요한 환자결과 등을 시간별로 약술한 것이다.

11 수준 2는 과(classes)로서 높은 정도의 추상성을 띤다.

12 간호계획 체계는 간호수준 Ⅰ: 병동 간호표준, 간호수준 Ⅱ: 표준화된 간호계획, 간호수준 Ⅲ: 추가적인 간호계획의 세 수준의 간호로 나눌 수 있으며, 문제의 설명은 간호수준 Ⅰ: 병동 간호표준에 해당된다. 이 간호표준은 한 병동의 모든 대상자 혹은 대부분 대상자에게 필요한 예측되는 일반적인 간호를 나타낸다.

13 특정한 상태에 있는 모든 환자가 공통으로 지니고 있는 요구에 대한 것이므로 환자의 독특한 요구가 고려되지 않을 수 있다.

정답 11 ② 12 ① 13 ③

14 다음 중 우선순위 설정의 기준이 아닌 것은?

① 우선순위에 대한 대상자의 선호도
② 문제와 관련한 전체적인 상황
③ 대상자의 전반적인 건강상태와 기대되는 퇴원 시 목표
④ 과거 문제의 재발 방지

14 우선순위의 설정 기준은 새로운 문제의 원인이 될 수 있는 문제의 원인을 해결하는 데 중점을 둔다.

15 우선순위 설정을 위한 4가지 전략에 대한 설명 중 각 단계의 내용으로 틀린 것은?

① 단계 1 : 질문 – 즉각적인 치료를 요구하는 문제는 무엇인가?
② 단계 2 : 문제 확인 – 간단히 바로 해결할 수 있는 문제를 확인하고 문제해결을 위한 간호를 수행함
③ 단계 3 : 문제 목록 작성 – 실제적, 잠재적 문제를 확인하고 만약 알 수 있다면 원인을 밝힘
④ 단계 4 : 문제목록 검토 – 만약 치료를 연기한다면 무슨 일이 발생할 것인가?

15 4단계 문제목록의 검토에서는 간호사가 해결할 수 있는지, 표준간호 계획에 언급되어 있는지, 다학제 간 계획을 필요로 하는지를 결정하는 단계이다.

주관식 문제

01 간호계획에 포함되는 내용 4가지를 쓰시오.

01 정답
① 우선순위 설정
② 기대되는 결과 세우기
③ 간호목표에 맞는 간호중재 결정 및 간호지시 작성
④ 간호계획의 적절한 기록

해설
간호계획의 구성요소는 EASE라는 용어로도 기억할 수 있다. 기대되는 결과, 실제적·잠재적 문제, 구체적인 간호중재, 평가/경과 기록이다.

정답 14 ④ 15 ④

02 간호목표와 간호결과의 진술에 관한 내용에서 간호진단의 예시를 보고 간호진단유형을 써넣으시오.

간호진단 유형	간호진단 예시	간호의 방향
(①)	• 영양불균형: 영양과다 / 영양감소 • 배뇨장애 • 신체적 손상	• 간호문제의 해결 또는 감소 • 합병증 예방
(②)	• 전해질 불균형 위험성 • 변비위험성 • 모아관계 장애 위험성	문제의 예방과 발견

03 표준화된 간호계획의 장점과 단점을 각각 1개씩 쓰시오.

02 정답
① 실제적 간호진단
② 잠재적(위험) 간호진단

해설
실제적 간호진단의 목표진술은 대상자의 문제행동과 반응이 해결되거나 합병증 예방이 목표이기 때문에, 목표진술은 대상자의 문제가 해결되었거나 감소되었는지에 대한 반응을 구체적으로 서술한다. 잠재적 간호진단의 목표진술은 대상자의 기능과 능력 등에 문제가 없거나 현재 상태의 유지를 나타내는 행동과 반응을 서술한다.

03 정답
〈장점〉
• 일상적인 간호중재를 기록할 필요가 없다.
• 신입 간호사나 시간제 간호사에게 병동의 간호표준을 제시한다.
• 간호사에게 선택되고 문서화된 간호요구 사항을 지시하고 질 향상 프로그램과 자원관리에 대한 기준을 제공한다.
• 간호사가 서류작업보다 간호제공에 더 많은 시간을 보낼 수 있도록 한다.

〈단점〉
• 개별화된 간호중재를 대신할 수 있다.
• 부가적인 문제 대신에 예측되는 문제에 집중하게 된다.

해설
표준화된 간호계획은 간호사가 간호를 정의·분석하도록 돕고 간호기능을 논리적으로 서술할 수 있게 해주며 일관성 있는 구조적인 과정을 통해 제공해야 할 간호를 선택하게 한다.

제 6 장 간호중재

01 간호중재의 유형 중 간호사의 과학적 지식과 기술에 근거하여 의사의 감독이나 지시 없이 간호사 자신의 판단에 의해 수행하거나 위임할 수 있는 전문적이며 자율적인 간호활동을 무엇이라고 하는가?

① 독자적 간호중재
② 의존적 간호중재
③ 상호의존적 간호중재
④ 근거 중심 간호중재

01 독자적 간호중재는 대상자를 위해 간호사가 주도적으로 수행하는 간호중재이다.

02 다음은 인지행동치료에서 자동적 사고와 스키마 수정하기에 대한 설명이다. 스트레스 상황에서 일어날 수 있는 자동적 사고를 미리 예견해 보고 그러한 자동적 사고를 수정하기 위한 방법을 확인하고 수정하는 것을 무엇이라고 하는가?

① 대안 만들기
② 증거의 조사
③ 재귀인화
④ 인지적 리허설

02 스트레스 상황에서 일어날 수 있는 자동적 사고를 미리 예견하고 자동적 사고를 수정하기 위한 방법을 확인하고 수정하는 것을 인지적 리허설이라고 한다.

정답 01 ① 02 ④

03 음악치료 중 수동적 음악치료로서 음악감상에 대한 설명으로 틀린 것은?

① 음악감상에 가장 중요한 부분은 내담자가 좋아하는 음악 스타일과 장르, 즉 내담자의 음악 선호도를 확인하는 것이다.
② 기존 곡의 일부나 전체를 연주하고 음악적으로 재창조하는 작업이다.
③ 음악감상을 통해 음악에 대한 신체적 반응을 진단할 수 있다.
④ 음악감상 시 연상된 이미지를 떠올리거나 음악 속에 표현된 특정 정서가 무엇일지 생각해보는 작업이 될 수 있다.

03 ②는 연주에 관한 설명으로 능동적 음악치료에 해당한다.

04 쿠퍼스미스(1981)의 긍정적 자존감의 선행조건이 아닌 것은?

① 권력
② 의미부여
③ 미덕
④ 생존감

04 쿠퍼스미스는 긍정적 자존감의 선행조건으로 권력, 의미부여, 미덕, 유능함, 일관된 제한 설정을 들었다. 생존감은 워렌(1991)의 자존감 향상의 영역이다.

05 다음 중 워렌(1991)이 주장한 자존감 향상의 영역이 아닌 것은?

① 유능감
② 무조건적인 사랑
③ 현실적인 목표
④ 미덕

05 워렌은 자존감 향상의 영역으로 유능감, 무조건적인 사랑, 생존감, 현실적인 목표, 책임감, 현실감, 다른 사람들의 반응, 유전요인, 외모, 신장, 환경조건을 들었다.

정답 03 ② 04 ④ 05 ④

□□
06 **낮은 자존감 자극 유형에 대한 설명 중 다음 내용과 관련 있는 것은?**

> • 부모의 이혼에 대해 정서적으로 부적절한 반응을 하는 아이
> • 직업을 갖기에는 너무 많은 나이
> • 다른 사람의 비판

① 초점 자극　　② 연관 자극
③ 잔여 자극　　④ 비판 자극

06 연관 자극은 초점 자극의 원인이 되는 행동에 영향을 미치는 개인의 환경에 존재하는 다른 모든 자극이다.

□□
07 **다음 중 에너지 소비에 대한 설명으로 틀린 것은?**

① 휴식 시 에너지 소비량(REE)은 생명유지에 필요한 열량이며 신체의 불수의적인 활동들을 수행하는 데 필요한 열량이다.
② 고열, 불안, 성장, 임신과 수유, 호르몬의 증가는 휴식 시 에너지 소비량을 감소시킨다.
③ 실제적 열량은 활동의 강도와 기간에 따른 수의적인 신체활동에 소비된다.
④ 열량 요구량은 스트레스, 질병 및 회복기 동안 증가한다.

07 고열, 불안, 임신과 수유, 호르몬의 증가, 에피네프린과 갑상선 호르몬은 휴식 시 에너지 소비량(Resting Energy Expenditure)을 증가시킨다.

□□
08 **다음 중 신체 구성과 체질량 지수에 대한 설명으로 틀린 것은?**

① 복부에 지방이 많이 분포된 사람은 지방이 적은 사람보다 건강에 더 큰 위험을 갖게 된다.
② 체중초과는 일반적으로 이상적인 체중보다 20%는 넘는 것이나 근육 부피가 큰 경우 지방이 많지 않아도 체중이 초과하게 된다.
③ 에너지 섭취량이 에너지 소비보다 많을 때 체중이 음성의 열량균형을 가져온다.
④ 비만은 식욕조절과 열량 대사에 대한 복합적인 장애이다.

08 에너지 섭취량이 에너지 소비보다 많을 때 체중이 양성의 열량균형을 가져온다.

정답 06 ② 07 ② 08 ③

09 ③은 거식증과 관련 있는 내용이다.

09 섭식장애 중 신경성 식욕부진에 대한 설명으로 <u>틀린</u> 것은?

① 최소한의 정상 체중도 거부하여 극단적인 식이제한을 하는, 자신에 의해 강요된 단식상태 혹은 심한 자아통제에 의한 섭식장애이다.
② 불안, 수면장애, 우울증, 자살 경향을 일으킬 수 있다.
③ 체중 증가를 방지하기 위해 스스로 구토를 유발하거나 하제, 구토제, 이뇨제 혹은 식욕억제제를 남용하거나 심한 운동을 한다.
④ 세로토닌과 같은 항우울제는 섭식 행동의 문제들을 효과적으로 감소시킬 수 있다.

10 대상자를 위해 답변해주는 것은 하지 말아야 할 일에 해당한다.

10 간호사가 성 문제를 상담할 때 해야 할 일로 옳은 것을 모두 고른 것은?

㉠ 모든 영역의 욕구에 대한 정보수집
㉡ 질문에 대한 답변이 없을 때 인정하기
㉢ 대상자를 위해 대신 답변해 줌
㉣ 대상자의 욕구에 따라 질문의 순서 조정
㉤ 관심을 두되 사무적인 방식으로 경청

① ㉠, ㉡, ㉤
② ㉠, ㉡, ㉣
③ ㉠, ㉡, ㉢, ㉣
④ ㉠, ㉡, ㉣, ㉤

정답 09 ③ 10 ④

11 다음 중 회상요법에 대한 설명으로 옳은 것을 모두 고르시오.

> ㉠ 회상은 과거를 회고하면서 자연스럽게 일어나는 통합적인 정신과정으로, 노인이 지난 삶의 갈등을 해소하고 재통합해 삶을 균형 있게 만들도록 해준다.
> ㉡ 회상 치료는 개인으로나 그룹으로 시행 가능하다.
> ㉢ 기존의 심리장애를 치료하기 위한 방법으로 오랜 기간의 수련을 필요로 하여 소수의 임상전문가들만이 적용가능하다.
> ㉣ 회상요법은 자아통합감의 달성, 자존감의 향상, 생활만족도 향상 등에 기여한다.

① ㉠, ㉡, ㉢
② ㉠, ㉡, ㉣
③ ㉠, ㉢, ㉣
④ ㉠, ㉡, ㉢, ㉣

11 회상요법은 치료적 의사소통을 바탕으로 대상자의 이야기를 들을 준비가 되어 있는 사람이라면 누구나 수행하는 것이 가능하므로 1970년대 초반부터 간호사들이 실시해왔다. 그러므로 소수의 임상전문가들만 적용할 수 있다는 것은 틀린 설명이다.

12 다음 중 오렘(Orem)의 자가간호이론에서 자가간호요구에 대한 설명으로 틀린 것은?

① 일반적 자가간호요구는 모든 인간이 공통적으로 가지고 있는 자가간호요구이다.
② 발달적 자가간호요구는 발달과정에서 특정하게 필요한 자가간호요구이다.
③ 건강이탈 자가간호요구는 질병상태, 진단, 치료와 관계된 비정상적 상태에 대한 자가간호요구를 의미한다.
④ 건강이탈 자가간호요구가 발생하는 경우의 예는 임신이나 배우자와 부모의 사망이다.

12 임신이나 배우자와 부모의 사망은 발달적 자가간호요구와 관련 있다.

정답 11 ② 12 ④

13 다음 중 가치명료화에 대한 설명으로 <u>틀린</u> 것은?

① 가치명료화는 한 개인이 자기인식을 획득하는 과정이다.
② 자신을 알고 이해하면 만족스러운 대인관계를 형성하는 능력이 향상된다.
③ 자신이 가치있게 여기는 것이 무엇인지 인식하고 수용하는 것이 자기인식에서 필요하다.
④ 가치체계는 문화적인 것으로 신념, 태도, 가치 등으로 이루어져 있으며 생의 과정 동안 변하지 않는다.

13 가치체계는 생의 과정을 거치면서 여러 번 변할 수 있다.

14 다음 중 신념에 대한 설명으로 <u>틀린</u> 것은?

① 신념은 한 사람이 진실이라고 여기는 생각이며 여러 가지 형태 중 어떤 것을 택할 수 있다.
② 합리적 신념은 진실임을 입증할 객관적 증거가 존재한다.
③ 비합리적 신념은 객관적인 증거가 없음에도 진실이라고 여기는 것이다.
④ 과잉단순화되거나 미분화된 형태의 개념을 기술하는 사회적으로 공유된 신념을 고정관념이라고 한다.

14 객관적인 증거가 없음에도 진실이라고 여기는 것은 신앙이나 맹목적 신념이다. 비합리적 신념은 객관적 반증이 존재함에도 불구하고 진실이라고 여기는 것이다.

15 다음 중 지지집단형성과 관련된 설명으로 <u>틀린</u> 것은?

① 사회화 : 집단은 사회규준을 가르치고 이는 소속된 집단의 다른 구성원들에 인생 전반에 걸쳐서 이루어진다.
② 지지 : 개인의 타인과 중요한 관계에서 얻고자 하는 기쁨과 즐거움을 집단원과의 상호작용을 통해 경험한다.
③ 강화 : 집단은 변화를 추구하는 개인을 지지함으로써 기존 현실에서 좀 더 나아지도록 돕는다.
④ 관리 : 좀 더 큰 조직에서 위원회가 만든 규칙을 집행하는 기능이다.

15 지지는 집단동료 사이에서 욕구를 충족하며 개인은 집단에 소속됨으로써 안정감을 얻는 것을 말한다.

정답 13 ④ 14 ③ 15 ②

□□
16 집단의 관계, 상호작용, 선택한 주제를 생각해보는 데 좀 더 초점을 두며 방해, 침묵, 판단, 두드러짐, 희생양 만들기 등과 같은 집단과정에 대해 잘 알아야 하는 집단의 유형은?

① 과업집단
② 교육집단
③ 지지집단
④ 치료집단

16 집단의 유형은 과업집단, 교육집단, 지지집단, 치료집단, 자조집단 등이 있으며, 문제에서 서술하고 있는 집단의 유형은 치료집단이다.

□□
17 다음의 예는 운동의 종류 중 어느 것에 해당하는가?

> 수영, 정지형 자전거 타기, 노젓기

① 유산소운동　② 무산소운동
③ 고충격운동　④ 저충격운동

17 저충격운동은 부하량이 적은 운동을 말하며 수영, 걷기, 자전거 타기, 정지형 자전거 타기, 노젓기 등이 해당된다.

□□
18 자기주장 훈련의 반응 및 대응양상에 대한 설명으로 틀린 것은?

① 비주장적 행동 : 자기의사를 분명히 밝히지 못하는 것으로 수동적이라고도 불린다.
② 주장적 행동 : 타인의 기대에 반응하며 저항과 방해를 표현함으로써 자신의 권리를 방어한다.
③ 공격적 행동 : 타인의 기본권리를 침해하여 자신의 기본권리를 방어한다.
④ 수동-공격적 행동 : 간접적이고 은밀하게 공격성이 있으며 수동적이고 과잉된 행동 양상으로 나타난다.

18 주장적 행동은 자신의 의사를 분명히 밝히면서도 타인의 권리를 보호하는 동시에 자신의 권리를 변호하며 자신의 느낌을 개방적이고 정직하게 표현하는 것이다.

정답 16 ④ 17 ④ 18 ②

19 자기주장적 행동을 증진시키는 기술의 예에서 다음과 관련 있는 것은?

> A : 넌 동아리 활동에 늘 빠지는구나. 너가 왜 소속되어 있는지도 모르겠다.
> B : 맞아요. 제가 오랫동안 참여하지 않았네요.

① 자신의 기본인권을 변호한다.
② 실수했을 때 자기주장적으로 동의한다.
③ 비평가의 논쟁에 방어적이거나 변화하기로 동의하지 않으면서 의견을 같이한다.
④ 비판적인 말에 추가적인 정보를 찾기 위해 자기주장적으로 탐구한다.

19 자기주장적 행동을 증진시키는 기술에서 예시는 비평가의 논쟁에 방어적이지도 않고 그렇다고 변화하는 것에 동의하지도 않지만, 의견을 함께하는 기술이다.

20 다음 중 위기의 특성에 대한 설명으로 <u>틀린</u> 것은?

① 위기는 모든 사람이 언제 어디서든 겪게 되며 정신병리와는 차이가 있다.
② 위기는 모든 사람이 공통적으로 인지할 수 있는 것이다.
③ 위기는 분명한 사건에 의해 유발된다.
④ 위기상황은 심리적으로 성장하게도 하고 파국화의 가능성도 있다.

20 위기는 본래 개인적인 것으로 한 개인에게 위기로 느껴지는 상황이 다른 사람에게는 그렇지 않을 수 있다.

21 위기의 유형 중 자신의 삶에서 해결되지 않은 갈등으로 인한 감정을 자극하는 상황에 대한 반응으로 발생한 위기는 무엇인가?

① 1단계 - 기질적 위기
② 2단계 - 인생의 전환기에 예상되는 위기
③ 3단계 - 외상적 스트레스에 의한 위기
④ 4단계 - 성숙/발달 위기

21 위기의 유형은 모두 6가지이며 기질적 위기, 인생의 전환기에 예상되는 위기, 외상적 스트레스에 의한 위기, 성숙/발달 위기, 정신병리로 인해 초래된 위기, 정신과적 응급이 있다. 문제의 설명은 성숙/발달 위기에 대한 내용이다.

정답 19 ③ 20 ② 21 ④

22 다음 중 위기중재에 대한 설명으로 틀린 것은?

① 위기중재센터에서 훈련된 자원봉사자가 전화 위기상담을 실시한다.
② 응급실 위기중재 시 간호사는 대상자의 문제를 사정하고 불안을 감소시키며 입원치료 및 적절한 기관으로 연계한다.
③ 가정간호사들은 가정간호서비스를 통해 위기 중에 있는 대상자들을 만나게 되며 위기 동안 가족과 지속적인 관계를 유지하면서 효과적으로 중재할 수 있는 특별한 위치에 있다.
④ 가족위기치료 시 갈등이 빚어진 가족당사자를 중심으로 하고 가족구성원 내로 추가적인 위기가 번지지 않도록 주의한다.

22 가족위기치료에서 위기는 모든 가족구성원에게 영향을 미치고 가족균형의 변화를 가져오므로, 모든 구성원을 포함시켜 문제를 지지하는 형태를 발견하고 변화시키며 해결전략을 개발해야 한다.

23 로버트(Robert)와 오튼(Otten)의 위기중재모델 7단계에 대한 설명 중 위기중재 시 간호사의 역할로 잘못 설명된 것은?

① 1단계 심리사회적, 치명적인 문제의 사정 : 신속하게 신체적, 심리적, 사회적 문제를 사정함
② 3단계 주요 문제 확인 : 치료적 의사소통기법을 적용하여 대상자의 현재 위기 상황을 이야기하도록 도움
③ 5단계 대안모색 : 대상자가 위기를 해결할 수 있는 대안 모색을 찾는 데 협력함
④ 7단계 추후관리 : 위기 후 대상자의 상태를 평가하고 후속 방문계획을 수립함

23 3단계 주요 문제 확인 단계에서는 현재 대상자가 도움을 요청하는 예측되는 사건을 확인하고 예측된 사건의 실마리가 되는 또 다른 위기상황을 확인한다. 또 대상자가 도움을 필요로 하는 주요 문제에 우선순위를 정한다.
치료적 의사소통기법을 적용하여 대상자의 현재 위기 상황을 이야기하도록 돕는 단계는 4단계 위기에 대한 느낌과 감정을 다룸에 해당한다.

정답 22 ④ 23 ②

24 감각통합의 단계에 대한 설명 중 다음 내용의 예가 발생하는 단계는?

숟가락이나 포크로 먹는다든지 그림을 그리거나 물건을 한 곳에 모으고 그중 일부를 손에 쥐고 다닌다든지 할 수 있게 된다.

① 첫 번째 단계
② 두 번째 단계
③ 세 번째 단계
④ 네 번째 단계

25 억제 및 격리의 표준(The Joint Commission, 2010)에 대한 설명 중 옳은 것을 모두 고른 것은?

㉠ 억제대나 격리는 의사의 지시에 관계 없이 가능한 한 빨리 중단되어야 한다.
㉡ 격리나 억제대를 시작한 지 2시간 내에 의사나 임상심리학자 또는 환자간호에 책임이 있는 독립적인 실무자에 의한 대면 평가가 이루어져야 한다.
㉢ 억제대를 하고 격리된 환자들은 훈련된 직원들에 의해 직접 또는 환자 가까이에 있는 비디오나 오디오 장비들을 통해 지속적으로 모니터링되어야 한다.
㉣ 억제대 적용 시 환자들의 호흡기계나 순환기계상태, 피부통합성, 활력 징후 등을 포함한 환자의 신체적, 심리적 안녕을 관찰한다.

① ㉠, ㉡, ㉢
② ㉡, ㉢, ㉣
③ ㉠, ㉢, ㉣
④ ㉠, ㉡, ㉢, ㉣

24 감각통합은 4가지 단계를 거친다. 첫 번째 단계는 촉각이 우리가 사용하는 여러 형태로 발전되는 것이며, 두 번째 단계에서 촉각, 전정감각, 고유수용감각이 신체지각, 신체 양측의 협응, 운동계획, 활동수준, 주의력, 정서적 안정감으로 통합된다. 세 번째 단계에서 청각과 시각이 통합과정에 포함되고, 네 번째 단계는 앞의 1~3단계에서 일어난 모든 감각처리의 최종산물이다. 문제의 예시는 세 번째 단계에 해당한다.

25 격리대나 억제대를 시작한 지 한 시간 내에 대면 평가가 이루어져야 한다.

정답 24 ③ 25 ③

☐☐
26 다음 중 치료적 관계 형성과 관련된 설명으로 틀린 것은?

① 라포는 대상자와 간호사의 관계에서 특별한 감정을 의미하며 수용, 온정, 우정, 공통관심사, 신뢰감, 비판단적 태도를 기반으로 한다.
② 존중은 상대방이 수용불가능한 행동을 하더라도 개인의 존엄과 가치를 믿는 것이다.
③ 신뢰는 대상자와의 상호작용에서 개방적이고 정직하며 인간적인 모습을 보여주는 것이다.
④ 공감은 대상자의 관점에서 상황을 이해하는 능력이다.

26 ③은 진심에 대한 설명이다. 신뢰는 치료적 관계의 밑바탕으로, 신뢰성은 대상자에 대한 온정과 돌봄을 전달하는 간호중재를 통해 보일 수 있다.

☐☐
27 간호사가 대상자를 존중하는 태도를 보여줄 수 있는 방법으로 틀린 것은?

① 대상자의 이름을 부른다.
② 대상자와 시간을 함께 보낸다.
③ 수용할 수 없는 행동을 했더라도 그 행동 이면에 있는 동기를 이해하도록 한다.
④ 간호계획 수립 시 대상자를 위해 전문의의 의견을 고려한다.

27 간호계획을 수립할 때 대상자의 생각, 선호, 의견을 고려한다.

☐☐
28 다음 중 치료적 반응 기술에 대한 설명으로 틀린 것은?

① 반영 : 내용반영과 감정반영이 있으며, 내용반영은 대상자가 암시한 것을 말로 표현하는 것이다.
② 명료화 : 대상자가 현실감이 없거나 다른 사람과 직접적이거나 솔직한 의사소통이 어려울 때 필요하다.
③ 초점 맞추기 : 순서, 안내지침, 우선순위를 정해주는 반응 기술이다.
④ 침묵 : 대상자가 다시 말을 시작할 때까지 간호사가 기다리는 것이다.

28 대상자가 암시한 것을 말로 표현하는 것은 감정반영이다.

정답 26 ③ 27 ④ 28 ①

29 직면은 내담자의 행동, 사고, 감정에 있는 불일치나 모순을 깨닫도록 하는 것이다.

29 치료적 반응기술로서 대상자가 언어와 행동, 언어와 언어 간에 불일치가 보일 때 의사소통이 일치하도록 하는 전략은?

① 피드백
② 반영
③ 명료화
④ 직면

30 대인돌봄이론은 대상자가 전달하는 모든 메시지를 파악하여 도와주려는 심리사회적 참여기술로서, 문제의 설명은 나눔에 해당한다.

30 대인돌봄이론의 10가지 돌봄활동 중에서 접촉, 생각, 경험, 지식(정보), 시간, 물질 등 소중한 것을 대상자와 함께 공유하는 행위 또는 기술을 무엇이라고 하는가?

① 알아봐 줌
② 동참해 줌
③ 나눔
④ 수용해 줌

31 인지행동치료기법의 행동적 접근 방법에는 활동일정, 평가된 작업지정, 행동시연, 기분전환, 기타기법이 있으며, 기타기법에는 이완연습, 자기주장 훈련, 역할모델, 사회기술훈련 등이 있다.
문제의 내용은 행동시연에 해당한다.

31 인지행동 치료기법의 행동적 접근으로서 종종 인지 시연과 함께 관련되어 사용되며 역기능적 인지에 기여하는 부적응적 행동을 수정하는 연습으로 사용되는 역할극과 다소 유사한 기법은?

① 활동일정
② 평가된 작업 지정
③ 기분전환
④ 행동시연

정답 29 ④ 30 ③ 31 ④

주관식 문제

01 간호중재의 유형 중 독자적 간호중재와 의존적 간호중재에 대해 쓰고 각각의 예를 쓰시오.

01 정답
- 독자적 간호중재: 간호사의 과학적 지식과 기술에 근거하여 의사의 감독이나 지시 없이 간호사 자신의 판단에 의해 독자적으로 처방하여 수행하거나 위임할 수 있는 전문적이며 자율적인 간호활동이다.
  예 신체적 간호, 지속적 사정, 정서적 지지, 안전관리, 감염관리, 교육, 상담, 환경관리 등
- 의존적 간호중재: 의학적 진단에 의한 의사의 처방이나 지시를 간호사가 수행하는 간호활동이다.
  예 투약, 드레싱 교환, 진단검사 및 수술 전후 대상자 준비, 식이 등

02 다음의 빈칸을 채우시오.

- 자가간호요구를 충족시키고 자가간호역량을 조절하여 결손을 극복하도록 돕는 체계적인 간호활동을 (①)라고 한다.
- 개인 자신이 일반적인 자가간호요구를 충족시킬 수는 있으나 건강이탈요구를 충족시키기 위해 도움이 필요한 경우를 (②)라고 한다.

02 정답
① 간호체계
② 부분적 보상체계

해설
자가간호요구를 충족시키고 자가간호역량을 조절하여 결손을 극복하도록 돕는 체계적인 간호활동을 간호체계라고 하며, 간호체계는 전체적 보상체계, 부분적 보상체계, 교육 지지적 체계로 나뉜다.

□□
03 운동요법과 관련해 규칙적인 운동의 효과를 ① 순환기계 및 ② 면역학적의 장점으로 각각 쓰시오.

□□
04 자기주장 훈련과 관련된 나 중심의 진술 사용하기에 대한 설명에서 빈칸을 채우고, 너 중심의 진술을 나 중심의 진술로 바꾸시오.

㉠ 내가 어떻게 느끼는지 말한다.
㉡ 언제 : 문제가 되는 행동을 중립적인 방식으로 설명한다.
㉢ 왜 : 부적절한 행동이 무엇인지 설명한다.
㉣ (①) : 행동에 대한 바람직한 대안을 제안한다.

- 너 중심의 진술 : 이번에도 또 실수야? 넌 항상 실수투성이구나?
- 나 중심의 진술 : (②)

03 정답
① 순환기계 : 수축기와 이완기 혈압 감소, 혈액 내 산소농도 증가, 콜레스테롤 감소, 고밀도 지방단백 증가, 말초혈액순환의 증가, 심근 효율성 증가 등
② 면역학적 장점 : 유방암, 생식기계 암, 대장암 등의 발병을 낮춘다. 암 발병 시 예후를 향상시킨다. 순환 백혈구량이 증가한다.

해설
건강한 사람이 규칙적으로 적절한 운동을 하면 작업능력, 심폐기능, 대사과정이 향상되어 신체의 건강과 활력이 증진되며 삶의 질이 향상된다.

04 정답
① 변화제안
② 너가 또 실수를 하여 일을 그르치니 내가 화가 나는구나. 다음번엔 조금 더 신중했으면 좋겠어.

해설
나 전달법은 말하는 사람의 감정, 신념, 가치 등에 대한 주장이며 '나(I)'로 시작하는 주어 문장으로 표현된다. 필수 3요소는 상황에 처한 화자의 감정상태, 청자의 행동에 따른 결과, 행동의 결과에 대한 중립적 진술이다.

□□
05 신뢰를 촉진하는 간호중재의 예를 3가지 이상 쓰시오.

05 정답

- 약속을 지킨다.
- 정직하게 대한다.
- 특정 정책, 처치과정, 규칙의 이유를 간단하게 그리고 분명하게 알려준다.
- 대상자 간호와 관련하여 무언가를 결정할 때는 가능하면 대상자의 선호, 요구, 의견을 청취한다.
- 비밀보장을 준수한다.

해설

신뢰는 치료적 관계의 밑바탕으로, 대상자에 대한 온정과 돌봄을 전달하는 간호중재를 통해 보인다.

제 7 장 간호평가

□□
01 간호평가의 정의에 대한 설명으로 옳은 것을 모두 고른 것은?

> ㉠ 간호계획 과정에서 설정한 목적과 목표를 대상자의 건강상태와 체계적으로 비교하는 것이다.
> ㉡ 기대되는 목표가 성취되었는지 비판적으로 검토하는 것이다.
> ㉢ 간호진단이나 문제가 해결되었는지 확인하는 과정이다.
> ㉣ 평가과정은 간호과정 각 단계에 대한 통합적 판단으로 치료 종료 후에 이루어진다.

① ㉠, ㉡, ㉢
② ㉠, ㉡, ㉣
③ ㉡, ㉢, ㉣
④ ㉠, ㉡, ㉢, ㉣

01 평가과정은 진행적, 구체적이며 간호과정의 각 단계에 대한 통합적 판단으로 간호사와 대상자가 상호작용할 때마다 이루어진다.

□□
02 다음 중 간호평가의 목적에 대한 설명으로 <u>틀린</u> 것은?

① 대상자에게 제공된 간호를 판단하기 위한 주관적이고 객관적인 자료를 수집하는 것이다.
② 간호중재에 대한 간호사의 행동 반응을 조사하기 위함이다.
③ 치료계획 평가의 개정을 위한 기반을 제공한다.
④ 간호의 질과 대상자의 건강상태에 대한 효과를 감독한다.

02 간호중재에 대한 대상자의 행동 반응을 조사하기 위함이다.

정답 01 ① 02 ②

03 간호평가 과정 중 목표 및 기대결과의 확인과 관련한 설명으로 틀린 것은?

① 대상자의 목표달성 정도를 측정하기 위해 간호계획에서 작성된 기대결과를 확인한다.
② 하나의 간호계획에는 하나의 기대결과가 있다.
③ 기대결과를 '24시간 섭취량과 배설량 측정 결과 섭취량이 배설량보다 500cc~1000cc 많을 것이다.'라고 서술했을 때 수집할 자료는 24시간 섭취량과 배설량 측정이다.
④ 평가를 위한 자료수집 전에 기대결과 목록을 먼저 확인하는 것이 좋다.

03 하나의 계획에는 하나 이상의 기대결과가 있다.

04 기대결과와 관련된 자료수집에 대한 설명으로 틀린 것은?

① 목표달성을 위한 자료수집은 측정 가능한 목표와 기대결과를 지침으로 한다.
② 기대결과가 '활력징후가 정상범위 안에 있을 것이다.'일 때 수집할 자료는 활력징후 측정이다.
③ 자료수집 방법은 사정 시의 방법과 차별화되어야 한다.
④ 측정도구를 사용하여 자료를 수집한 경우 평가에서도 동일한 측정도구를 사용해야 한다.

04 자료수집 시의 방법은 사정 시의 방법과 동일하며 객관적 자료와 주관적 자료를 모두 수집한다.

정답 03 ② 04 ③

05 수집된 자료와 기대결과의 비교에 대한 설명으로 틀린 것은?

① 자료수집 후 대상자의 최근 상태와 간호계획에서 규명한 간호목표를 비교한다.
② 바람직한 대상자 반응이 나타난 경우 목표를 달성했다고 볼 수 있다.
③ 부분적으로만 기대한 결과가 나타난 경우나 단기적 기대만 달성된 경우 목표가 달성되지 않은 것이다.
④ 기대되는 결과가 '대상자는 ○월 ○월까지 복도 끝까지 걸어갔다 올 것이다.'인 경우 대상자 반응이 '대상자는 걸을 수 없었다.'라면 결과는 미달성된 것이다.

05 부분적으로만 기대한 결과가 나타난 경우나 단기적 기대만 달성된 경우 목표가 부분적으로 달성된 것이다.

06 간호평가 과정 중 대상자의 건강상태에 대한 자료 수집 후 자료를 간호목표 및 기대결과와 비교한 후 목표가 달성되지 않는 경우 진행과정에 대한 세밀한 검토가 필요하다. 다음 중 검토 항목이 아닌 것은?

① 간호중재 외에 다른 건강전문가에 의해 제공된 치료나 활동
② 가족과 지인에 의한 영향
③ 대상자의 동기
④ 간호활동에 영향을 미치는 모든 활동

06 간호활동에 영향을 미치는 모든 활동을 통제할 수는 없으므로 효과를 증진시키는 요인과 방해하는 요인에 대해 점검한다.

정답 05 ③ 06 ④

□□
07 **간호평가 시 결론 도출에 대한 설명으로 옳은 것을 모두 고른 것은?**

> ㉠ 간호목표와 자료를 비교하여 목표가 달성되었는지 판단하고 간호목표와 간호진단이 모두 해결되었을 때 간호수행을 종결한다.
> ㉡ 간호목표가 달성되지 않았을 때 가장 먼저 해야 할 일은 자료수집이다.
> ㉢ 간호목표가 적절하지 않았을 경우 목표를 수정하고 이에 따라 간호중재도 수정한다.
> ㉣ 관련 요인이 적절하지 않았다면 재사정을 통해 추가 자료를 모으고 관련 요인과 중재를 수정한다.

① ㉠, ㉡, ㉢
② ㉠, ㉢, ㉣
③ ㉡, ㉢, ㉣
④ ㉠, ㉡, ㉢, ㉣

07 간호목표가 달성되지 않았을 때 가장 먼저 대상자의 반응을 검토하여 대상자의 상태를 정확하게 설명하고 있는지 확인해야 한다.

□□
08 **간호계획의 종결, 지속, 수정에 대한 설명으로 <u>틀린</u> 것은?**

① 간호사정 : 기초자료가 부정확하고 불완전할 때 모든 단계에 영향을 미치므로 간호사는 대상자를 재사정하고 새로운 자료나 기록을 추가하여 자료가 완전해지도록 한다.
② 간호진단 : 기초사정자료가 불완전하면 간호진단을 재수립해야 한다.
③ 간호계획 : 간호진단이 부적합할 때 기대결과가 현실적으로 달성 가능한지 확인한다.
④ 간호중재 : 선택한 간호중재가 목표달성에 도움이 되는지, 최선의 간호중재인지 확인한다.

08 간호진단이 부적합하면 간호계획을 수정해야 한다.

정답 07 ② 08 ③

09 다음 중 간호목표가 달성되지 않았을 경우 인간반응이 적절할 때의 조치로 적절하지 않은 것은?

① 간호목표가 현실적인지 확인한다.
② 간호목표가 대상자의 강점을 염두에 두고 설정하였는지 확인한다.
③ 시간계획이 적절한지 확인한다.
④ 간호진단의 관련요인을 확인한다.

09 인간반응이 적절할 때 간호목표가 달성되지 않았다면 간호목표가 현실적인지, 간호목표를 대상자의 강점을 염두에 두고 설정하였는지, 시간계획은 적절한지에 대해 재고한다.

10 간호평가와 비판적 사고 중 반영에 대한 설명으로 잘못 설명된 것은?

① 명확성 : 평가진술문은 명확한지, 목표는 달성되었고 자료는 충분한지 확인한다.
② 관련성 : 놓친 것은 없는지, 기본적인 것은 모두 확보했는지, 추가면담이 필요한지 확인한다.
③ 논리성 : 중재가 목표를 성취할 수 있도록 했으며 적절히 수행했는지 확인한다.
④ 정밀성 : 대상자의 진술을 그대로 적용했는지, 행동 동사로 이루어진 평가진술문인지를 확인한다.

10 ②는 깊이에 대한 설명이다. 관련성은 목표와 관련된 재사정 자료를 수집했는지 확인하는 것이다.

정답 09 ④ 10 ②

□□
11 다음 중 평가 오류에 대한 설명으로 옳은 것을 모두 고르시오.

> ㉠ 간호평가에서 가장 큰 오류는 대상자의 결과를 체계적으로 평가하지 못하는 것이다.
> ㉡ 대상자의 결과를 평가하면서 대상자의 요구를 얼마나 충족시켰는지 확인할 수 있다.
> ㉢ 실제 결과가 잘못 측정되었거나 자료가 불완전할 경우에도 오류가 발생할 수 있다.
> ㉣ 이미 효과가 없다고 확인된 중재는 평가진술문에 기록하지 않는다.

① ㉠, ㉡, ㉢
② ㉠, ㉡, ㉣
③ ㉡, ㉢, ㉣
④ ㉠, ㉡, ㉢, ㉣

11 이미 효과가 없다고 확인된 중재가 계속 수행될 수 있기 때문에 효과가 없는 중재도 평가진술문에 기록한다.

□□
12 평가의 기준과 표준 중 기준에 대한 설명으로 <u>틀린</u> 것은?

① 평가의 기준은 기술, 지식 또는 건강상태를 구체화하여 측정할 수 있는 질, 속성 또는 측정도구이다.
② 과정평가에서는 대상자의 기대되는 결과인 구체적인 행동이 기준이 된다.
③ 대상자에 대한 행동이나 기준은 대상자의 생리적 반응, 대상자가 시범보일 기술, 대상자의 지식수준, 대상자에게 적절한 행동 수준 등으로 분류하여 기술될 수 있다.
④ 평가기준은 간호의 질을 정확히 측정할 수 있어야 하며 신뢰도가 높고 민감성을 지녀야 한다.

12 과정평가에는 구체적인 간호활동을 서술하는 데 기준이 이용된다. 대상자의 기대되는 결과인 구체적인 행동이 기준이 되는 것은 결과평가이다.

정답 11 ① 12 ②

13 평가의 기준과 표준에서 표준에 대한 설명으로 틀린 것은?

① 표준은 간호의 질과 적절성을 함축하여 현존 지식과 경험을 토대로 평가할 수 있는 객관적인 평가 기준에 따른 결과의 기대수준을 의미한다.
② 첫 번째 수준의 표준은 문제의 원인이 되거나 문제발생에 기여하는 요인에 대한 것이다.
③ 첫 번째 수준의 표준을 미리 정하지 않으면 문제가 있는 것인지 또는 상황이 더 진행되는 것인지 파악할 수 없다.
④ 표준은 규범적 혹은 경험적으로 정할 수 있다.

13 표준에는 두 가지 수준이 있으며, 문제의 원인이 되거나 문제발생에 기여하는 요인에 대한 것은 두 번째 표준이다.

14 평가의 유형 중 간호가 제공되는 여건이나 환경에 초점을 두는 방법으로 보건의료시설, 의료기구, 기관의 조직형태에 관한 것은 무엇인가?

① 과정평가
② 결과평가
③ 구조평가
④ 소급평가

14 구조평가는 간호가 제공되는 여건이나 환경에 초점을 두는 방법으로 적절한 장비, 물리적 시설의 배치, 직원의 종류와 수의 적절성, 간호사 대 환자의 비율, 행정적 지원 등에 관해 평가한다.

15 평가의 유형 중 대상자의 행동과 건강상태 변화에 대한 평가로, 대상자의 반응에 초점을 두는 방법은 무엇인가?

① 과정평가
② 결과평가
③ 구조평가
④ 소급평가

15 결과평가는 기대되는 반응 또는 대상자의 기술된 목표와 비교되는 대상자의 행동변화를 측정하는 것으로, 표준이 개발된 후 평가가 가능하다.

정답 13 ② 14 ③ 15 ②

주관식 문제

01 다음은 간호평가 결과를 적용한 것이다. 각 예를 읽고 간호진단이 해결되지 않았을 때의 해결방안과 예를 쓰시오.

① 비만이며 신체활동이 저하된 대상자에게 '규칙적인 운동습관을 갖는다.'라는 간호목표를 설정한 경우 대상자가 주 2회의 수영을 시작했다면 첫 번째 목표를 달성한 시점에 해야 할 일은?
② 대장암 수술을 받은 환자가 결장루 파우치를 스스로 교환할 수 있는 것을 목표로 했을 때 그 중재인 '교육 및 팜플릿 제공'만으로 목표가 실패한 경우 환자에게 할 수 있는 것은?

01 정답
① 간호목표의 추가: 첫 번째 목표를 달성한 시점에 "1개월 이내에 체중 2kg를 감량한다."라는 두 번째 목표를 도출한다.
② 간호중재의 수정: 환자에게 '교육 및 결장루 교환 시청각 교육자료의 제공'으로서 중재를 수정할 수 있다.

해설
간호진단이 해결되지 않았을 때 간호사는 추가적인 간호목표를 설정할 수 있고 간호계획에 포함된 특정한 간호중재를 검토하여 대상자를 지지하는 데 효과적으로 수정해야 한다.

02 간호평가 결과 간호목표가 달성되지 않은 경우의 예에서 각 예의 간호목표가 달성되지 <u>않은</u> 이유를 쓰시오.

① 간호사는 남편의 폭력으로 고통받는 환자 A씨에 대해 남편과 분리하고 집에서 나온다는 간호목표를 세웠다. 그런데 환자는 "저는 집을 나와서 혼자 살 자신이 없어요."라고 말했다.
② 간호사는 고혈압 환자 B에게 투약 불이행의 원인이 지식 부족이라고 판단하여 치료방안에 대한 교육자료와 팜플릿을 제공하여 꾸준한 투약 이행을 유도했으나 환자가 실제로 약을 복용하지 않았던 이유는 아내가 대체요법을 권유하였기 때문이었던 것으로 밝혀졌다.

02 정답
① 간호목표가 적절하지 못한 경우
② 관련 요인이 적절하지 않은 경우

해설
간호목표가 적절하지 못한 경우 간호목표와 간호중재를 수정할 필요가 있다. 또 관련 요인이 적절하지 않은 경우 추가적인 자료를 모으고 관련 요인과 중재 내용을 수정해야 한다.

03 간호 질 평가와 간호과정 평가를 비교한 표에서 다음 빈칸을 채우시오.

구분	간호 질 평가	간호과정 평가
평가의 범위	대상자 집단	(①)
평가의 대상	전반적인 간호의 질	대상자 목표달성을 위한 진행 과정 간호계획의 검토
평가의 유형	구조, 과정, 결과	• 환자 진행과정에 대한 결과 평가 • 간호계획에 대한 과정평가
평가를 위한 책임	기관의 중간관리자	(②)

03 정답
① 대상자 개인
② 대상자를 돌보는 간호사

해설
평가의 범위에 있어 간호 질 평가는 대상자 집단이 평가대상인 반면 간호과정은 대상자 개인이다. 평가를 위한 책임도 간호 질 평가의 경우 기관의 중간 관리자인 반면 간호과정의 평가는 대상자를 돌보는 간호사이다.

04 평가의 유형과 관련해 다음의 내용과 관련 있는 것을 각각 쓰시오.

① 수술 전 수술 승낙서의 서명, 투약 시 간호사가 대상자를 적절한 방법으로 확인하였는지 평가
② 환자가 퇴원한 후 시행하는 것으로 입원 시 간호력, 섭취량과 배설량의 기록 등을 평가할 수 있다.

04 정답
① 과정에 대한 소급평가
② 과정에 대한 동시평가

해설
과정평가는 절차와 방법에 대한 평가로 간호제공자의 행위에 초점을 맞추고 있으며 과정에 대한 동시평가와 과정에 대한 소급평가로 나뉜다.

제 8 장 간호과정 적용의 실제

□□
01 **다음 중 간호과정을 실제 적용할 때 우선순위를 정하는 방법에 대한 설명으로 틀린 것은?**

① 실제적 간호진단을 잠재적, 위험성 간호진단보다는 우선적으로 적용해야 한다.
② 가능한 간호진단을 NANDA 간호진단 부분에서 찾아 우선순위를 나열한 후 진단 선정 이유도 함께 정리한다.
③ 신체적 〉 정신적 〉 사회적 〉 정서적 순으로 우선순위를 정한다.
④ 더 중요한 문제인 경우 날짜에 역행해서 우선순위를 설정할 수 있다.

01 날짜에 역행해서 우선순위를 설정할 수 없다.

□□
02 **다음 중 간호과정을 실제 적용할 때 간호진단을 내리는 것에 대한 설명으로 틀린 것은?**

① NANDA 간호진단을 참조하여 주관적, 객관적 자료를 포함할 수 있는 간호진단을 내린다.
② 대상자의 진단에 따른 자료가 누락이 없는지 확인한다.
③ 자료만 보고도 간호진단이 나오는지 역행적으로 확인해본다.
④ "Walker 보행 시 5분을 걷지 못하고 힘겨워 보인다."라는 주관적 자료는 수술 후 관절 가동범위 감소와 관련된 신체 기동성 장애의 진단과 관련된다.

02 "Walker 보행 시 5분을 걷지 못하고 힘겨워 보인다."는 객관적 자료에 해당한다.

정답 01 ④ 02 ④

03 다음 중 간호과정을 실제 적용할 때 간호목표를 세우는 것에 대한 설명으로 틀린 것은?

① 간호사 중심이 아닌 대상자 중심으로 서술한다.
② 측정 기간이 포함되었는지 확인한다.
③ "퇴원 시까지 신체 기동성 장애가 나타나지 않는다."와 같이 장기목표가 구체적인 경우 단기목표는 불필요하다.
④ 측정 가능한 목표인지 다시 한번 확인한다.

03 장기목표를 "퇴원 시까지 신체 기동성 장애가 나타나지 않는다."라고 세운 경우 단기목표를 "수술 후 10일까지 보행기를 이용하여 비체중 부하 활동을 독립적으로 하루 30분 이상 할 수 있다."와 같이 세부적으로 세워 평가할 수 있도록 한다.

04 간호과정을 실제 적용할 때 간호계획과 이론적 근거, 간호수행에 대한 설명 중 틀린 것은?

① 진단적, 치료적, 교육적, 예방적 계획 순으로 정리하는 것이 빠짐없이 계획을 세울 수 있는 방법이다.
② 진단적 계획을 "대상자가 움직일 때 장애가 되는 요소가 있는지 관찰한다."라고 세웠을 때 이론적 근거는 "통증이나 혹시 모르는 불편감을 확인하여 대상자의 움직임 교육 시 도움을 주기 위함이다."와 같이 서술할 수 있다.
③ 간호수행 기록 시 현재형 동사를 사용한다.
④ 간호수행을 하지 못한 경우 이유와 변형된 수행을 재기록한다.

04 간호수행 기록 시 과거형 동사를 사용하여 서술한다.

정답 03 ③ 04 ③

□□
05 다음의 간호계획 중 교육적 계획에 해당하는 것이 아닌 것은?

① 고관절 수술 후 회복에 필요한 정보를 제공한다.
② 회복을 증진할 수 있도록 보행을 점진적으로 30분 이상 실시한다.
③ 고관절을 90도 이상으로 무리하게 굴곡하지 않도록 교육한다.
④ 수술하지 않은 오른쪽 다리를 이용한 등척성 운동방법을 설명한다.

05 ②는 치료적 계획에 해당한다.

□□
06 감염 간호와 관련하여 유기체가 새로운 숙주에게 전파되는 경로에 대한 설명 중 틀린 것은?

① 접촉전파 : 유기체가 감염된 사람 또는 매개체로부터 감염되지 않은 사람에게로 신체 표면에 직접 접촉하여 이동한다.
② 비말전파 : 비말이 증발하여 공기핵이 되거나 떠다니는 먼지 입자에 미생물이 부착될 수 있다.
③ 일반 운반체에 의한 전파 : 음식, 물, 약, 또는 장비와 같은 오염원으로부터 전염성 유기체를 접하게 되는 경우다.
④ 숙주 : 감수성 있는 숙주는 감염성 질병의 가능성을 높이는 특성과 행동 양상을 가지고 있다.

06 비말전파는 감염된 사람이 기침, 재채기, 말하는 동안 공기를 통해 작은 비말이 퍼지게 하고 비말이 감염되지 않은 사람의 결막, 비강점막, 구강점막에 도달하여 감염되는 것이다. ②는 공기전파에 대한 설명이다.

정답 05 ② 06 ②

07 감염간호와 관련한 병원감염에 대한 설명으로 틀린 것은?

① 비뇨기계 감염 : 비뇨기계 감염은 급성 및 요양시설에서 가장 흔한 병원감염이며 80% 이상이 기저귀 착용으로 인해 발생한다.
② 폐렴 : 병원 감염성 폐렴은 병원에 입원한 지 48시간 이상 경과 후 발생한 폐렴이다.
③ 수술부위 감염 : 수술 시 상처 부위로 들어가는 숙주의 내부나 외부의 미생물에 의해 발생된다.
④ 혈액감염 : 정맥 내 기구 즉 수액선, 동맥 내 주입선, 혈액역동학 검사기구 등에 의해 발생한다.

07 비뇨기계 감염은 급성 및 요양시설에서 가장 흔한 병원 감염이며 80% 이상이 요도 카테터 삽입으로 인해 발생한다.

08 감염 위험의 진단에 따른 사정과 그 이론적 근거에 대한 설명 중 가장 호응이 되지 않는 것은?

① 백혈구 수치를 모니터한다 : 백혈구 수의 증가는 병원균의 침입을 의미한다.
② 임신한 대상자는 양막이 손상되지 않았는지 사정한다 : 잠재적인 감염 위험에 대한 정보를 제공한다.
③ 면역상태를 사정한다 : 고령 대상자의 경우 필수 예방 접종을 모두 접종하지 않았다면 후천적 능동면역이 없을 수 있다.
④ 체중, 체중감소의 과거력, 혈청 알부민을 포함한 영양 상태를 사정한다 : 영양 부족 상태의 대상자는 무력하거나 병원균에 대한 세포면역을 발휘할 수 없어 감염에 더욱 취약하다.

08 임신한 대상자의 양막이 손상되지 않았는지 사정하는 것은 분만 전 양막이 파열될 경우 산모와 태아의 감염위험이 높기 때문이다.

정답 07 ① 08 ②

09 종양간호와 관련한 발암현상에 대한 설명으로 틀린 것은?

① 정상 세포가 악성이나 암세포로 변화하는 과정을 발암현상이라고 한다.
② 개시단계는 발암 물질이 DNA를 손상시키면서 발생한다.
③ 촉진단계에서 세포의 형태와 표현형의 변화에 관여하여 점차적으로 악성의 형태를 띤다.
④ 진행단계에서 세포의 구조와 기능이 점점 더 악성화되고 다른 신체 부위로 전이되는 침습적 암으로 발전한다.

09 발암현상은 개시단계 → 촉진단계 → 악성전환단계 → 진행단계의 4단계로 구분한다. 세포의 형태와 표현형의 변화에 관여하여 점차적으로 악성의 형태를 띠는 단계는 악성전환단계이다.

10 다음 중 종양간호에서 암의 종류 및 원인과 예방에 대한 설명으로 틀린 것은?

① 유방암의 위험요인은 빠른 초경, 늦은 폐경, 아이를 낳지 않았거나 첫 아이를 30세가 넘어 출산한 경우이다.
② 폐암의 80% 이상은 담배 남용이 직접적인 요인이다.
③ 두경부암의 예방법으로, 카드뮴 배터리를 다루는 노동자에게 노출을 제한하고 식이에서 지방의 섭취를 낮추도록 한다.
④ 인간유두종바이러스(HPV)와 AIDS는 자궁경부암의 위험요인이다.

10 카드뮴 배터리를 다루는 노동자에게 노출을 제한하고 식이에서 지방의 섭취를 낮추도록 하는 예방법은 전립선암에 해당한다.

정답 09 ③ 10 ③

11 종양간호와 관련한 암치료에 대한 설명으로 <u>틀린</u> 것은?

① 방사선요법은 1차적 치료로 국소적 암의 치료를 위한 것이다.
② 화학요법은 수술 전이나 후에 암세포를 파괴하기 위해 사용한다.
③ 화학요법의 부작용으로 과민반응, 일혈이 나타날 수 있으므로 간호사는 항암제를 투여하기 전 약물의 작용, 용량, 투여지침, 잠재성 부작용에 관한 상세한 정보에 대해 숙지해야 한다.
④ 골수이식은 백혈병의 1차적인 치료방법으로 사용되고 있다.

11 암치료에서 화학요법은 전신적 중재이며 질환이 퍼져있을 때, 재발의 위험이 높을 때, 종양의 제거가 어렵고 방사선요법에 저항이 있을 때 적절하다.

12 화학요법과 방사선요법의 부작용에 대한 간호관리에 대한 설명 중 옳은 것을 모두 고른 것은?

> ㉠ 세포 파괴 부산물과 약물이 뇌의 구토중추를 자극할 수 있고 위장관 내층이 방사선과 항암화학요법에 의해 파괴되어 오심, 구토가 일어난다.
> ㉡ 장의 상피 내층의 박탈, 화학요법의 부작용, 복부, 골반, 요추천추부 방사선 조사로 설사가 일어날 수 있다.
> ㉢ 설사가 있을 때는 고단백질, 고칼로리 식사를 소량씩 자주하도록 권장한다.
> ㉣ 구내염으로 영양섭취가 감소한 경우 구강을 식염수나 탄산수로 입안을 자주 헹궈서 깨끗하고 촉촉하게 유지하도록 격려한다.

① ㉠, ㉡, ㉢
② ㉠, ㉡, ㉣
③ ㉡, ㉢, ㉣
④ ㉠, ㉡, ㉢, ㉣

12 설사가 있을 때 저섬유소, 저잔류식을 권장하고 적어도 3L의 수분을 섭취하도록 권장하며 필요할 때 지사제를 투여한다.

정답 11 ② 12 ②

13 종양 간호과정을 적용하여 조직통합성장애의 진단을 내렸을 때 상처의 특징을 사정한 것 중 잘못된 것은?

① 창백한 피부 - 산소 부족
② 악취 - 감염이나 조직괴사
③ 상처의 삼출물 - 감염의 증거
④ 발적 및 부종 - 염증의 징후

13 상처의 삼출물은 염증반응으로 인한 정상적 소견으로 감염의 증거인 고름이나 화농성 배액과는 구별되어야 한다.

14 알츠하이머 질환의 유형은 뇌 구조 및 기능의 변화와 관련성이 있다. 다음 중 이와 관련이 없는 것은?

① 아밀로이드 플라크 형성
② 신경섬유 엉킴
③ 신경세포 죽음
④ 신경세포 간 결합

14 신경세포 간 결합이 상실되었을 때 알츠하이머 질환이 발병할 수 있다.

15 알츠하이머 질환에 대한 설명 중 경증에 해당되는 증상이 아닌 것은?

① 보통 사람에게서 보이는 것 이상의 건망증
② 수면문제 발생
③ 단기기억 손상
④ 최근 사건 또는 사람의 이름이나 물건을 잊음

15 수면문제 발생은 중등도 이상일 때의 증상이다.

정답 13 ③ 14 ④ 15 ②

16 알츠하이머 환자 간호를 위해 환자를 위한 목적, 행동문제, 안전, 섭취 및 연하곤란, 돌봄 제공자의 필요 등을 고려해야 한다.

17 레오폴드 복부 촉진법은 태아의 성장상태와 임신주수를 확인한다. 자궁 바닥이 제와부에서 만져지면 임신 20주이다.

정답 16 ④ 17 ③

16 알츠하이머 환자의 간호에 대한 설명 중 옳은 것을 모두 고르시오.

> ㉠ 알츠하이머 환자에게서 행동문제가 발생했을 시 간호전략으로는 재지시, 주의전환, 안심시키는 것이 포함된다.
> ㉡ 안전을 위해 추락으로 인한 상해, 위험한 물질을 섭취할 위험. 배회, 날카로운 물건에 본인이나 타인을 다치게 할 위험, 화재나 화상의 위험요소를 주의 깊게 살핀다.
> ㉢ 섭취 및 연하곤란에 대해 서두르지 않고 음식을 제공해 주는 환경이 필요하여 사용하기 쉬운 식기와 먹기 쉬운 음식을 제공하고 음료를 자주 제공한다.
> ㉣ 간호사는 돌봄 제공자의 스트레스원에 대해 사정하고 대처기전을 확인하여 부담감을 줄여주어야 한다.

① ㉠, ㉡, ㉢
② ㉠, ㉡, ㉣
③ ㉡, ㉢, ㉣
④ ㉠, ㉡, ㉢, ㉣

17 모성간호와 관련해 임부의 건강사정할 때 첫 방문 시 사정할 항목이 아닌 것은?

① 건강력(인구학적 정보와 현재 건강상태, 월경력, 산과력, 과거 및 현재 임신 징후나 문제점)
② 골반(양손 진찰법)
③ 레오폴드 복부 촉진법 시행
④ 사회심리적 사정(임신에 대한 부부의 태도, 경제적 영향, 임신에 대한 기대 등)

□□
18 **임신 시기별 질환과 관련된 잠재적 징후의 원인 중 <u>틀린</u> 것은?**

① 임신 1기 - 심한 구토 : 임신오조증
② 임신 2, 3기 - 심한 요통, 옆구리 통증 : 신장감염 또는 결석, 조기 진통
③ 임신 1기 - 단백뇨, 당내성 검사(GTT) 양성 : 임신성 당뇨
④ 임신 2, 3기 - 자궁수축, 73주 전 진통 : 조산

18 단백뇨와 당내성 검사는 임신 2, 3기에 해당한다.

□□
19 **모성간호과정의 예로 조기양막파열과 관련된 위험의 진단을 내렸을 때 진단적 계획과 그 이론적 근거에 대한 설명 중 <u>잘못</u> 연결된 것은?**

① 양막 파열 시간과 양수를 사정한다 : 양막 파열 시간과 양수를 사정함으로써 감염 여부를 확인할 수 있다.
② 대상자의 감염지표를 확인한다 : 재태연령이 낮을수록 감염률이 높다.
③ 태아의 심음을 사정한다 : 태아심음의 이상은 융모양막염을 암시할 수 있다.
④ 분비물이 나올 때마다 분비물의 색과 냄새를 사정한다 : 융모양막염의 증상과 징후는 오한과 발열, 악취나는 양수, 농성 질 분비물 등이다.

19 대상자의 감염지표를 확인하는 것은 혈액학적 수치를 통해 감염을 미리 알고 치료하기 위함으로, 감염이 생길 경우 대표적으로 상승하는 지표는 WBC와 CRP이다.

정답 18 ③ 19 ②

20 다음 중 아동간호의 원리에 대한 설명으로 틀린 것은?

① 간호사는 아동의 신체적, 정서적 요구를 충족시키기 위해 성장과 발달의 원리를 적용한다.
② 아동과 가족이 건강에 대한 독립적인 책임감을 갖도록 지도한다.
③ 건강증진, 폭력, 학대, 무시, 약물 남용 등과 관련 있는 아동 옹호는 아동간호의 핵심이다.
④ 간호사는 발달 수준에 맞는 방식으로 아동 및 가족과 의사소통할 수 있는 다양한 기술을 사용한다.

20 아동간호의 핵심은 가족 중심의 간호로서 지지, 사랑, 안전, 가치, 신념, 태도와 건강행위 간의 친밀한 관계가 있기 때문이다.

21 아동간호적용과 관련된 성장발달이론에 대한 예에서 다음의 예에 적용될 수 있는 성장발달이론은 무엇인가?

> 아동은 입원과 같은 스트레스 상황에서 건전한 인격을 가지고 있더라도 불필요한 불안에서 자신을 보호하는 방어기전인 퇴행을 일으킬 수 있으므로 스트레스 관리를 위한 건설적인 제안을 할 수 있다.

① 피아제의 인지발달이론
② 프로이트의 심리-성적발달이론
③ 콜버그의 도덕성 발달이론
④ 에릭슨의 사회심리적이론

21 에릭 에릭슨은 프로이트의 정신분석학적 접근에 기초하여 발달이론을 개발하였으나 프로이트와는 달리 발달을 사회문화적 요인에 의해 영향을 받는 전 생애를 통한 갈등의 연속으로 보았다.

정답 20 ③ 21 ④

□□
22 다음 중 아동간호과정과 관련된 신생아 건강증진에 관한 설명으로 <u>틀린</u> 것은?

① 신생아는 출생 후 30초 이내에 첫 호흡을 해야 하며 이를 위해 출생 직후 발바닥을 자극하거나 등을 문지르는 등 자극을 통해 호흡을 유도한다.
② 제대는 출생 후 10일 정도에 떨어지는데 이 기간 동안 제대를 깨끗하고 건조하게 유지시켜야 한다.
③ 신생아는 7~8번의 낮잠을 포함하여 하루에 20~22시간 수면을 취하며 대부분 서파수면이다.
④ 안전을 위해 간호사는 특히 신생아의 머리와 신체를 잘 붙들어 낙상을 예방해야 한다.

22 신생아의 수면은 대부분이 빠른 안구운동수면(REM 수면)이다.

□□
23 아동간호과정과 관련된 고위험 신생아의 간호에 대한 설명으로 <u>틀린</u> 것은?

① 체온유지 : 고위험 신생아는 저체온이 쉽게 올 수 있으므로 항상 실내온도는 26℃ 이상을 유지한다.
② 감염예방 : 고위험 신생아는 모체로부터 태반을 통과하여 전달받는 면역글로불린(IgG)이 감소되어 있고 백혈구 기능이 미숙하여 감염의 위험이 높아 철저한 손씻기와 무균법을 준수해야 한다.
③ 피부보호 : 피부청결을 위해 부식용액을 사용하지 않고 마찰이나 테이프 사용을 최소화한다.
④ 영양 : 고위험 신생아의 영양은 장관법과 정맥법으로 공급될 수 있다.

23 미숙아를 중성온도환경(22~26℃)에서 간호하여야 아기의 산소소모량이 최소가 되는 환경이 될 수 있다.

정답 22 ③ 23 ①

24 다음 중 고위험 신생아와 관련한 간호진단으로 부적절한 것은?

① 미성숙한 체온조절기전과 관련된 비효율적 체온조절
② 미숙한 폐 기능과 관련된 비효율적 호흡양상
③ 영양소 섭취 능력 부족과 관련된 부모-역할장애 위험성
④ 미숙한 면역 기능과 관련된 감염위험성

24 영양소 섭취능력 부족과 관련된 영양장애 위험성이다. 부모-역할장애 위험성은 부모-자녀 애착 방해와 관련 있다.

25 다음은 고위험 신생아와 관련하여 미숙한 폐 기능과 관련된 비효율적 호흡양상이라는 진단을 내리고 기대결과를 세운 것이다. 이에 대한 평가항목에 해당하지 않는 것은?

> 기대결과 : 기도 개방과 산소화를 위한 적절한 환기상태를 유지할 것이다.

① 호흡수는 정상범위에 있는가?
② 호흡곤란 징후가 있는가?
③ 호흡음은 정상인가?
④ 산소요구량 증가를 예방하였는가?

25 산소요구량 증가를 예방하는 것은 중재 시 다루어질 문제로, 중성 온도의 환경을 유지하는 것이 산소요구량의 증가를 방지하기 때문이다. 평가에서는 기대결과의 평가가 이루어져야 한다.

26 정신간호과정과 관련된 정신장애에 대한 설명으로 틀린 것은?

① 정신장애는 심리적, 생물학적, 발달적 과정에서 기본적인 정신기능에 역기능을 나타내는 개인의 인지적 정서조절 혹은 행동에서 임상적으로 의미 있는 장애이다.
② 스트레스 적응 개념틀에서 정신질환은 내・외적 환경의 스트레스 요인에 대한 부적응적 반응이다.
③ 2013년에 출판된 DSM-5 분류에서는 관련 장애들을 한 새로운 범주로 묶어 제시하고 있는데, 이는 정신병리가 정상으로부터 연속성을 가지며 다른 장애와는 구별되기 때문이다.
④ 불안과 슬픔은 스트레스에 대한 가장 일차적으로 나타나는 주요반응이다.

26 DSM-5에서는 이분법을 극복했으며 정신병리가 정상으로부터 연속성을 가지며 다른 장애와 흔히 중복되어 나타나기 때문이다.

정답 24 ③ 25 ④ 26 ③

27 다음 중 정신건강 간호과정에서 전반적 정신건강 사정과 관련된 설명으로 틀린 것은?

① 주 호소 사정 시 대상자가 방문한 이유를 대상자의 말을 듣고 간호사가 이해한 내용으로 정리하여 서술한다.
② 현 병력은 현재의 주된 문제점으로 문제의 내용 및 심각성, 발생 시기, 경과, 가족 및 기타 관련된 사람들의 관점도 기록한다.
③ 과거 병력으로 과거에 앓았던 정신과 질환과 신체질환, 음주나 물질 사용의 병력을 확인한다.
④ 발달력은 유아기, 학령기, 청소년기, 성인기에 따라 관련 내용을 확인한다.

27 주 호소 사정 시 대상자가 방문한 이유를 대상자의 말 그대로 적는다.

28 정신간호과정과 관련한 정신상태 검사에서 사고비약, 지리멸렬, 신어 조작증, 말비빔, 함구증 등은 무엇에 대한 사정인가?

① 말하기
② 사고과정
③ 사고내용
④ 지각

28 말하기는 말의 양이 수다스럽다거나 말의 속도가 빠른지 등으로 기술하는 것이며, 사고내용은 망상, 강박증, 공포증, 건강염려증 등의 내용을 알아보는 것이다. 지각은 환청, 환시와 관련된다.

29 간호사가 사고과정 장애로 진단받고 망상적 사고와 의심이 있는 환자의 간호중재를 서술한 것으로 틀린 것은?

① 대상자가 있는 곳에서 타인과 속삭이지 않는다.
② 필요 시 집에서 가져온 음식을 제공한다.
③ 신뢰형성을 위해 약속을 지킨다.
④ 정확한 평가를 위해 심리상담사와 타부서의 협력을 적극 요청한다.

29 망상적 사고와 의심이 있는 환자의 경우 여러 치료진을 접촉하게 하는 것보다 같은 직원이 간호하며 일관된 환경을 만들어 주는 것이 환자의 증상에 도움이 된다.

정답 27 ① 28 ② 29 ④

30 ④는 평가에 대한 설명이다.

31 정책개발 및 프로그램 개발을 위해서 정책대안들을 진술하고 특정 프로그램에 관한 공중보건법 규정, 정책을 확인하고 해석하며 실행한다. ②는 기본 보건간호실무와 관련한 내용이다.

32 건강관련기관에의 조사는 의료시설의 종류와 수, 이용률, 응급 시 의뢰 및 이용 가능한 기관, 사회복지기관, 학교보건 관련기관 등을 사정하는 것이다. ③은 인적자원에 관한 내용이다.

정답 30 ④ 31 ② 32 ③

30 **정신간호과정의 문제 중심 진행기록의 예에서 문제가 사회적 고립일 때 서술이 잘못된 것은?**

① 주관적 자료 : 다른 사람들과 교류하고 싶지 않다고 함. "저를 죽일 것 같아요."

② 객관적 자료 : 병실에만 있으면서 프로그램에 참여하지 않음

③ 사정 : 신뢰 부족, 공황수준의 불안, 망상적 사고

④ 중재 : 자기주장 훈련에 자발적으로 참여한 것에 긍정적인 피드백을 줌

31 **지역사회간호사의 실무역량에 대한 설명으로 틀린 것은?**

① 분석적 사정능력 : 문제를 정의하고 양적, 질적 자료의 한계를 알고 적절히 활용한다.

② 정책개발 및 프로그램 개발 : 지역사회 기본공중보건서비스의 핵심기능의 맥락에서 개인과 조직의 책임을 확인한다.

③ 재정 기획 및 측정 : 예산의 우선순위를 정하고 전략을 개발한다.

④ 리더십 체계에 대한 이해 : 조직 수행표준을 만들어 실천하고 감사하는 데 기여한다.

32 **지역사회 간호과정과 관련한 간호사정 항목에 대한 설명 중 틀린 것은?**

① 환경적 특성 : 음료수 공급 상태, 하수처리, 쓰레기 처리방법, 공해, 환경오염원, 사고가능성, 주택

② 건강행위 : 음주, 흡연, 식습관, 질병 치료 및 예방행위, 보건사업 이용률

③ 건강관련기관 : 건강 관련 인력의 종류 및 태도, 24시간 이용 가능성, 자원봉사단체의 종류나 종사내용

④ 사회지원 : 양로원, 탁아소, 음식점, 휴식공간

□□
33 지역사회 간호과정에서 자료분석에 대한 내용으로 틀린 것은?

① 분류단계 : 지역사회의 전반적인 인상, 분위기, 역사적 배경 및 지역적 특성을 서술하고 위치, 가구 및 공공시설 분포 등을 지도로 그린다.
② 요약단계 : 건강자료는 비율, 차트, 도표, 표 등으로 작성하여 요약한다.
③ 확인단계 : 포괄적이고 총체적인 지역사회의 전반적인 문제를 평가하기 위해 서로 상반되는 지표는 없는지 부족한 자료는 더 없는지 확인한다.
④ 결론단계 : 지역사회의 구체적인 문제들이 어떤 것인지 요약하고 종합적인 결론을 내려 문제로 기술한다.

33 분류단계는 지역사회 사정에서 수집된 모든 정보를 서로 연관되는 것끼리 분류하는 단계이다. ①은 요약단계에 해당한다.

□□
34 지역사회간호에서 우선순위 결정과 관련해 브라이언트(Bryant)의 우선순위 결정기준에 해당하지 않는 것은?

① 문제의 크기
② 문제의 심각도
③ 문제에 영향을 미치는 간호사의 능력
④ 주민의 관심도

34 문제에 영향을 미치는 간호사의 능력은 스팬호프 & 랭커스터[Stahope & Lancaster(2004)]의 우선순위 결정기준이다.

정답 33 ① 34 ③

주관식 문제

01 감염의 위험 진단에 따른 치료적 중재 중 이에 대한 이론적 근거를 쓰시오.

치료적 중재	이론적 근거
드레싱 교환, 상처관리, 카테터 관리 및 취급, 말초와 중심정맥 삽입 관리 시 무균법을 유지하거나 교육한다.	(①)
하루에 2~3L 수분섭취를 권장한다.	(②)

02 알츠하이머 환자의 간호에서 환자를 위한 목적 4가지를 쓰시오.

01 정답

① 무균법의 사용은 병원균의 전파 및 전염의 기회를 줄인다.

② 다량의 수분섭취는 소변을 희석시키고 방광을 자주 비워줌으로써 요 정체의 기회를 줄여 방광염이나 비뇨기계 감염의 위험을 줄여준다.

해설

감염의 위험 진단에 따른 치료적 중재에는 손을 씻고 다른 돌봄 제공자에게도 대상자 접촉 전과 간호 절차 사이에 손을 씻도록 교육하는 것, 단백질과 칼로리가 풍부한 음식을 섭취하도록 권장하는 것, 기침과 심호흡을 권장하는 것 등이 있으며 이러한 치료적 중재에도 각각의 이론적 근거가 있다.

02 정답

① 가능한 한 오래 기능을 유지하도록 한다.

② 손상을 최소화하는 안전한 환경을 유지한다.

③ 개인적 간호요구를 충족시킨다.

④ 존엄성을 유지한다.

해설

알츠하이머 환자의 간호에는 환자를 위한 목적과 행동문제의 조절, 안전, 섭취 및 연하곤란, 돌봄 제공자의 부담감 줄이기 등이 포함된다.

☐☐
03 정신간호과정과 관련한 정신상태 검사에서 감각과 인지를 사정하는 것에 관한 서술 중 괄호 속 내용을 채우시오.

- (①) : 공통점, 차이점, 속담풀이 등으로 인지기능을 검사한다.
- (②) : 병의 부인, 어느 정도 병을 인식하나 타인 탓을 하는 것 등이 있다.

03 **정답**

① 추상적 사고
② 병식(insight)

해설

정신상태검사에서 감각과 인지는 의식, 지남력, 기억, 집중력, 추상적 사고, 지능, 판단, 병식, 신뢰성 등에 대해 사정하게 된다.

☐☐
04 정신간호과정과 관련하여 간호진단 진술의 예에서 다음의 지시에 맞게 간호진단을 진술하거나 수정하시오.

- 일반적으로 건강문제와 관련 요인의 두 부분으로 진술한다.
  예 • 실제적인 문제 : 불안, 관련 요인: 역할기능의 변화
  • 간호진단 진술 : (①)
- 간호문제의 원인으로 의학진단을 열거하는 것은 바람직하지 않다.
  예 • 실제적인 문제 : 충동조절의 어려움, 관련 요인 : 내, 외적 자극을 처리하는 능력의 장애
  • 간호진단의 진술 : 조현병으로 인한 비효율적 충동조절 → (②)

04 **정답**

① 역할기능의 변화와 관련된 불안
② 내, 외적 자극을 처리하는 능력의 장애와 관련된 비효율적 충동조절

해설

간호진단 진술은 두 부분 진술의 경우 간호문제와 현존하는 관련 요인을 연결하기 위해 '관련된'을 사용한다. 또 의학진단은 간호진단이 아니며 이는 간호진단 진술의 오류이다.

05 정답
① 원인
② 일반적 목표

해설
지역간호 목표설정 시 문제를 규명하고 원인 및 일반적 목표, 구체적 목표를 설정하게 된다.

05 지역간호 목표설정의 예에 관한 내용 중 관련 내용이 무엇인지 쓰시오.

문제	(①)	(②)	구체적 목표
비효율적인 방문 건강관리	취약계층 발굴시스템 부족	2020년 12월 말까지 방문건강관리를 제공받는 취약계층 가구 수가 10% 증가한다.	2020년 8월까지 방문건강관리용 지도앱 프로그램을 개발한다.

제3과목

간호지도자론

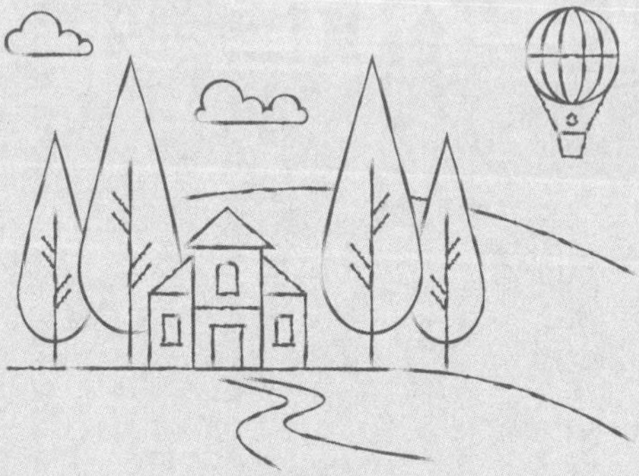

우리 인생의 가장 큰 영광은 결코 넘어지지 않는 데 있는 것이 아니라
넘어질 때마다 일어서는 데 있다.

– 넬슨 만델라 –

제 1 장 간호관리의 이해

☐☑ 부분은 중요문제 Check로 활용해 보세요!

☐☐
01 다음 중 무어(Moore)가 제시한 전문직의 특성이 아닌 것은?

① 소명의식 ② 직업조직
③ 봉사지향성 ④ 권위성

01 무어는 전문직의 특성으로 전업직(full-time job)으로서의 확립, 소명의식, 직업조직, 높은 교육수준, 봉사지향성, 자율성을 제시했다. 즉, 권위성은 관련이 없다.

☐☐
02 간호전문직과 간호전문직관에 대한 설명으로 틀린 것은?

① 전문직으로서 간호사는 여러 역할 기대자들과 상호작용을 통해 변화한다.
② 간호전문직관은 전문직으로서 간호에 대한 체계적인 견해를 말한다.
③ 긍정적인 간호직관을 가진 간호사가 많을수록 조직 몰입도는 낮아진다.
④ 긍정적인 간호직관은 업무의 효율성이 증진되며 질 높은 간호를 제공하게 한다.

02 긍정적인 간호직관을 가진 간호사가 많을수록 조직 몰입도는 높아진다.

☐☐
03 루시 켈리의 간호전문직의 특성에 대한 설명으로 틀린 것은?

① 제공되는 서비스가 인류와 사회의 안녕에 필수적인 것이다.
② 연구를 통해 지속적으로 확정되는 특별한 전문지식체가 있다.
③ 상급교육기관이 실무자의 교육을 담당한다.
④ 제공되는 서비스에는 지적 활동과 그에 대한 공동적 책무가 수반된다.

03 제공되는 서비스에는 지적 활동과 그에 대한 개별적 책무가 수반된다.

정답 01 ④ 02 ③ 03 ④

04 다음 중 리더십의 관리기술에 대한 설명으로 틀린 것은?

① 기술적 전문성 : 조직업무를 수행하는 데 특정한 접근 방식을 이용하거나 도구나 기술 또는 절차를 이용하는 능력이다.
② 인간적 기술 : 어떤 일이 왜 일어나는지 환경에 따라 영향을 주고받는 조직의 복잡성을 이해하는 능력이다.
③ 진단적 기술 : 분석과 조사에 따라 특정한 상태나 상황의 본질을 결정하는 능력이다.
④ 코칭과 멘토링 기술 : 코칭은 직원의 성과와 능력을 향상시킬 기회와 방법을 인식하게 돕는 것이다.

04 ②는 개념적 기술에 대한 설명이다. 인간적 기술은 목표달성을 위해 다른 사람들과 더불어 일하는 방법을 알고 일을 해내는 능력을 말한다.

05 고전기 관리이론 중 1929년경 프랑스의 경영학자인 페이욜(Fayol)이 광산회사에서 대기업 사장직을 수행한 경험을 토대로 전개한 관리이론은?

① 과학적 관리이론
② 관료제 이론
③ 경영과학이론
④ 행정관리이론

05 과학적 관리이론은 미국의 경영학자 테일러의 이론이며, 관료제 이론은 독일의 사회학자 베버와 관련 있다. 경영과학이론은 현대기의 관리이론이다.

06 다음과 관련 있는 관리이론은 무엇인가?

> 간호관리에서 활용되는 인적자원관리제도에 영향을 미쳤으며 리더십 동기부여, 갈등관리, 인사상담제도, 고충처리제도 및 제안제도 등의 다양한 개념의 이론에 기초하였다.

① 인간관계론
② 행태과학론
③ 체계이론
④ 상황이론

06 인간관계론은 조직을 개인 및 비공식집단 상호 간의 관계로 형성되는 사회체계라는 사실을 수용하였으며 간호관리에서 활용되는 인적자원관리제도에 영향을 미쳤다.

정답 04 ② 05 ④ 06 ①

□□
07 다음 중 관리자와 지도자의 차이를 비교하기 위해 각각의 특징을 연결한 것으로 틀린 것은?

	관리자	지도자
①	행정	혁신
②	사람에 초점	시스템과 구조에 초점
③	편협한 식견	광범위한 시야
④	안정추구	변화추구

07 관리자는 시스템과 구조에 초점을 두는 반면 지도자는 사람에 초점을 둔다.

□□
08 민츠버그가 제시한 관리자의 역할 중 정보관리 역할이 아닌 것은?

① 감독자
② 전달자
③ 대변인
④ 중재자

08 중재자는 정보관리 역할이 아니라 의사결정자 역할이다.

□□
09 간호관리자의 유형에 따른 역할에 대한 설명으로 틀린 것은?

① 최고관리자는 주로 조직의 활동방침을 설정하고 조직 외부의 환경과 상호작용하는 과업을 맡는다.
② 중간관리자는 최고 관리자층에서 설정한 조직의 방침과 계획을 실행하는 데 일차적인 책임이 있다.
③ 중간관리자는 간호조직에서 간호단위 관리자, 팀 관리자가 이에 해당한다.
④ 일선관리자는 작업자의 활동을 감독하고 조정하는 관리자로 조직 내 최하위에 있는 관리자다.

09 간호조직에서 간호단위 관리자, 팀 관리자는 일선관리자에 해당한다. 중간관리자는 간호차장, 간호과장, 간호팀장 등이 해당한다.

정답 07 ② 08 ④ 09 ③

10 카츠가 제시한 관리의 기술 중에서 상황판단의 능력이며 조직의 모든 이해관계와 활동을 조정하고 통합하고 있는 기술은?

① 실무적 기술
② 개념적 기술
③ 인간적 기술
④ 리더십 기술

10 개념적 기술은 관리자가 조직을 전체로 보고 각각의 부서가 어떻게 연결되어 있고 어떻게 의존되는지를 이해하는 능력이며 조직의 모든 이해관계와 활동을 조정하고 통합하는 기술이다.

11 다음은 길리스(Gillis)가 간호관리를 체계이론의 관점에서 본 것 중 어느 것에 해당하는가?

> 자료수집과 함께 기획, 조직, 인사, 지휘, 통제의 단계가 속하며 동시에 각 단계에서는 의사결정, 지도성, 권력과 권한, 의사소통, 동기부여, 시간관리, 갈등관리, 정보관리 등의 관리지원 기능들이 요구된다.

① 투입　　② 전환과정
③ 산출　　④ 피드백

11 길리스는 간호관리를 체계이론의 관점에서 투입, 전환과정, 산출, 피드백의 기전을 가진다고 하였다. 전환과정은 투입이 사회적, 기술적 상호작용을 통하여 조직의 산출로 전환되는 것을 말하며 해당 설명에 부합한다.

12 간호관리 과정의 5단계 중 첫 번째 관리과정으로서 간호관리자가 조직의 신념과 목표를 설정하고 목표를 위한 행동방안을 결정하는 과정은 무엇인가?

① 기획관리
② 조직관리
③ 인적자원관리
④ 지휘관리

12 간호관리 과정은 기획관리, 조직관리, 인적자원관리, 지휘관리, 통제관리의 5단계이며, 기획은 간호관리자가 조직의 신념과 목표를 설정하고 목표달성을 위한 행동방안을 결정하는 과정으로서, 성공적인 기획을 위해 간호관리자는 전략적 기획과 전술적 운영기획을 하여야 한다.

정답 10 ② 11 ② 12 ①

주관식 문제

01 간호관리에 체계이론이 기여하고 있는 바를 간략히 서술하시오.

01 **정답**
체계이론적 접근은 전체 구조에 초점을 두기 때문에 간호관리 구조의 전체성을 연구하고 그 구조 내의 상이한 측면과 수준 사이의 관계양상을 더욱 잘 이해할 수 있게 한다. 아울러 간호관리자에게 의사결정과 문제해결을 위한 유용한 정보를 제공하여 간호관리의 기획 조정 시 효율성을 증가시킨다.

해설
체계이론은 오스트리아의 이론생물학자 버틀란피가 일반체계이론을 발표한 이래 여러 학문에서 일반적으로 논의되고 적용되는 이론이다. 체계이론에서 체계는 특정 목적을 달성하기 위해 하나로 기능하는 상호관련된 구성요소의 통합체로서, 모든 체계는 투입, 산출, 변환, 피드백으로 구성된다.

02 간호관리 자원을 3가지 이상 쓰고 간략히 서술하시오.

02 **정답**
① 인적 자원
　㉠ 경영자 : 자원을 배분하고 운영하여 높은 성과를 얻기 위해 각종 의사결정을 담당한다.
　㉡ 일반 직원 : 경영자의 지시나 감독에 따라 정신적, 육체적 노동을 제공하고 그 대가로 임금을 받는다.
② 물적 자원 : 토지, 건물, 기계 같은 물리적 시설과 각종 원료를 포함한다.
③ 재무적 자원 : 자본금이나 운영자금을 말한다.
④ 기술적 자원 : 의료 및 간호서비스에 필요한 전문적, 기술적 역량을 말한다.
⑤ 정보적 자원 : 기관이 가지고 있는 정보의 질적 수준과 양을 말한다.

해설
간호관리 자원은 관리 성과를 산출하는 데 소요되는 각종 투입물로서 인적 자원, 물적 자원, 재무적 자원, 기술적 자원, 정보적 자원이 있다.

03 **간호관리의 필요성에 대해 서술하시오.**

03 **정답**

의료기관의 조직목표를 효과적으로 달성하기 위해서 다학제 간 팀협력이 필요하다. 다양한 구성원이 참여하는 대상자 간호를 위한 활동에는 조정관리 기술이 필요하다. 간호비용, 간호의 질, 법적·윤리적 측면에서의 균형을 유지하는 관리 기술이 필요하다. 병원의 대형화, 병원 간 경쟁 가속화에 대비하여 효과적인 비용과 합리적인 관리를 위해 간호관리 기술이 필요하다.

해설

간호관리는 조직의 목표를 달성하기 위하여 간호의 자원을 활용하는 과정이며 모든 자원을 기획, 조직, 인사, 지휘, 통제하는 것이므로 다학제 간 협력, 조정, 간호비용, 간호의 질, 윤리적인 측면, 병원 간 경쟁 가속화와 관련해 간호관리의 필요성이 높아지고 있다.

제 2 장 리더십 이론

□□
01 다음 중 특성이론에서 5가지 리더십 특징에 속하지 않는 것은?

① 지능
② 자신감
③ 성실성
④ 자율성

01 특성이론의 리더십 특성 5가지는 지능, 자신감, 결단력, 성실성, 사교성이다.

□□
02 리더십의 전통적 이론에서 리더와 추종자의 상호작용에 영향을 미치는 환경적 요인을 규명하거나 리더가 지닌 특성이나 리더가 행하는 행동의 유효성이 상황적 요인에 따라 어떻게 다른가를 규명하는 이론은 무엇인가?

① 특성이론
② 행동이론
③ 상황이론
④ 현대이론

02 상황이론은 여러 상황에 적용 가능한 보편적 리더십의 특성과 행위에 관심을 가지고 1970년대에 대두된 이론이다.

□□
03 리더십 행동의 개념적 유형 중 효과적인 리더십과 관련되는 관계지향적 행동이 아닌 것은?

① 지원
② 개발
③ 인정
④ 전략

03 리더십 행동의 개념적 유형에는 과업지향적 행동, 관계지향적 행동, 변화지향적 행동이 있으며, 효과적인 리더십과 관련된 관계지향적 행동은 지원, 개발, 인정이다. 전략은 변화지향적 행동과 관련 있다.

정답 01 ④ 02 ③ 03 ④

04 다음 중 행동이론 리더십의 주요연구와 관련이 없는 것은?

① 독재적–민주적–자유방입적 리더십
② 경로–목표이론
③ 배려–구조주도 리더십
④ 직무중심적–구성원중심적 리더십

04 행동이론 리더십의 주요연구에는 독재적–민주적–자유방임적 리더십, 배려–구조주도 리더십, 직무중심적–구성원중심적 리더십, 관리격자이론, PM 리더십이 있다. 하우스의 경로–목표이론은 상황이론 리더십의 연구이다.

05 피들러의 상황적합이론에서 상황변수가 아닌 것은?

① 과업특성
② 리더–구성원 관계
③ 과업구조
④ 지위권력

05 피들러의 상황적합이론은 리더의 특성과 리더십 상황의 호의성 간의 적합정도에 따라 리더십의 효과가 달라진다고 보는 것으로 리더–구성원 관계, 과업구조, 지위권력 3가지의 상황변수를 제시했다.

06 다음 중 허쉬와 블랜차드의 성숙도 이론의 리더의 행동유형에 대한 설명으로 잘못된 것은?

① 지시형 : 높은 지시–낮은 지원의 행동 유형이며 주로 일방적 의사소통에 의존하며 의사소통의 초점이 목표달성이다.
② 코치형 : 리더가 결정된 사항을 구성원에게 알려주고 구성원들의 참여를 권장하며 아이디어 제출을 독려한다.
③ 지원형 : 리더는 관계 행동보다 과업 행동에 더욱 집중한다.
④ 위임형 : 리더가 과업완수를 위한 지시나 불필요한 사회적 자원을 줄이고 과업수행 방법과 책임을 부하에게 위임한다.

06 허쉬와 블랜차드의 성숙도 이론은 리더의 행동 유형을 과업지향행동과 관계지향행동의 두 축을 중심으로 지시형, 코치형, 지원형, 위임형으로 나눈다. 지원형은 리더가 과업 행동보다 관계 행동에 더욱 집중하며 지원적 행동을 통해 구성원들이 능력을 발휘할 수 있도록 동기유발에 힘쓴다.

정답 04 ② 05 ① 06 ③

07 브룸과 예튼의 리더십 의사결정이론에 대한 설명으로 틀린 것은?

① 리더가 어떤 의사결정 방법을 선택해야 효과적인 결정을 할 수 있는지를 설명하는 이론이다.
② 행동이론의 범주에 속한다.
③ 리더가 의사결정에 구성원들을 참여시키는 정도에 따라 5가지 리더 유형이 있다.
④ 각 상황에 적합한 의사결정 유형을 선택하는 7개의 규칙이 있다.

07 어떤 한 가지 의사결정방법이 항상 효과적일 수는 없고 리더의 상황 특성에 따라 적합한 의사결정방법을 선택해야 한다고 주장하고 있는 점에서 상황이론의 범주에 속한다.

08 변혁적 리더십의 구성요소가 아닌 것은?

① 카리스마
② 영감적 동기부여
③ 보상
④ 지적 자극

08 변혁적 리더십은 구성원들이 개인적 이해관계를 넘어 기대 이상의 성과를 달성하도록 하는 과정이다. 변혁적 리더십의 구성요소는 카리스마, 영감적 동기부여, 개별적 배려, 지적 자극이다. 보상은 거래적 리더십에서 행동, 보상, 인센티브를 사용해 구성원들이 바람직한 행동을 하도록 한다.

09 윤리적 리더십의 조직여건에 대한 설명으로 틀린 것은?

① 효율적이고 개방적인 커뮤니케이션 : 윤리적 리더십이 전달되기 위해서는 조직 내 의사소통이 원활해야 한다.
② 구체적인 윤리경영 목표 설정 : 윤리적 리더는 직원들이 준수해야 할 명백한 윤리기준을 수립하고 스스로도 따른다.
③ 윤리적 의사결정 : 실제 경영 의사결정에서 비윤리적인 요소가 없는지 검토하는 단계를 반드시 거치도록 강조한다.
④ 윤리행동강령의 마련 : 기업윤리에 대한 회사 기본 방침을 체계적으로 정리한 것으로 윤리강령, 행동강령, 평가강령의 체계로 구조화된다.

09 윤리행동강령은 윤리강령, 행동강령, 실천강령으로 구성되어 있으며, 윤리강령이 조직의 내부 구성원들이 기본적으로 지향해야 하는 가치를 담은 윤리지침이라면, 행동강령은 윤리강령을 보다 구체화하여 그 조직이 지향하는 각 가치의 기준, 핵심적 내용, 절차 등 행동의 표준을 정한 지침이다. 실천강령은 각 행위유형별로 구성원들이 따라야 하는 구체적 기준과 절차 등을 명료하게 규정하는 지침이다.

정답 07 ② 08 ③ 09 ④

10 다음 중 셀프리더십에 대한 설명으로 틀린 것은?

① 셀프리더십은 사회적 인지이론과 내재적 동기이론을 근거로 연구되었다.
② 셀프리더십은 자신의 행동을 통제하고 영향력을 행사하기 위해 보상전략과 인지전략을 사용한다.
③ 셀프리더십은 우수한 직무수행을 위해 자신에게 영향을 주는 것이다.
④ 셀프리더십에서 인지전략은 자연적 보상전략과 건설적 사고전략을 포함한다.

10 셀프리더십은 개인 스스로 생각과 행동을 변화시켜 자신에게 영향력을 발휘하는 리더십으로, 자신의 행동을 통제하고 영향력을 행사하기 위해 행동전략과 인지전략을 사용한다.

11 다음 중 슈퍼리더십의 하위요인이 아닌 것은?

① 순응과 지도
② 모델링
③ 목표설정
④ 보상과 질책

11 슈퍼리더십은 자신뿐만 아니라 구성원들의 능력을 스스로 이끌어내고 리드해 갈 수 있도록 도움을 주는 리더십의 개념이다. 슈퍼리더십의 하위요인은 모델링, 목표설정, 격려와 지도, 보상과 질책이다.

12 팔로워십 이론에서 5가지 팔로워 유형에 대한 설명으로 틀린 것은?

① 모범형 : 혁신적이고 독창적이며 건설적인 비판을 제시한다.
② 소외형 : 리더를 비판하지만 스스로 노력하지 않고 불만스러운 침묵으로 일관한다.
③ 실무형 : 독립적이고 비판적인 사고가 미흡하나 리더의 판단에 의존하여 열심히 참여한다.
④ 수동형 : 깊이 생각하지도 열심히 참여도 하지 않는 유형이다.

12 실무형은 리더가 시키는 일은 잘 수행하지만 그 이상의 모험을 하지 않는 유형을 말하며, 독립적이고 비판적인 사고가 부족하여 리더의 판단에 의존하는 형은 순응형이다.

정답 10 ② 11 ① 12 ③

주관식 문제

01 하우스의 경로-목표이론에서 리더십 유형 4가지를 쓰시오.

01 **정답**

지시적 리더십, 지원적 리더십, 참여적 리더십, 성취지향적 리더십

해설

하우스의 경로-목표이론은 어떻게 리더가 구성원들을 동기 유발시켜서 설정된 목표에 도달하도록 할 것인가에 관한 이론으로, 리더십 유형을 지시적, 지원적, 참여적, 성취지향적 리더십 4가지로 구분하고 구성원 특성, 과업환경의 두 가지 상황적 요인을 결합시켜 리더십의 효과성을 결정짓는 경로모형을 제시했다.

02 서번트 리더십에 대해 쓰고 이 리더십이 다른 유형의 리더십과 구별되는 중요한 인식체계 특성을 쓰시오.

02 **정답**

서번트 리더십은 리더가 타인을 위한 봉사에 초점을 두고 구성원, 고객, 지역사회를 우선으로 여기며 그들의 욕구를 만족시키기 위해 헌신하는 역할을 하는 리더십이다. 이 리더십이 다른 유형의 리더십과 구별되는 중요한 인식체계의 특성은 서번트 리더가 스스로 구성원들에 대한 섬김을 선택하고 구성원을 성공과 성장의 대상으로 간주하며 리더와 구성원의 상호작용을 중시하는 것이다.

해설

서번트 리더십에서 리더의 주요한 역할은 부하가 원하는 바를 읽고 해결해주며 부하를 지배하기보다는 보살피고 섬기는 것이다.

03 블레이크와 머튼의 관리격자이론을 간략히 서술하고 이 이론에 따른 리더십 유형의 예를 드시오.

03 **정답**
관리격자이론은 리더십 행동의 차원을 사람에 대한 관심과 생산에 대한 관심차원에 근거한 리더의 행동유형을 관리격자로 제시한 것이다. 각 축을 9개로 나누어 81개의 리더십 유형을 제시했는데, 예로 (1.1)형은 무관심형으로 생산과 인간에 대한 관심이 모두 낮은 리더십 유형을 말한다.

해설
관리격자이론은 행동이론 리더십의 주요연구 중 하나이며, 리더가 목적을 달성하는 데 중요하다고 생각하는 요인이 무엇인지를 보여준다.

제 3 장 동기부여와 리더십

01 매슬로우의 욕구단계이론에 해당하는 욕구가 아닌 것은?

① 생리적 욕구
② 안전욕구
③ 자아실현의 욕구
④ 관계욕구

01 매슬로우(A. Maslow)는 인간의 동기를 유발할 수 있는 욕구를 생리적 욕구, 안전욕구, 소속 및 애정욕구, 존경욕구, 자아실현욕구의 다섯 가지의 욕구라 하였다. 이들 욕구는 계층적 구조를 이루고 있어 하위단계에서 상위단계욕구로 순차적으로 발전한다.

02 인간의 욕구를 존재욕구, 관계욕구, 성장욕구 3가지로 분류하고 있으며 어떤 행동을 일으키는 욕구가 단계적으로 나타나는 것이 아니라 두 가지 이상의 욕구가 동시에 일어날 수 있다고 보는 이론은 무엇인가?

① ERG이론
② 성취동기이론
③ 동기-위생이론
④ X, Y이론

02 ERG이론은 알더퍼(C.P Alderfer)가 발표한 이론으로 존재욕구(Existence), 관계욕구(Relatedness), 성장욕구(Growth)의 세 가지로 분류하였다. 또 욕구의 진행 방향은 상향 또는 하향으로 출현할 수 있다고 하였다.

03 매슬로우의 다섯 가지 욕구 중 상위 욕구가 인간 행동의 80%를 차지한다고 설명하면서 인간의 상위욕구를 친교욕구, 권력욕구, 성취욕구로 나눈 이론은 무엇인가?

① 욕구단계이론
② ERG이론
③ 성취동기이론
④ 동기-위생이론

03 맥클랜드(D.C McClelland)는 매슬로우의 다섯 가지 욕구 중 상위욕구가 인간 행동의 80%를 차지한다고 설명하면서 인간의 상위욕구를 친교욕구, 권력욕구, 성취욕구 3가지로 나누었다.

정답 01 ④ 02 ① 03 ③

□□
04 기대이론에서 개인의 동기부여 정도를 결정하는 요인이 아닌 것은?

① 기대감
② 성취감
③ 수단성
④ 유의성

04 브룸(V. Vroom)의 기대이론은 기대에 따라 동기부여가 이루어진다는 이론으로, 기대이론에서 개인의 동기부여 정도를 결정하는 요인은 기대감, 수단성, 유의성의 3가지이다.

□□
05 아담스의 공정성 이론에서 조직 구성원들이 불공정성을 지각했을 때 긴장감을 줄이기 위한 방법에 대한 설명으로 잘못된 것은?

① 투입이나 산출의 변경 : 자신의 보상이 비교대상보다 과하다고 지각할 때 자신의 노력을 증가시킴으로써 투입을 증가시킴
② 투입과 산출의 인지적 왜곡 : 자신이 과다 보상을 받는다고 느낄 때 다른 사람의 능력 발휘를 제한하려는 노력을 기울임
③ 비교대상의 변경 : 간호사가 자신이 과다 보상을 받았다고 느낄 때 더 많은 보상을 제공받는 간호사로 비교대상을 바꿈
④ 이탈 : 과소 보상으로 인해 심한 불공정을 느낄 때 타부서로 이동, 결근, 이직 등을 통해 상황을 벗어나려고 함

05 투입과 산출의 인지적 왜곡은 자신이 과다 보상을 받는다고 느낄 때 자신이 맡은 일이 더 중요한 일이라고 생각하여 의도적으로 자신의 과다 보상을 합리화하는 것을 말한다.

□□
06 로크의 목표설정이론에서 목표설정의 중요 요소가 아닌 것은?

① 목표의 구체성
② 목표 수준
③ 구성원의 참여
④ 의도적인 행동

06 로크(E. Locke)의 목표설정이론은 목표설정과 달성에 따라 구성원의 동기 행동이 달라지고 과업성과가 나타난다고 보는 이론으로, 목표설정의 중요 요소는 목표의 구체성, 목표 수준, 구성원의 참여, 결과에 대한 피드백, 목표에 대한 수용성 등이다.

정답 04 ② 05 ② 06 ④

07 다음 중 간호 리더십의 개념분석과 그 하위 속성에 대한 설명으로 틀린 것은?

① 개인의 성장 : 자아성찰, 자기관리 및 자아실현
② 협력 : 다양성에 대한 이해와 공감, 의사소통, 대인관계
③ 간호탁월성 : 비판적 사고, 창의성, 의사결정능력
④ 영향력 : 능력, 목표달성, 조직문화 창출

07 간호탁월성의 하위 속성은 숙련성, 전문성, 역할모델링이다. 비판적 사고나 창의성, 의사결정능력은 창의적 문제해결에 해당한다.

08 다음은 간호직책에 따른 간호리더십에 대한 설명이다. 다음 〈보기〉의 설명과 가장 관련 있는 직책은?

보기

장기적이고 미래지향적인 생각과 시각을 가지고 조직의 미션, 비전을 계획하고 달성하기 위한 선두주자가 되어야 한다.

① 간호부서장
② 중간관리자
③ 일선 간호관리자
④ 책임간호사

08 간호부서장의 간호리더십은 지역사회, 병원행정가, 관련 부서 및 간호부 구성원을 대상으로 발휘되며 장기적이고 미래지향적인 생각과 시각을 가지고 조직의 미션, 비전을 계획을 달성해야 할 뿐만 아니라 간호전문인으로 의료서비스와 국민보건 향상에 혁신적 역할을 함으로써 사회발전에 기여하는 롤모델이 되어야 한다.

09 다학제 간 특성을 이해하고 관계적 조정을 통한 병원 조직 내 조절자 역할을 수행함으로써 간호 리더십을 성취하는 간호직책은?

① 간호부서장
② 책임간호사
③ 일선 간호관리자
④ 중간 간호관리자

09 중간 간호관리자는 부서장과 간호단위를 연계하는 중간 조정자로, 간호부서의 발전과 목표달성을 위한 전략과 정책을 수립하고 조직 구성원들이 공유하도록 해야 하며 다학제 간 특성을 이해하고 관계적 조정을 통한 병원 조직 내 조정자 역할을 수행한다.

정답 07 ③ 08 ① 09 ④

10 조직 내 위기나 갈등 발생시 책임간호사가 가장 발휘해야 하는 리더십 유형은?

① 서번트 리더십
② 셀프리더십
③ 슈퍼리더십
④ 변혁적 리더십

10 책임간호사는 일선 간호관리자의 권한을 위임받아 간호실무현장에서 직·간접간호와 동료 간호사들의 업무를 관찰하고 지도하는 역할을 수행한다. 조직 내 위기나 갈등상황이 발생할 때 서번트 리더십을 이해하고 리더로서 효과적으로 갈등관리를 해야 한다.

주관식 문제

01 병원조직에 동기-위생이론을 적용할 때 간호사의 동기 유발을 위한 방안을 쓰시오.

01 **정답**

직무환경에 대한 개선 노력보다 직무내용에 대한 만족을 증가시키는 데 역점을 둔다.
간호사 개인이 직업적으로 발전할 수 있는 다양한 기회를 제공하고 적절한 권한 위임 및 책임부여, 도전과 성취감을 경험할 수 있는 과학적인 직무설계가 필요하다.

해설

심리학자 허츠버그(F. Herzberg)는 동기-위생이론에서 직무환경에 관련된 요인을 위생요인(hygiene factor), 직무내용과 관련이 있는 요인은 동기요인이라고 하였으며, 직무불만족은 직무환경과 관계가 있고 직무만족은 직무내용과 관련이 있다고 보았다. 이 이론에 따르면 구성원의 동기부여를 위해서는 위생요인보다 동기요인에 초점을 둔 관리가 필요하다.

정답 10 ①

02 **병원 조직에서 X, Y이론을 적용할 때 간호사의 Y형 기질과 관련된 욕구를 충족시키는 관리방식을 쓰시오.**

02 정답

분권화와 권력위임, 성장 촉진 직무개선, 참여관리, 목표설정에 따른 업적평가

해설

맥그리거(D. McGregor)는 관리방식에 있어 전통적인 인간관인 X이론의 인간관을 지양하고 Y이론의 인간관에 따라 관리방식을 바꿀 것을 주장하였다. X이론 인간관의 관리방식은 관리자가 구성원을 신뢰하기보다는 철저하게 감독하는 방식이며, Y이론 인간관의 관리방식은 구성원을 자율적으로 행동하고 자기 통제가 가능하다고 보고 구성원들이 목표를 달성할 수 있는 여건을 마련해 주고 성취기회를 제공하는 것을 말한다.

제 4 장 지도자의 책임

□□
01 리더의 자가진단에서 자기역량 프로파일을 사용할 때 역량요소를 측정하기 위한 문항에 대한 설명으로 잘못된 것은?

① 전문성 : 과업에 관해 충분한 지식, 정보, 기술을 갖고 있다.
② 판단력 : 결정된 사항을 일관되게 진행한다.
③ 인간적 감화력 : 다른 사람을 이해하고 배려한다.
④ 맥락조절력 : 사람들 간의 관계를 간파한다.

01 결정된 사항을 일관되게 진행하는 것은 추진력에 대한 설명이다. 판단력은 문제와 상황을 정확하게 파악하는 것과 해결책이나 대응방안을 잘 선택하고 결정하는 것이 있다.

□□
02 다음 중 리더의 자가진단인 SWOT 분석과 그 예시가 잘못 짝지어진 것은?

① 나의 장점 : 희망분야의 전공지식
② 나의 약점 : 취업기회 감소
③ 내게 주어진 기회 : 아직은 쓸 만한 신체적 능력
④ 나에 대한 위협 : 미래의 경제침체

02 자신의 SWOT 분석은 자신의 강점, 자신의 약점, 환경으로부터 주어지는 기회, 환경으로부터 가해지는 위협이 있으며 나의 약점은 실제 리더로서의 경험 부족이나, 다른 사람의 생각을 간파 못 함 등이 그 예시이다. 취업기회 감소는 환경으로부터 가해지는 위협이다.

□□
03 다음 중 리더십 개발 기법에 대한 설명으로 잘못된 것은?

① 롤모델링 : 모방의 대상인 롤모델의 모범적 행동을 관찰, 모방하는 학습과정이다.
② 경영게임, 시뮬레이션, 역할 연기 : 전문적 평가자가 조직의 리더를 대상으로 리더십 역량을 측정하고 그 개선 방향을 도출하는 방법이다.
③ 코칭 : 리더십 역량을 개발하고자 하는 사람을 선배, 전문가, 상사 등이 직접 또는 간접적 방법으로 지도해 주는 것을 말한다.
④ 경험과 교훈 : 좋은 리더로 성장하고자 하는 조직원들은 가급적 리더의 역할을 많이 경험해 보는 것이 좋다.

03 경영게임, 시뮬레이션, 역할 연기는 가상적인 기업의 사업문제나 정부의 정책과제를 놓고 학습자들이 참여하여 실질적인 업무 수행처럼 역할 연기를 하면서 문제를 풀어나가거나 이해관계를 조정해 나가는 실습을 하는 것이다.

정답 01 ② 02 ② 03 ②

☐☐
04 리더역량모형의 5가지 요소 중 개인속성에 해당되는 것으로 시간의 경과와 함께 학습되거나 습득되는 지적능력은 무엇인가?

① 구체적 인지능력
② 일반적 인지능력
③ 동기유발
④ 성격

04 리더역량모형의 5가지 요소는 역량, 개인 속성, 리더십 성과, 경력상의 경험, 환경의 요소이다. 이 중 개인 속성은 일반적 인지능력, 구체적 인지능력, 동기유발, 성격으로 구성된다. 시간의 경과와 함께 학습되거나 습득되는 지적능력은 구체적 인지능력이다.

☐☐
05 다음은 상황이론과 지도자의 행동유형결정과 관계 있다. 빈칸에 들어갈 말로 적절한 것은?

> 지도자는 시스템적인 관점에서 조직 외부의 어떤 환경이 조직시스템과 그 하위시스템에 영향을 미치며 어떤 관계를 이룰 때 (   )이(가) 높아지는지를 파악해야 한다.

① 조직상황변수
② 조직특성변수
③ 조직 유효성
④ 관리과정

05 상황이론은 조직 내 전체 시스템과 하위 시스템 간의 관계와 조직을 둘러싼 환경이 조직의 유효성을 결정한다는 이론으로 조직의 지도자는 이를 잘 파악하고 있어야 한다.

☐☐
06 허쉬와 블랜차드의 상황적 리더십 유형에서 직원의 능력은 부족하지만 업무수행에 대한 의지와 신뢰성을 보일 때 적용 가능한 리더십 유형은 무엇인가?

① 지시형
② 설득형
③ 참여형
④ 위임형

06 허쉬와 블랜차드의 상황적 리더십은 조직원의 성숙 정도에 따라 어떠한 리더십 유형이 가장 적합한가를 연구한 것이다. 리더십 유형에는 지시형, 설득형, 참여형, 위임형이 있으며 설득형은 구성원과의 쌍방적 의사소통과 공동 의사결정을 지향한다.

정답 04 ① 05 ③ 06 ②

07 다음은 간호관리자가 시스템 진단 시 사용할 수 있는 X · Y이론에 대한 설명이다. X이론과 Y이론의 비교가 잘못된 것은?

구분	X이론	Y이론
① 작업태도	사람들은 일을 싫어함	사람들은 좋은 조건에서 일을 놀이처럼 자연스러운 것으로 여김
② 창조성	사람들은 조직의 문제를 창조적으로 해결하지 않음	사람들은 문제를 해결하는 데 창조적임
③ 동기화	사람들은 매슬로우의 모든 욕구단계에서 동기화됨	사람들은 물리적 요소와 안전요소만으로 동기화될 수 있음
④ 통제	목표를 성취하기 위해서 사람들은 직접적인 통제와 설득을 요함	사람들은 적절히 동기화되기만 하면 스스로 통제함

07 동기화에 관해 X이론은 사람들이 물리적 요소와 안전요소만으로 동기화될 수 있다고 주장하는 반면 Y이론은 사람들이 매슬로우의 모든 욕구단계에서 동기화된다고 보았다.

08 다음 중 문제해결에서 리더십의 유효성을 평가하는 데 사용되는 변수가 아닌 것은?

① 원인변수
② 매개변수
③ 결과변수
④ 과정변수

08 문제해결에서 리더십의 유효성을 평가하는 데 사용되는 변수로는 원인변수, 매개변수, 결과변수가 있다. 원인변수는 시스템의 성숙수준에 대한 지도자의 행동 적합성이나 시스템 진단의 정확성을 말하며, 매개변수는 리더에 대한 호의적 태도, 리더십 기술 등을 말한다. 결과변수에는 서비스의 질이나 근무상태, 비용 등이 있다.

09 직무를 관찰하고 기록하며 분석하여 조직 전체의 비용을 절감하고 작업하는 사람에게 의미와 만족도를 높이는 동시에 조직목표의 효과적 달성을 위하여 작업할 직무내용 및 작업 방법을 설계하는 활동을 무엇이라고 하는가?

① 직무설계
② 직무분석
③ 직무평가
④ 직무확대

09 직무설계는 작업할 직무내용 및 작업 방법을 설계하는 활동으로, 조직 전체의 비용을 절감하고 조직목표를 효과적으로 달성하도록 하는 활동이다.

정답 07 ③ 08 ④ 09 ①

□□
10 직무설계의 방법 중 과업의 양을 줄여서 분업과 전문화, 과학적 관리의 산업 공학적 전통에 입각한 직무 구조화 방식을 채택하는 것을 무엇이라고 하는가?

① 직무순환
② 직무단순화
③ 직무확대
④ 직무충실화

10 문제의 설명은 직무단순화를 의미한다. 직무단순화는 직무를 단순화시켜 직무분업화와 기능단순화를 통한 반복 작업을 강조하는 것이기도 하다.

□□
11 직무분석의 방법 중 직무수행과 관련된 결정적인 하위행동을 성공적이거나 성공적이지 못한 것 또는 긍정적이거나 부정적인 것으로 목록화하는 방법은 무엇인가?

① 관찰법
② 질문지법
③ 중요사건법
④ 작업표본방법

11 직무분석의 방법에는 관찰법, 면접법, 질문지법, 중요사건법, 작업표본방법이 있으며, 문제에서 설명하는 것은 중요사건법에 해당한다.

□□
12 다음 중 직무기술서에 들어가는 내용이 아닌 것은?

① 직무정의
② 직무개요
③ 직무요건
④ 직무명세서

12 직무기술서에 들어가는 내용은 직무정의, 직무개요, 직무내용, 직무요건이다. 직무명세서는 직무기술서를 기초로 채용, 배치, 승진, 평가 등 인사관리의 목적에 따라 필요한 자료를 추출 편성해 작성한 자료다.

정답 10 ② 11 ③ 12 ④

13 직무평가의 방법 중 서열법에서 발전된 기법으로 대표직무들의 평가요소를 결정하고 서열을 정해 평가대상직무의 상대적인 가치를 평가하는 방법은 무엇인가?

① 분류법
② 점수법
③ 요소비교법
④ 직무등급법

13 직무평가의 방법은 종합적 평가방법(서열법, 분류법)과 분석적 평가방법(점수법, 요소비교법)이 있으며, 요소비교법은 서열법에서 발전된 기법으로, 서열법이 여러 직무를 포괄적으로 가치를 평가하고 서열을 정하는 데서 시작하며, 요소비교 시스템이라고도 한다.

주관식 문제

01 간호관리자의 역량 5가지를 쓰시오.

01 정답
의사소통과 관계 형성 구축, 보건의료환경에 대한 지식, 리더십, 전문직관, 경영기술

해설
간호관리자는 효과적인 의사소통과 관계형성관리의 자질이 있어야 하며 임상실무지식, 보건의료정책, 근거기반실무 등의 지식이 필요하다. 아울러 근원적으로 사색하는 기술과 개인탐구에 대한 원리, 변화관리가 가능한 리더십과 개인적 책무 및 전문가적 책무, 윤리성 등을 내용으로 하는 전문직관을 가져야 한다. 보건의료재정에 관한 지식, 인적자원관리 및 개발의 경영기술도 갖추어야 한다.

정답 13 ③

02 직무분석의 목적을 4가지 이상 쓰시오.

02 정답

① 직무평가를 위한 기초자료
② 조직의 합리적 관리
③ 채용, 배치, 이동의 기초자료
④ 교육, 훈련의 기초자료
⑤ 직무환경관리의 기초자료

해설

직무분석은 특정 직무의 내용과 이를 수행하는 데 필요한 수행자의 행동, 육체적, 정신적 능력을 밝히는 체계적인 활동으로, 직무평가를 위한 기초자료이며 직무수행에 요구되는 인적 조건의 기준이 된다. 또 직무분석에 의해 직무요건이 결정되면 해당 직무수행에 필요한 직무역량을 향상시키게 된다. 아울러 해당 직무의 작업환경 관리의 적절한 전략을 세우는 기초자료를 제공한다.

03 직무평가의 목적 3가지를 쓰시오.

03 정답

임금의 공정성 확보, 인력확보 및 인력배치의 합리성 제고, 인력개발의 합리성 제고

해설

직무평가는 직무분석의 결과로 작성된 직무기술서나 직무명세서를 기초로 조직 내 각종 직무의 중요성이나 직무 수행상의 곤란도 등을 비교 평가함으로써 직무 간의 상대적인 가치를 체계적으로 결정하는 과정으로 직무급제도의 기초이다.

제 5 장 권력과 임파워먼트

01 한 개인이 조직 내에서 차지하는 위치로 인해 갖게 되는 공식적인 힘으로 직위에 바탕을 둔 합법적인 권력을 무엇이라고 하는가?

① 영향력
② 권한
③ 준거적 권력
④ 합법적 권력

02 다음 중 권력의 속성이 아닌 것은?

① 본능
② 쌍방성
③ 상대성
④ 강압성

03 다음 중 조직 내의 직위에 따라 그 직위를 가지고 있는 개인에게 부여하는 권력인 조직적 권력에 속하는 것이 아닌 것은?

① 보상적 권력
② 준거적 권력
③ 강압적 권력
④ 합법적 권력

01 권력은 자신의 의지와 뜻을 상대방에게 관철할 수 있는 잠재적, 실제적 힘 또는 능력을 말하며 권한은 한 개인이 조직 내에서 차지하는 공식적인 힘을 말한다. 그러므로 간호관리자 중에는 권한은 있으나 권력은 없는, 혹은 권한은 없으나 권력이 있는 관리자가 있을 수 있으며 권력과 권한을 모두 가진 관리자가 있을 수 있다.

02 권력의 속성은 본능, 쌍방성, 상대성, 가변성 4가지이다.

03 조직적 권력에는 보상적 권력, 강압적 권력, 합법적 권력이 속한다. 준거적 권력은 개인적 권력이다.

정답 01 ② 02 ④ 03 ②

04 **권력의 반응 중 타인과의 관계를 갖거나 유지하기 위해서 지시에 복종하는 경우를 무엇이라고 하는가?**

① 복종
② 동일화
③ 내면화
④ 준거

04 동일화는 타인과의 관계를 갖거나 유지하기 위해 지시에 복종하는 것으로, 예를 들어 신입사원이 선임관리자의 행동을 그대로 본받으려 하여 입는 옷이나 말투까지 닮으려고 노력하는 것을 말한다.

05 **권력 행사의 전략들 중 타협과 양보 혹은 다른 것과 교환하면서 상대의 허락을 받아내려고 하는 것을 무엇이라고 하는가?**

① 연대와 연고
② 교환
③ 약정과 계약
④ 합법성

05 권력 행사 전략들에는 논리성 확보, 친절한 호소, 연대와 연고, 약정과 계약, 강한 주장, 위협, 교환, 합법성이 있으며, 문제에서 설명하고 있는 것은 약정과 계약을 말한다.

06 **다음 중 괄호에 들어갈 알맞은 말은 무엇인가?**

- 조직이 위기에 처해 있거나 역동적인 환경에 놓여있을 때 조직 혁신을 위해 (　　)에 의한 현장 위주의 관리와 유연성이 필요하다.
- (　　)이(가) 되지 않고 지나치게 집권화될 때 구성원들의 책임의식이 약해지며 책임을 회피하게 된다.

① 임파워먼트
② 권력위임
③ 문제해결
④ 역할수행

06 권력과 위임은 상호불가분의 관계에 있으며 허츠버그 2요인 이론에서도 자신이 맡은 일을 책임지고 수행함으로써 더 많은 책임감, 도전 정신, 성취감을 느끼고 일에 몰입할 수 있다고 하였다.

정답 04 ② 05 ③ 06 ②

07 간호전문직관 형성의 영향 요인 중 조직적 요인이 아닌 것은?

① 간호사 이미지
② 간호근무환경
③ 교육정도
④ 감정노동

07 간호전문직관 형성의 영향요인 중 조직적 요인에는 간호사 이미지, 간호근무환경, 감정노동이 해당하며, 교육정도는 간호전문직관 형성의 영향요인 중 개인적 요인이다.

08 베너(Benner)가 주장한 간호사가 사용하는 6가지 권력에 해당하지 않는 것은?

① 윤리권력
② 변혁적 권력
③ 통합적 권력
④ 치유권력

08 베너는 임상간호 우수성에 대한 연구에서 간호사가 사용하는 6가지 권력을 변혁적 권력, 통합적 권력, 옹호권력, 치유권력, 참여적·긍정적 권력, 문제해결 권력이라고 하였다. 따라서 윤리권력은 해당하지 않는다.

09 다음 중 간호직이 전문직으로서 권력 신장을 하기 위한 방안으로 관련이 없는 것은?

① 새로운 간호이미지 창출
② 자기옹호 기술
③ 개인·조직·사회에 대한 구체적인 기여
④ 출판활동

09 간호직의 전문직으로서의 권력 신장을 위해서는 새로운 간호 이미지 창출과 고유한 지식과 기술의 개발, 자기표현 기술, 개인·조직·사회에 대한 구체적인 기여, 간호와 관련된 정책형성과 의사결정에 참여, 출판활동, 직업개발 등이 있다.

정답 07 ③ 08 ① 09 ②

10 다음 〈보기〉는 무엇에 대해 말하고 있는가?

보기

- 권력의 배분보다 양쪽 모두 권력을 증대시킬 수 있다는 전제하에 조직을 위해 중요한 일을 할 수 있는 힘이나 능력이 있다는 확신을 구성원들에게 심어주는 과정이다.
- 구성원들에게 단지 파워를 주는 것뿐만이 아니라 조직의 규제나 통제에 의해 속박된 파워를 풀어주는 것이다.

① 자기결정력
② 역량감
③ 영향력
④ 임파워먼트

10 〈보기〉는 임파워먼트에 대한 설명이다. 자기결정력이나 역량감, 영향력은 모두 임파워먼트의 구성요소이다.

11 다음 중 킨로우(Kinlaw, 1995)의 임파워먼트 내용에 대한 설명으로 틀린 것은?

① 최대한 아래로 조직 내의 의사결정권을 내려보내는 것
② 문제에 가장 가까이 있는 사람에게 문제해결력을 부여하는 것
③ 팀의 자율통제를 가능케 하는 것
④ 구성원이 올바른 일을 하도록 신뢰하는 것

11 임파워먼트는 팀이 자율관리가 가능하도록 하는 것이지 자율통제가 가능하도록 하는 것은 아니다.

12 간호관리자의 임파워먼트 실천 전략과 관련이 없는 것은?

① 정보공개
② 참여유도
③ 외적 보상
④ 개인적 관심 증대

12 간호관리자의 임파워먼트 실천전략으로는 정보공개, 참여유도, 혁신활동 지원, 책임부여, 내적 보상제공, 개인적 관심 증대가 있다. 외적 보상은 부가적으로 제공하여 내적 동기를 유발할 수 있도록 하는 것이다.

정답 10 ④ 11 ③ 12 ③

주관식 문제

01 간호전문직 특성을 4가지 이상 쓰시오.

02 간호전문직관의 구성요소를 4가지 이상 쓰시오.

03 임파워먼트 유형을 개인 · 집단 · 조직 수준에서 서술하시오.

01 **정답**
간호교육체계, 간호자격체계, 간호의 이타성, 확고한 간호의 윤리강령, 간호협회활동

해설
간호는 특화된 지식체계가 있으며 자격으로 면허제도가 있다. 간호는 확고한 근거에 기반한 실무가 이루어지며 돌봄이라는 간호의 본질을 통해 이타성을 확보하고 있다. 간호전문직은 확고한 윤리강령이 있으며 직업에 대한 오랜 사회화 과정과 자율성을 간호협회활동으로 설명할 수 있다.

02 **정답**
간호사로서의 신념, 간호업무에 대한 실무능력, 직업에 대한 전문성, 간호사의 자율성, 직업에 대한 정체성

해설
간호사로서 간호전문직관을 가졌다는 것은 간호사는 서로의 업무수행능력에 대해 알고 간호사의 사회적 지위가 높은 편이라는 생각을 해야 한다. 맡은 바 임무를 잘 수행해야 하고 간호직이 어떤 전문직보다 사회에서 필요한 직업이라고 생각한다. 간호전문직 단체를 회원들이 지원하고 높은 이상적 태도를 가지며 간호를 전문지식과 기술을 가진 전문가만이 할 수 있는 일이라고 여긴다.

03 **정답**
① 개인 수준 – 전문직 역량을 향상시키고 자기효능감과 책임감, 문제해결능력을 기대함
② 집단 수준 – 임파워링이 된 집단은 효과적인 팀워크를 발휘하고 개방적인 의사소통을 하며 사기가 증대됨
③ 조직 수준 – 학습조직으로 변화하고 긍정적 조직문화의 형성이 나타남

해설
임파워먼트의 유형은 개인 · 집단 · 조직 수준의 임파워먼트, 구조적 임파워먼트와 심리적 임파워먼트, 현장실무에서의 임파워먼트로 나누어 설명할 수 있다.

제 6 장 | 의사결정

□□
01 둘 이상의 문제해결 대안 중에서 의사결정자가 목적을 달성하는 데 가장 좋은 대안이라고 생각되는 것을 선택하는 행위를 무엇이라고 하는가?

① 비판적 사고 ② 의사결정
③ 창의성 ④ 인지적 과정

01 의사결정은 어떤 결정안에 이르는 사고 및 행동과정으로서, 조직에서 관리자는 물론 조직구성원들 모두가 수행하는 일상적이고 필수적인 활동을 말한다.

□□
02 간호과정을 통한 비판적 사고의 기술들이 잘못 연결된 것은?

① 사정 : 관찰하기, 자료 분류하기
② 진단 : 일반화하기, 가정하기
③ 계획 : 평가기준개발, 어떤 상황에서 다른 상황으로 지식 전달하기
④ 평가 : 가설이 맞는지를 결정하기, 기준에 근거한 평가 내리기

02 일반화하기, 가정하기는 계획과정이다. 진단에 해당하는 비판적 사고의 기술은 양식과 관계 짓기, 추론하기, 문제 표명하기, 판단 연기하기이다.

□□
03 다음 중 창의성의 4가지 단계에 대한 설명으로 틀린 것은?

① 준비 : 먼저 상황을 이해할 수 있는 필수적인 정보들을 획득한다.
② 배양 : 선호하는 해결책을 개발한다.
③ 검증 : 한번 해결책이 시행되면 효율성을 평가한다.
④ 통찰 : 해결책이 생기지 않고 숙고의 시간을 지나고 나면 해결책이 종종 나타난다.

03 배양은 모든 정보를 모으고 해결책을 정하기 전에 많은 시간을 가지도록 하는 것이다. 선호하는 해결책을 개발하는 것은 준비에서 필수적인 정보를 획득하는 과정이다.

정답 01 ② 02 ② 03 ②

04 다음 의사결정의 유형 중에서 문제의 적용수준에 따른 유형으로서 장기계획을 수립하기 위한 조직의 최고 의사결정자가 수행하는 의사결정을 무엇이라고 하는가?

① 관리적 의사결정
② 운영적 의사결정
③ 전략적 의사결정
④ 정형적 의사결정

04 의사결정의 유형 중에서 문제 적용수준에 따른 유형에는 전략적 의사결정, 관리적 의사결정, 운영적 의사결정이 있다. 이 중 전략적 의사결정은 장기계획을 수립하기 위해 조직의 최고 의사결정자가 수행하는 의사결정으로 대부분 비정형적이고 비구조적인 의사결정이다.

05 다음 의사결정의 기본 모형 중 합리적인 접근에서 자신의 신념, 가치, 규범, 의지, 신조와 부합될 때 합리적이라고 판단하는 것은 무엇인가?

① 실용적 합리성
② 가치적 합리성
③ 객관적 합리성
④ 주관적 합리성

05 의사결정의 기본 모형 중 합리적인 접근에는 실용적 합리성과 가치적 합리성, 객관적 합리성과 주관적 합리성, 제한된 합리성이 있다. 자신의 신념이나 신조와 부합할 때 합리적이라고 판단하는 것은 가치적 합리성이다.

06 조직의 다양한 의사결정 방식에서 의사결정은 많은 관리자가 관여하게 되며 최종적 선택은 이들 관리자의 연합인 세력집단에 의해 행해진다고 보는 모형은 무엇인가?

① 경영과학적 모형
② 쓰레기통 모형
③ 점진적 모형
④ 카네기 모형

06 카네기 모형에서는 조직에서의 최종적 의사결정이 세력집단에 의해 행해진다고 보았으며, 세력집단은 조직의 이해관계자 집단으로서 문제해결과 대안선택에 다각도로 영향을 미치는 집단들의 모임이다.

정답 04 ③ 05 ② 06 ④

□□
07 다음 모형 선택의 적합성 분석에 대한 조직의 의사결정 모형이 잘못 연결된 것은?

① 상황 Ⅰ : 문제인식에 대한 의견일치가 이루어졌으며 해결방안에 대한 합의도 이루어진 상태 - 경영과학적 모형
② 상황 Ⅱ : 해결방안은 많지만 문제의 본질을 이해하고 정의하는 데 있어 의견일치를 보지 못해 교섭과 타협이 필요한 상태 - 변증법적 모형
③ 상황 Ⅲ : 경영진들 간에는 문제의 본질에 대한 일치된 생각이 있으나 해결책을 찾지 못하는 경우 - 점진적 모형
④ 상황 Ⅳ : 문제의 본질에 대한 의견일치나 해결방안에 대한 합의가 모두 불확실한 상황 - 쓰레기통 모형

07 상황 Ⅱ의 경우 카네기 모형의 의사결정 방식을 채택한다.

□□
08 의사결정의 행동유형 중에서 장기적인 관점에서 여러 가지 대안들을 검토하면서 기존의 틀에서 벗어난 창조적이고 혁신적인 결정을 많이 하는 행동유형은 무엇인가?

① 단순형
② 분석형
③ 개념형
④ 행동형

08 의사결정의 행동유형은 단순형, 분석형, 개념형, 행동형의 4가지로 나뉜다. 개념형은 사교적인 방식이나 인간관계로 해결하며 정서적, 예술적으로 접근하는 방식이다.

□□
09 개인의 의사결정에 영향을 주는 것으로 어떤 사람, 사물 또는 사건에 대해서 각 개인이 머릿속에 과거로부터 형성해 놓은 의미체계를 무엇이라고 하는가?

① 인지구조
② 창의력
③ 정보처리능력
④ 가치관

09 인지구조는 각 개인이 과거로부터 형성해 놓은 의미체계로, 개인이 어떤 문제에 대해 개념화하고 판단하여 선택하는 데 영향을 준다.

정답 07 ② 08 ③ 09 ①

10 집단 의사결정의 문제점 중에서 개인이 집단에 들어오기 전에 가졌던 경향성이 집단에 들어온 후 더욱 강하고 확고하게 변질되는 현상을 무엇이라고 하는가?

① 집단사고
② 집단이동
③ 애쉬효과
④ 로스구이 현상

10 집단이동은 약한 찬성이나 반대의 의견을 가졌던 사람들이 집단에 소속되면서 적극적인 찬성이나 반대 방향으로 이동하는 것이다.

11 효과적인 의사결정 기법 중에서 조직구성원들 상호 간의 대화나 토론 없이 각자 서면으로 아이디어를 제출하고 토론 후 표결로 의사를 결정하는 기법을 무엇이라고 하는가?

① 브레인스토밍
② 명목집단법
③ 델파이법
④ 변증법적 토의

11 명목집단법은 조직구성원들 상호 간 대화나 토론 없이 독립적으로 자신의 의견을 제시할 수 있어 타인의 영향력을 줄일 수 있다.

12 의사결정과정에서 일반적인 대안의 평가기준이 아닌 것은?

① 목표달성에 대한 기여도
② 실행가능성
③ 효율성 혹은 효과성
④ 과감성

12 의사결정과정에서 여러 기준에 따라 가장 적절하다고 평가된 대안을 선택하며, 일반적인 대안의 평가기준은 목표달성에 대한 기여도, 실행가능성, 효율성 혹은 효과성, 위험성을 들 수 있다.

정답 10 ② 11 ② 12 ④

주관식 문제

01 조직의 다양한 의사결정 방식 중 쓰레기통 모형에서 보는 오늘날의 조직 의사결정 상황에 대해 쓰시오.

01 **정답**
우선순위의 불명확성, 문제해결에 대한 지식과 경험 부족, 임시적 결정자들

해설
쓰레기통 모형은 현재 조직환경이 급변하고 있기 때문에 조직들이 전형적인 의사결정 단계를 거쳐 의사결정을 하는 것이 아니라 중구난방식의 결정을 하고 있다고 보는 것이다. 올슨(J. Olson, 1971)은 조직의 의사결정이 비합리적으로 이루어진다고 주장하면서 조직이 거의 무정부 상태라고 주장하였다. 쓰레기통 모형에서 보는 오늘날의 조직 의사결정 상황은 개인과 조직의 목표가 상이하여 우선순위가 결정되지 않은 대안들이 널려있고 목표달성을 위한 접근방식이나 대안정보 수집방안을 모르며 의사결정자들의 교체나 이동이 빈번하여 차분하게 문제를 해결할 수 있는 시간적인 여유를 갖지 못한다고 보았다.

02 합리적인 의사결정과 의사결정 모형을 선택할 때 확인해야 할 3가지를 쓰시오.

02 **정답**
문제의 본질에 대한 인식수준, 해결방안에 대한 의견일치, 모형 선택의 적합성 분석

해설
합리적인 의사결정과 적정한 모형의 선택에서 가장 중요한 것은 의사결정자들이 문제의 본질을 정확하게 파악하고 있는지의 여부이다. 또 의사결정자들이 문제해결을 위한 대안을 잘 이해하고 실행능력이 충분할 때 가장 좋은 대안을 선택하여 쉽게 해결할 수 있으며, 4가지 상황에 따라 모형 선택의 적합성을 분석해야 한다.

03 애쉬효과에 대해 간략히 서술하시오.

03 정답
애쉬효과는 애쉬 교수의 실험에서 유래된 말로서, 사람들이 심리적으로 다른 사람의 의견을 따라가는 성향이 있다는 것을 말한다.

해설
애쉬 교수의 실험에서 기준선 카드와 비교선 카드 총 12쌍을 보여주며 기준선 카드를 비교선 카드에서 찾도록 했는데, 실험대상자들 중에서 한 번도 틀리지 않고 정답을 말한 사람들은 전체의 20%에 불과했다.

제 7 장 의사소통

□□
01 **의사소통의 구성요소에 관한 설명 중 괄호 속에 들어갈 말로 적절한 것은?**

> • (　　)란 부호화된 메시지를 어떤 경로로 수신자에게 전달하느냐는 문제이다.
> • 전달 내용에 따라 적절한 (　　)를 선택해야 정확하고 효과적인 의사소통이 가능하다.

① 전달자
② 전달매체
③ 전달내용
④ 수신자

01 전달매체는 부호화된 메시지를 어떤 경로로 수신자에게 전달하느냐의 문제이며, 매체에는 직접 대면, 전화, 집단토의, 팩시밀리, 메모, 규정집, 이메일, 비디오, 각종 보고자료, 화상회의 등이 포함된다.

□□
02 **다음 중 의사소통의 원칙에 대한 설명으로 틀린 것은?**

① 일관성 : 전달되는 메시지의 내용이 논리적인지를 사전에 충분히 검토해야 한다.
② 명료성 : 전달하고자 하는 내용이 수신자가 쉽고 정확하게 이해할 수 있도록 표시되어야 한다.
③ 적정성 : 필요한 정보는 필요한 시기에 적절하게 입수되어야 한다.
④ 적응성 : 전달내용은 구체적 상황과 시기에 따라 적절히 대응할 수 있도록 융통성과 신축성이 있어야 한다.

02 적정성은 전달하고자 하는 내용이 그 내용과 규모 면에서 적절해야 함을 말한다. 필요한 정보가 필요한 시기에 적절하게 입수되어야 한다는 것은 적시성을 말한다.

정답 01 ② 02 ③

□□
03 경청의 방법 중 대화자와 청취자가 함께 의미를 구성해 가는 과정에 주안점을 두고 서로 동등하고 공통된 대화에 초점을 두는 것을 무엇이라고 하는가?

① 분석적 듣기
② 대화적 듣기
③ 공감적 듣기
④ 반영적 듣기

03 경청의 방법에는 분석적 듣기, 대화적 듣기, 공감적 듣기가 있다. 대화적 듣기는 대화자와 청취자가 함께 의미를 구성해가는 과정에 주안점을 두고 서로 동등하고 공통된 대화에 초점을 두는 것이다.

□□
04 의사소통의 네트워크 유형 중 공식적인 명령계통과 수직적인 경로를 통해서 정보의 전달이 위아래로만 이루어지는 형태는?

① 사슬형
② Y형
③ 수레바퀴형
④ 완전연결형

04 문제에서 설명하고 있는 네트워크 유형은 사슬형이며, 관료적 조직이나 명령과 권한의 체계가 명확한 공식화가 공식적인 조직에서 사용되는 의사소통 네트워크이다.

□□
05 의사소통 네트워크 유형 중 집단 내에 특정 리더가 있는 것은 아니지만 집단을 대표할 수 있는 인물이 있는 경우에 나타나는 유형은 무엇인가?

① 수레바퀴형
② 완전연결형
③ 사슬형
④ Y형

05 문제에서 설명하는 용어인 Y형은 라인과 스텝의 혼합집단에서 찾아볼 수 있으며 조정자를 통해서만 전체적인 의사소통이 이루어지는 것을 말한다.

정답 03 ② 04 ① 05 ④

06 조직 내에서 이루어지는 공식적 의사소통에 속하지 않는 것은?

① 수직적 의사소통
② 수평적 의사소통
③ 그레이프바인
④ 대각적 의사소통

06 공식적 의사소통에는 수직적, 수평적, 대각적 의사소통이 있으며, 그레이프바인은 비공식적 의사소통에 해당한다.

07 다음 중 공식적 의사소통의 한 방법으로 계층이 서로 다른 개인 또는 부서 간에 이루어지는 의사소통의 형태는 무엇인가?

① 하향적 의사소통
② 상향적 의사소통
③ 수평적 의사소통
④ 대각적 의사소통

07 계층이 서로 다른 개인 또는 부서 간에 이루어지는 의사소통의 형태는 대각적 의사소통이며, 이는 명령계통에 의존하지 않는, 동적인 현대 조직환경의 요구에 부응하기 위해 필요한 의사소통 형태이다.

08 의사소통의 장애요인 중 송신자가 일으키는 문제로 환자가 아무 말이나 마음대로 하게 하나 그에 대한 간호사의 느낌이나 생각을 전혀 말하지 않는 경우는 무엇인가?

① 일치하지 않는 메시지
② 융통성이 없는 의사소통
③ 엄격할 경우
④ 과잉 허용적인 경우

08 구조적 요소에 따른 의사소통 과정의 문제에서 송신자가 일으키는 문제는 일치하지 않는 메시지, 융통성이 없는 의사소통, 엄격할 경우, 과잉 허용적인 경우가 있고, 문제에서 말하고 있는 것은 과잉 허용적인 경우이다.

정답 06 ③ 07 ④ 08 ④

09 구조적 요소에 따른 의사소통 과정의 문제를 설명한 것으로 잘못 연결된 것은?

① 메시지가 일으키는 문제 : 비효과적인 메시지, 불충분한 메시지
② 수신자가 일으키는 문제 : 일치하지 않는 메시지, 엄격할 경우
③ 피드백하는 과정에서의 문제 : 잘못된 정보, 확인의 결핍
④ 맥락의 문제 : 물리적인 세팅의 속박, 정신사회적인 상황의 속박

09 수신자가 일으키는 문제에 해당하는 것은 지각의 착오나 평가의 착오가 있다. 일치하지 않는 메시지나 엄격할 경우는 송신자가 일으키는 문제를 말한다.

10 면담자와 대상자에 따른 의사소통 과정의 문제에서 면담자 측 방해요인이 아닌 것은?

① 의사소통기법의 미숙
② 선입견과 고정관념
③ 과거의 경험과 전이
④ 언어의 장애

10 면담자와 대상자에 따른 의사소통과정의 문제에서 면담자 측 방해요인은 의사소통기법의 미숙, 선입견과 고정관념, 내적 갈등, 평가적이며 판단적인 태도, 다른 직무로부터의 압박, 언어의 장애, 방어적인 태도, 잠재적 의도, 역전이 감정이 있다. 과거의 경험과 전이는 대상자 측 방해요인이다.

11 효율적 의사소통의 기법의 예에서 다음은 무엇에 대해 말하고 있는가?

> 대상자 : "제가 열 살 때 어머니가 돌아가시고 지금까지 혼자 살았거든요…."
> 면담자 : "열 살 때부터 지금까지 혼자 살았다고요?"

① 직면하기
② 재진술하기
③ 관찰한 바를 말하기
④ 인식하고 있음을 알리기

11 해당 내용은 재진술하기에 대한 예이다. 대상자가 이야기한 내용을 다시 한번 반복함으로써 이해한 내용이 맞는지 확인하는 것이다.

정답 09 ② 10 ③ 11 ②

12 효율적 의사소통 기법 중 면담자가 대상자의 느낌이나 생각, 혹은 관찰한 바를 자신의 견해를 섞지 않고 다시 표현해 주는 것을 무엇이라고 하는가?

① 반영하기
② 경청하기
③ 수용하기
④ 개방적 질문하기

12 반영하기는 면담자가 자신의 견해를 섞지 않고 다시 표현해 주는 것으로 느낌반영, 경험반영, 내용반영의 방법이 있다.

13 병원조직과의 의사소통 전략에서 하위직과의 의사소통전략에 대한 설명으로 틀린 것은?

① 지시할 때 언제까지, 누가, 무엇을 어떤 단계로 할지 명확히 한다.
② 부하가 상사에게 부정적인 메시지의 전달은 가급적 피하도록 하고 관계형성과 관계촉진을 위한 용어와 표현을 사용하도록 한다.
③ 지시를 명확히 축약하고 피드백을 통해 지시 내용을 확인하면서 소통한다.
④ 말하는 정보의 배경을 설명해주고 정당성을 입증해준다.

13 하위직과의 효과적인 의사소통전략으로 부하가 상사에게 부정적인 메시지나 긍정적인 메시지를 자유롭게 전달할 수 있도록 해야 한다.

정답 12 ① 13 ②

주관식 문제

01 언어적 의사소통에 대한 설명에서 다음 빈칸을 채우시오.

- (①) : 상대방의 말을 듣기만 하는 것이 아니라 상대방이 전달하고자 하는 말의 내용과 그 내면에 깔려 있는 동기나 정서에도 귀 기울이는 과정이다.
- (②) : 대상자의 말을 듣고 대화의 핵심을 정확하고 알기 쉽게 다시 표현하는 것이다.

01 정답
① 경청
② 반영적 반응

해설
언어적 의사소통 방법에는 구어적인 방법과 문서적인 방법이 있으며, 구어적인 방법에 청취와 경청, 반영적 반응이 있다.

02 비공식적 의사소통에 대한 설명에서 다음 빈칸을 채우시오.

- (①) : 한 사람이 여러 사람에게 전달하는 형태
- (②) : 간호사의 인사이동 즈음하여 발생하는 여러 소문이나 동료 상사에 대한 입바른 평가 혹은 불평 등이 속한다.

02 정답
① 한담형
② 그레이프바인

해설
비공식적 의사소통의 형태로는 단일경로형, 한담형, 확률형, 집단형이 있으며, 여러 소문이나 동료 상사에 대한 입바른 평가 혹은 불평을 그레이프바인이라고 한다.

03 러프트와 잉햄이 제시한 조하리 창에 대해서 쓰고, 각 영역에 대해 설명하시오.

03 정답
조하리 창은 느낌, 행동, 동기의 의식을 기초로 하는 자아의식 모델이며 영역 Ⅰ이 클수록 효과적인 의사소통이 가능해진다.
- 영역 Ⅰ : 공개적인 영역으로서 행동, 느낌, 동기가 자신이나 타인에게 알려진 영역이다.
- 영역 Ⅱ : 맹목적 또는 보이지 않는 영역으로 타인에게 알려졌으나 본인은 알지 못하는 영역이다.
- 영역 Ⅲ : 비공개적 또는 숨겨진 영역으로 본인은 알고 있으나 타인은 알지 못하는 영역이다.
- 영역 Ⅳ : 미지적 또는 아무도 모르는 영역으로 본인이나 타인에게 알려지지 않은 영역이다.

해설
조하리 창은 다른 사람과의 관계 속에서 어떤 성향을 지니는지와 관계 향상을 위해서 어떤 점을 노력해야 하는지 설명하는 이론이다.

04 효율적 의사소통 기법 중 개방적 질문하기에 대해 쓰고 그 예를 한 가지 이상 드시오.

04 정답
개방적 질문하기란 대상자에게 이야기할 수 있는 기회를 제공하는 방법으로, 광범위하고 일반적인 질문을 주는 것이다. 예로는 지난 한 주간 동안 무슨 일이 있었나요? 어떻게 오셨나요? 등과 같이 질문하는 것이 있다.

해설
개방적 질문은 대상자로 하여금 이야기할 수 있는 기회를 제공하며 대상자가 자유로이 반응할 수 있으므로 다양한 반응을 얻을 수 있다.

제 8 장 집단리더로서의 간호사

□□
01 다음 중 집단의 특성에 대한 설명으로 틀린 것은?

① 지속적인 상호작용 : 집단은 정규적이고 지속적인 상호작용을 유지한다.
② 역할 및 규범 : 각기 분담된 역할과 신분을 서로 알고 있어야 한다.
③ 공식집단 : 자신들의 상호작용과 정체성 개념에 바탕을 둔다.
④ 시너지효과 : 집단은 구성원 간의 상호작용으로 시너지효과가 나타난다.

01 비공식적 집단은 자신의 목적을 중심으로 자신들의 상호작용과 정체성 개념에 바탕을 둔 자생적인 집단이다.

□□
02 다음 중 집단의 유형에 대한 설명으로 틀린 것은?

① 공식집단은 조직 내에 지위, 부서, 계층 등을 가지고 형성된 집단으로 조직의 특정한 과업을 수행하기 위해 이루어졌다.
② 공식집단은 명령집단과 이익집단으로 나눈다.
③ 조직 내에서 공식 목표나 과업에 관계없이 자연적으로 형성된 집단으로 조직 전체의 만족보다는 구성원 개개인의 만족을 위하여 구성된 집단을 비공식 집단이라고 한다.
④ 조직 구성원들 간의 연령, 취미, 종교 등 공통된 특성을 바탕으로 구성된 집단을 우호집단이라고 한다.

02 공식집단은 명령집단과 과업집단으로 나뉘며, 비공식집단은 이익집단과 우호집단을 포함한다.

정답 01 ③ 02 ②

□□
03 집단에서 리더의 과업기능 중 과제 혹은 목적을 제안하고 문제를 규명하며 문제해결을 위한 절차 혹은 아이디어를 제안하는 것을 무엇이라고 하는가?

① 구조화　② 명확화
③ 요약　④ 합의확인

03 집단에서 리더의 과업기능에는 구조화, 정보수집, 정보제공, 명확화, 요약, 합의확인이 있으며, 과제와 목적을 제안하고 문제해결을 위한 아이디어를 제안하는 것은 구조화이다.

□□
04 집단행동과 성과의 영향요인에서 집단의 규모가 증가하게 될 때 일어나는 일이 아닌 것은?

① 구성원들 간의 인간적인 교류가 줄어들어 의사소통에 벽이 생기게 된다.
② 상사의 직접적인 통제나 감독의 기회가 줄어들어 이완현상이 나타난다.
③ 사전에 주어진 일정한 투입으로 더 높은 생산성을 올리려면 집단의 규모가 커야 한다.
④ 각 구성원이 의사결정에 참여할 시간이 줄어든다.

04 사전에 주어진 일정한 투입으로 더 높은 생산성을 올리려면 소규모의 집단이 효과적이다.

□□
05 다음 중 집단 구성원의 지위에 대한 설명으로 틀린 것은?

① 지위는 집단에서 한 개인이 차지하는 상대적인 위치나 서열을 말한다.
② 특정 지위를 가진 구성원이 자신이 받을만한 합당한 대우를 받지 못할 때 역할불일치 현상이 발생한다.
③ 구성원의 행동에서 일종의 동기부여가 될 뿐만 아니라 집단 내 구성원의 행동을 이해하는 데 중요한 요소가 된다.
④ 공식적 지위는 조직에서 구성원에게 부여하는 공식적 권력의 정도를 차별화해주는 것으로, 호칭이나 사무실 등이 지위를 상징한다.

05 특정 지위를 가진 구성원이 자신이 받을 만한 합당한 대우를 받지 못한다고 인식할 경우 지위불일치 현상이 발생한다.

정답 03 ① 04 ③ 05 ②

06 역할 수행자에게 전달된 역할에 대한 기대들이 서로 양립할 수 없거나 상충할 때 발생되는 것은 무엇인가?

① 역할기대
② 역할모호성
③ 역할갈등
④ 역할이탈

06 역할이란 어떤 직위를 가진 사람이 해야 할 것으로 기대되는 행위패턴으로 역할기대, 역할모호성, 역할갈등의 용어로 설명할 수 있다. 문제에서 말하고 있는 것은 역할갈등이다.

07 다음 중 집단 의사결정에 대한 설명 중 <u>틀린</u> 것은?

① 문제해결이나 의사결정과정에 집단이 참여할 때 더 높은 질의 의사결정이 내려질 수 있다.
② 결정사항을 이행하는 데 더욱 쉽게 적용가능하다.
③ 다학제적 팀이 의사결정과정에 참여하는 것도 좋은 방법이다.
④ 문제가 다른 분야와 연관이 있을 때 집단적 의사결정 방식을 채택하면 갈등이 증폭된다.

07 문제가 다른 분야와 연관이 있을 때 집단적 의사결정 방식을 채택하면 갈등을 줄일 수 있다.

08 일명 계선 막료조직이라고도 하며, 명령통일의 원칙과 전문화의 원칙을 조화시켜 조직의 대규모화에 대응할 수 있도록 한 조직은 무엇인가?

① 직능 조직
② 라인-스태프 조직
③ 매트릭스 조직
④ 프로젝트 조직

08 라인-스태프 조직은 경영관리기능의 복잡화에 대응하도록 하며 규모화되는 초기상황이나 관리환경이 안정적이고 확실성이 높은 상황에서 효과적인 조직형태이다.

정답 06 ③ 07 ④ 08 ②

09 조직구조의 가장 핵심적인 구조로서 조직이 최대의 성과를 달성하기 위해 해야 할 일을 구성원의 능력에 맞춰 형성시킨 결합체는 무엇인가?

① 매트릭스 조직 ② 프로젝트 조직
③ 직능 조직 ④ 위원회 조직

10 다음 중 미래지향적 조직에 대한 설명으로 틀린 것은?

① 팀 조직은 종전의 부・과제 조직에서 있었던 부서 간, 계층 간의 장벽을 허물고 실무자 간, 담당자와 팀장 간 팀워크를 강조한 조직이다.
② 학습적 조직의 조직적 지식에는 전통적 지식과 묵시적 지식이 있다.
③ 프로세스 조직은 고객의 입장에서 기존의 업무 프로세스를 근본적으로 다시 생각하고 재설계한 조직이다.
④ 네트워크 조직은 조직의 개방성, 슬림화, 수평적 통합, 분권화, 혁신을 통한 경쟁력 향상을 추구한다.

11 효과적인 집단 지도자의 자질에 대한 설명으로 틀린 것은?

① 자기주장 : 적극적인 자기주장과 나 전달법(I-message)을 적절히 활용한다.
② 리더의 객관성 : 정직하고 성실한 모습의 리더는 집단구성원들에게 신뢰를 쌓을 수 있다.
③ 유머 감각 : 유머러스한 리더는 긴장을 해소하고 분쟁을 없애는 데 도움을 준다.
④ 감정 다스리기 : 감정이 불안정한 관리자와 일하는 구성원들은 더 큰 불안을 느끼게 되므로 관리자는 자신의 감정을 다스릴 줄 알아야 한다.

09 직능 조직은 조직구조의 가장 핵심적인 구조로서 그 특성에 따라 기능별 직능 조직과 목적별 직능 조직이 있다.

10 학습 조직의 조직적 지식에는 명시적 지식과 묵시적 지식이 있다.

11 정직하고 성실한 모습을 보이는 리더에 대한 설명은 신뢰성과 관련이 있다.

정답 09 ③ 10 ② 11 ②

12 **집단문제 해결과정에서 문제를 제시할 때의 설명으로 틀린 것은?**

① 상황에 맞는 언어를 사용한다.
② 여러 개의 문제를 구체화한다.
③ 간단명료하게 한다.
④ 필수적인 정보를 나눈다.

12 문제를 제시할 때는 하나의 문제만을 구체화해야 한다.

정답 12 ②

주관식 문제

01 **집단에 대한 설명 중 다음 빈칸에 들어갈 말을 채우시오.**

- (①) : 집단의 구성원들 간에 공유되고 통용되고 있는 행동의 기준이다.
- (②) : 집단 구성원 간에 느끼는 매력과 집단의 구성원으로 남아 있으려는 정도이다.

01 정답
① 집단규범
② 집단응집력

해설
집단규범은 집단의 구성원들 간에 공유되고 있는 행동의 기준으로 집단 구성원에게 집단 내에서 이해의 준거를 제공하며 집단의 목표를 효율적으로 달성하기 위해 통일적 행동을 하도록 한다. 집단 응집력은 집단의 구성원으로 남아 있으려는 정도이다.

02 집단응집력이 증가되는 요인을 3가지 이상 쓰시오.

02 **정답**

집단 목표에 대한 동조, 상호작용의 빈도 증가, 집단에 대한 개인적 배려, 집단 간 경쟁, 호의적인 평가

해설

집단응집력은 집단구성원이 되기 위한 자격조건이 엄격하거나 외부로부터 위협이 존재할 때 집단구성원이 오랜 시간 함께 일할 때, 집단이 과거에 높은 성과를 낸 경험이 있을 때, 집단의 크기가 작을 때 높아진다.

03 위원회 조직이 효과적인 경우에 대해 쓰시오.

03 **정답**

① 원만한 의사결정을 위해 광범위한 경험과 배경이 있는 사람들을 한 곳에 모아 논의하는 것이 바람직할 때
② 의사결정의 결과에 의해 영향을 받을 사람들의 대표자도 참석시킬 때
③ 부담을 분산시킬 필요가 있을 때
④ 어느 한 개인이 조직을 이끌어갈 준비가 되지 않은 관리상의 과도기인 경우

해설

위원회 조직은 조직의 문제를 처리하는데 개인의 경험과 능력을 결합, 기능적인 면을 초월하여 구성된 구조를 말하며 조직의 각 계층에서 관련된 개인들을 선출하여 위원으로 정하여 활동하는 것을 말하기 때문에 정기적 또는 비정기적 모임을 갖고 문제에 대한 분석이나 충고 및 조언, 최종적인 결정을 내리게 된다.

제 9 장 갈등관리

01 갈등에 대한 관점에 따라 갈등 관리 방법이 달라진다. 갈등에 대한 관점은 전통적 관점, 행동과학적 관점, 현대적 관점으로 나뉜다. 전통적 관점은 갈등은 가능한 한 피해야 하는 것이며 갈등상황을 예방하기 위한 노력을 기울인다.

02 감정갈등은 감정이 양립할 수 없는 상황에서 나타나는 갈등이다.

정답 01 ② 02 ③

01 갈등의 여러 관점 중에서 갈등이 조직 내에서 파괴와 비능률을 가져오기 때문에 가능하면 피해야 하며 갈등상황이 생기면 곧 해결해야 한다고 보는 관점은 무엇인가?

① 행동과학적 관점
② 전통적 관점
③ 현대적 관점
④ 수직적 관점

02 다음 중 갈등의 유형에 대한 설명으로 <u>틀린</u> 것은?

① 목표갈등 : 두 개 이상의 상이한 목표를 추구할 때 어느 목표를 추구해야 할지를 선택하는 과정에서 발생하는 갈등이다.
② 인지갈등 : 아이디어 또는 사고가 양립할 수 없을 것으로 지각되는 상황에서 나타나는 갈등이다.
③ 감정갈등 : 행동이 양립할 수 없는 상황에서 일어나는 갈등이다.
④ 행동갈등 : 어떤 개인이나 집단이 다른 사람이 수용할 수 없는 모욕적인 말이나 행동을 할 때 발생한다.

03 개인 내 갈등에서 개인이 설정한 목표가 서로 상충되거나 경쟁관계에 놓일 때 갈등이 유발된다. 어떤 목표가 긍정적인 속성과 부정적인 속성을 동시에 지니고 있을 때 발생하는 갈등을 무엇이라고 하는가?

① 접근-접근 갈등
② 회피-회피 갈등
③ 목표-회피 갈등
④ 접근-회피 갈등

03 개인 내 갈등에서 어떤 목표가 긍정적인 속성과 부정적인 속성을 동시에 지닐 때 접근-회피 갈등이 발생하게 된다.

04 한 조직 내에 있는 두 개 이상의 집단이 서로 유사한 기능을 가지거나 업무 영역에 중복이 존재할 때 발생하는 갈등은?

① 역할갈등
② 경쟁적 갈등
③ 기능적 갈등
④ 라인-스태프 갈등

04 한 조직 내에서 서로 기능이 다른 두 개 이상의 집단이 각자의 과업을 수행하는 과정에서 다른 집단의 간섭이나 방해를 받았을 때 발생하는 갈등이 기능적 갈등이며, 집단이 서로 유사한 기능을 가지거나 업무가 중복될 때는 경쟁적 갈등이 발생한다.

05 갈등의 발전과정 중에서 당사자 간의 대립이나 불화가 현실적으로 표면화되는 단계는 어떤 단계인가?

① 원인발생 단계
② 갈등인지 단계
③ 해결의도 단계
④ 해결행동 단계

05 갈등의 발전과정의 단계는 원인발생 → 갈등인지 → 해결의도 → 해결행동의 단계로 이루어진다. 문제에서 설명하고 있는 갈등인지 단계는 갈등원인을 인지하게 되어 불쾌감이나 적대감을 느끼게 되는 단계로, 당사자 간의 대립이나 불화가 현실적으로 표면화되는 단계이다.

정답 03 ④ 04 ② 05 ②

06 개인 간 갈등의 원인 중 업무적 요인에 의한 갈등의 원인이 아닌 것은?

① 공동 책임의 업무
② 무리한 업무 마감
③ 산만한 의사결정
④ 중복된 업무

07 다음 중 집단 간 갈등의 원인에 대해 잘못 서술된 것은?

① 업무흐름의 상호의존성 : 두 집단이 각각의 목표를 달성하는데 상호 간에 정보제공이나 협력 행위를 필요로 하는 정도를 말한다.
② 권력, 지위의 불균형 : 부서나 업무 단위 간의 권력과 지위 차이에 대한 인식이 갈등을 유발한다.
③ 가치의 차이 : 각 집단이 지향하는 가치의 차이에 의해서도 집단 간의 갈등이 발생할 수 있다.
④ 영역 모호성 : 의료조직의 규모가 비대해지면서 지나치게 많은 부서나 팀이 만들어지는 것과 관련된다.

08 의료보건조직의 갈등과정 모델에서 갈등 증가 상황에 대한 설명으로 틀린 것은?

① 양립 불가능한 목표 : 보건의료조직의 공통 목표가 비용-효과적인 방법으로 환자 간호의 질을 제공하는 것이라도 갈등은 불가피하다.
② 역할갈등 : 역할은 행동과 태도에 관한 다른 사람의 기대로 정의되며 역할은 하나 또는 그 이상의 사람 책임이 애매하거나 중복되는 때에 불명확해진다.
③ 구조적 갈등 : 의료보건조직은 한정된 외적 자원에 대해 경쟁한다.
④ 가치관과 신념 : 가치관과 신념, 경험의 차이 때문에 의료진과 간호사 간, 간호사와 경영자 간의 갈등이 나타난다.

06 개인 간 갈등의 원인은 개인적 요인, 업무적 요인, 조직적 요인 3가지가 있으며, 업무적 요인에는 공동 책임의 업무, 무리한 업무 마감, 시간적 압박, 애매한 업무처리 기준, 중복된 업무 등이 있다. 산만한 의사결정은 조직적 요인에 해당한다.

07 집단 간 갈등의 원인으로는 업무흐름의 상호의존성, 영역 모호성, 권력, 지위의 불균형, 가치의 차이, 자원의 부족과 분배의 불일치, 부문화의 정도와 관련있다. 영역 모호성은 역할 수행에 있어서 목표나 과업 또는 책임이 명확하지 않은 상태를 의미한다.

08 의료보건조직의 갈등 증가 상황은 양립 불가능한 목표, 역할갈등, 구조적 갈등, 자원에 대한 경쟁, 가치관과 신념 등이 있다. 구조적 갈등은 구조화된 관계 즉, 부하와 상관, 동료 간에 부족한 의사소통, 자원 경쟁, 매우 다른 관심, 지각이나 태도의 공유부족 때문에 갈등이 촉발되는 것을 말한다.

정답 06 ③ 07 ④ 08 ③

09 다음 중 갈등의 폐해로서 집단 내적 변화가 아닌 것은?

① 독재적 리더십의 조장
② 획일성의 강조
③ 비방과 모함
④ 감시와 경계

09 갈등의 폐해에는 집단의 내적 변화와 외적 변화가 있다. 집단 내적 변화로는 독재적 리더십의 조장, 과업주도형 리더 출현, 획일성의 강조, 공식화, 비방과 모함이 있다. 감시와 경계는 집단 외적 변화에 해당한다.

10 존슨과 존슨, 토마스와 킬만의 갈등해결 모델 중에서 자신의 요구나 목표, 관심사를 즉각적으로 부정하지 않고 다른 사람들도 돕지 않기 때문에 자기주장이 거의 없는 것을 무엇이라고 하는가?

① 회피
② 조정
③ 경쟁
④ 협력

10 존슨과 존슨, 토마스와 킬만의 갈등해결 모델에는 회피, 조정, 경쟁, 협상과 타협, 협력이 있다. 회피는 문제의 서술된 내용과 더불어 더 좋은 시기가 될 때까지 문제를 전략적으로 피하거나 연기하는 것을 말한다.

11 집단 갈등의 해결 방법 중 예산의 증액이나 간호사의 증원, 승진기회의 확대와 관련 있는 것은?

① 대면을 통한 문제해결
② 상위목표의 설정
③ 자원의 확충
④ 제도화

11 집단 갈등을 해결하는 방법에는 대면을 통한 문제해결, 상위목표의 설정, 자원의 확충, 제도화, 권한 사용, 의사소통의 활성화, 조직구조의 혁신이 있다. 자원의 확충은 집단 간 갈등이 자원의 제한성 때문에 발생하는 것으로 보고 자원의 공급과 분배를 늘려 집단 간의 과도한 경쟁을 감소시키는 것을 말한다.

정답 09 ④ 10 ① 11 ③

12 갈등을 예방하고 해결하는 장기적인 전략으로 잘못된 것은?

① 다루기 어려운 문제가 발생했을 때는 시간을 두고 본다.
② 방어나 반동 작용을 유발하는 행위를 피한다.
③ 실패를 의미하는 비언어적 의사소통을 관찰한다.
④ 타인의 말을 경청한다.

12 다루기 어려운 문제가 발생했을 때 바로 해결해야 하고 긴장이 고조될 때까지 중재를 미루지 않도록 한다.

주관식 문제

01 허스트와 키니의 갈등 과정을 쓰시오.

01 정답
좌절 → 개념화 → 행위 → 결과

해설
허스트와 키니는 갈등의 과정을 좌절 → 개념화 → 행위 → 결과로 서술했다.
개인이나 집단에서 목표가 차단되면 좌절을 느끼게 되고 갈등이 발생한다. 갈등 발생에 대해 개인은 개인적인 해석을 하며 이를 개념화라고 한다. 개념화는 목적, 전략, 계획 및 행동으로 표출되며 갈등을 해결하기 위한 행위가 이루어진다. 갈등의 결과 생산성과 효율성은 증가나 감소 또는 같은 수준으로 유지될 수 있다.

02 개인갈등관리에서 루블(Ruble)과 토마스(K.W Thomas)의 갈등해결방법 5가지를 쓰시오.

02 정답
강요, 순응, 타협, 협력, 회피

해설
강요는 상대방을 압도함으로써 자기 주장을 관철시키는 것이며, 순응은 상대방의 주장을 수용하는 것이다. 타협은 상호양보이며, 협력은 서로의 관심사를 모두 만족시키는 것이다. 회피는 자신과 상대방의 관심사를 모두 무시하고 갈등현장을 떠나는 것을 말한다.

정답 12 ①

☐☐
03 집단 간 갈등의 역기능을 쓰시오.

03 정답
집단 응집력 증가, 독재적 리더의 출현, 과업 지향성 강화, 집단의식 고조, 부정적인 태도와 적대감, 집단 간 의사소통의 감소

해설
집단 간 갈등이 발생할 경우 다른 집단에 대해 자기 집단의 지위와 구성원의 긍지에 대한 공동 위협으로 인식되기 때문에 구성원 간의 결속력이 강화되며 위기 상황에 공동으로 대처하기 위해 구성원들이 더 강인한 리더를 원하게 된다. 아울러 다른 집단의 도전과 위협에 대처하기 위해 과업 중심적인 분위기가 조성되기 쉬우며 지나친 집단의식으로 집단구성원들이 왜곡된 인식을 갖게 된다. 경쟁 집단에 대한 편견이 커져서 부정적인 태도와 적대감이 증폭되고 의사소통은 더욱 줄어든다.

☐☐
04 집단의 갈등을 조장할 수 있는 방법을 3가지 이상 쓰시오.

04 정답
외부인사의 영입, 조직 구조의 변화, 경쟁 심리의 자극, 의사소통의 변화

해설
집단 갈등의 조장방법으로 능력이나 문제해결방법이 다른 외부 인사를 고용함으로써 구성원들에게 자극을 줄 수 있으며 조직 구조의 변화를 통해 성과를 향상시킬 수 있다. 의도적 자극을 통해 경쟁을 유발할 수 있으며 의도적으로 많은 양의 정보를 제공해 갈등을 조장할 수 있다.

제 10 장 변화관리

01 보건의료환경의 변화에 대한 설명으로 옳은 것을 모두 고르시오.

> ㉠ 과학 및 의학 기술의 발달로 평균 수명이 연장되어 노인 인구가 급속도로 증가하고 있다.
> ㉡ 첨단 의학기술의 발달은 복잡한 윤리적 문제를 야기하고 있다.
> ㉢ 대형의료기관의 설립과 기존 의료기관의 대형화는 의료기관의 평준화를 가져왔다.
> ㉣ 의료대상자뿐만 아니라 의료제공자에게도 문화적 다양성이 증가할 것으로 예상된다.

① ㉠, ㉡, ㉢
② ㉠, ㉡, ㉣
③ ㉠, ㉢, ㉣
④ ㉠, ㉡, ㉢, ㉣

01 보건의료환경의 변화는 건강문제 및 대상자의 요구변화, 과학 및 의학기술의 발달, 비용-효과의 강조, 의료문화의 변화에서 나타나고 있다. 특히 막대한 자본력을 바탕으로 첨단 의료시설과 장비를 갖춘 대형의료기관의 설립과 기존 의료기관의 대형화로 인해 의료기관의 경쟁이 심화되고 있다.

02 간호관리자가 변화를 선도하고 관리하기 위한 방법이 아닌 것은?

① 공개적이고 정직하게 변화에 반대하는 직원들과 대화를 나눈다.
② 직원들이 변화에 저항하더라도 지지와 확신을 가진다.
③ 변화에 따른 장애물들인 문제를 해결할 방법을 찾는다.
④ 변화의 가변성을 받아들인다.

02 간호관리자는 변화를 선도하고 관리하기 위해 변화의 불변성을 받아들여야 한다.

정답 01 ② 02 ④

□□
03 **변화와 관련된 이론들에서 레윈(Lewin)이 변화를 위한 3단계 과정으로 제시한 것과 관계가 없는 것은?**

① 해빙
② 변화
③ 진화
④ 재동결

03 레윈은 3단계 변화 모형을 해빙단계, 변화단계, 재동결단계로 제시했다. 그러므로 진화는 해당되지 않는다.

□□
04 **개인이나 의사결정 단위가 혁신에 대한 첫 지식으로부터 새로운 생각을 받아들이거나 거절하는 결정에 대한 확신까지 전해지는지를 자세히 설명하고 있는 것으로, 5단계의 혁신 의사결정과정을 주장한 학자는 누구인가?**

① 헤버락
② 로저
③ 리핏
④ 레윈

04 로저는 변화이론에서 레윈, 리핏, 헤버락보다 더 광범위한 접근법을 채택하면서 변화의 5단계 혁신의사결정과정을 적용하였으며 변화의 가역적 성질을 강조했다.

□□
05 **변화 전략 중 사람들이 사회규범과 가치에 따라서 행동하기 때문에 변화의 주체는 행동의 비인지적인 결정요인들에 집중해야 한다는 전략은 무엇인가?**

① 권력적 – 강제적 전략
② 경험적 – 합리적 전략
③ 규범적 – 재교육적 전략
④ 인지 – 결정 전략

05 변화 전략에는 권력적–강제적 전략, 경험적–합리적 전략(모델), 규범적–재교육적 전략이 있으며, 문제에서 설명하고 있는 것은 규범적–재교육적 전략이다.

정답 03 ③ 04 ② 05 ③

06 다음 중 변화 및 저항 관리방법과 관련 있는 것은?

> A 경영관리자는 새로운 변화를 수용하도록 하기 위해 거짓 소문을 유포하여 사실을 더 매력적으로 보이게 왜곡하고 해로운 정보를 차단하였다.

① 협상　② 포섭
③ 조작　④ 강압적 방법

06 경영관리자는 변화를 수용하도록 하기 위해 조작을 이용할 수 있으며 이는 변화에 대한 저항을 감소시킬 수 있다.

07 다음 중 외부적 변화요인에 대한 설명과 관련된 것은?

> 공기업의 여성 임원 비율을 국가 시책으로 높인다면 시차를 두고 사기업도 이에 맞추어 나가야 한다.

① 사회적 압력
② 경쟁조직의 압력
③ 윤리적 압력
④ 정치적 압력

07 변화요인에는 경쟁조직의 압력, 경제적・정치적・범세계적 압력, 사회적 압력, 윤리적 압력이 있으며 해당 내용은 사회적 압력에 대한 설명이다.

08 조직변화의 유형 중 베니스(Bennis)의 8가지 변화 유형 중에서 일방적 권한 행사를 하면서도 목표는 상호협의적으로 설정하는 것을 무엇이라고 하는가?

① 계획적 변화
② 강압적 변화
③ 교화변화
④ 사회화 변화

08 베니스(W.Bennis, 1964)는 계획적 변화, 교화변화, 교호적 변화, 사회화 변화, 기술적 변화, 강압적 변화, 자연적 변화, 모방적 변화의 8가지 변화 유형을 제시했으며, 권한 행사를 일방적이나 목표를 상호협의적으로 설정하는 것을 교화변화라고 한다.

정답 06 ③ 07 ① 08 ③

□□
09 다음 조직변화의 기법 중에서 조직의 신설 및 폐지, 축소와 확대, 통폐합, 책임 범위의 재조정 등과 관련 있는 접근방법은?

① 구조적 접근방법
② 관리기술적 접근방법
③ 인간행태적 접근방법
④ 과업적 접근방법

09 구조적 접근방법은 조직의 구조적 요인에 치중하여 개혁을 수행하는 방법으로서 조직의 기본 변수가 주된 대상이며 조직의 신설 및 폐지, 축소와 확대, 분권화 추진, 조직 내 절차의 명시 및 세분화 등에 중점을 둔다.

□□
10 간호조직문화의 구성요소를 전체 조직체의 행동에 영향을 주는 조직구성원들의 의식체계를 중심으로 설명할 때 개인에 대한 존중, 창의성에 대한 중요성, 개방적 의사소통, 합의에 대한 중요성을 말하는 의식체계는 무엇인가?

① 인지적 수준
② 가시적 수준
③ 잠재적 수준
④ 인간적 수준

10 간호조직문화의 구성요소는 전체 조직체의 행동에 영향을 주는 조직구성원들의 의식체계를 중심으로 설명할 때 가시적 수준, 인지적 수준, 잠재적 수준의 3가지 수준에서의 의식체계가 작용한다. 해당 내용은 인지적 수준에 대한 설명이다.

□□
11 해리슨의 조직문화 유형 중에서 규칙, 절차, 합법성과 책임, 지위 등을 강조하는 관료적 문화는 무엇인가?

① 권력 지향형
② 역할 지향형
③ 과업 지향형
④ 인간 지향형

11 해리슨은 조직문화의 유형을 권력 지향형, 역할 지향형, 과업 지향형, 인간 지향형으로 제시했으며, 규칙이나 절차, 지위 등을 강조하는 관료적 문화는 역할 지향형을 말한다.

정답 09 ① 10 ① 11 ②

12 간호조직문화 유형에 따른 간호조직문화 전략에는 관계지향문화, 혁신지향문화, 위계지향문화, 업무지향문화가 있다. 교육제공과 동기부여, 자기개발지원, 복지제도확립은 혁신지향문화에 대한 내용이다.

13 조직 유효성 측정방법은 단기기준과 장기기준이 있으며, 단기기준은 생산성이나 업적을 말하며, 장기기준은 조직의 유연성이나 자원의 확보, 적응성, 발전 가능성 등이 속한다.

정답 12 ③ 13 ①

12 다음은 간호조직문화 유형에 따른 간호조직문화 전략 중 무엇에 대한 설명인가?

> 직급과 다양한 요구에 따른 교육제공과 성장을 위한 동기부여, 자기개발에 대한 지원 등 여러 가지 복지제도 확립과 지원이 필요하다.

① 관계지향문화
② 위계지향문화
③ 혁신지향문화
④ 업무지향문화

13 다음 중 조직 유효성에 대한 설명으로 틀린 것은?

① 조직 유효성의 측정방법에는 단기기준과 장기기준이 있으며, 장기기준은 생산성과 업적이다.
② 조직 유효성의 측정변수 중 조직차원의 변수는 효율성, 유연성이 있다.
③ 조직 유효성의 결정요인 중 매개변수는 리더십의 숙련성, 의사소통, 갈등 해소 등을 말한다.
④ 산출변수는 조직의 업적을 나타내는 종속변수이다.

14 다음 중 조직유효성이 높은 조직의 특징에 대한 설명으로 옳은 것을 모두 고르시오.

㉠ 조직구조가 분명하고 목적변화가 적다.
㉡ 목적달성을 위한 관리단계를 최대화하여 조직 내의 알력, 스트레스, 타성을 제거한다.
㉢ 조직구성원의 단결과 소속감을 강화시키는 비공식적인 집단이 있다.
㉣ 조직구조가 리더개발이 용이한 구조로 되어 있다.

① ㉠, ㉡, ㉢
② ㉠, ㉡, ㉣
③ ㉠, ㉢, ㉣
④ ㉠, ㉡, ㉢, ㉣

14 조직유효성이 높은 조직은 목적달성을 위한 관리단계를 최소화하여 조직 내의 알력이나 스트레스, 타성을 제거한다.

15 조직개발의 과정에서 교육훈련, 감수성 훈련, 관리 그리드 등의 여러 가지 조직개발 기법이 적용될 수 있는 과정은?

① 문제진단
② 변화전략 수립
③ 변화집행
④ 피드백

15 조직개발의 과정은 문제진단, 변화전략 수립, 변화집행으로 이루어지며, 변화집행은 시스템의 구조적 변화는 물론 여러 가지 조직개발 기법이 적용될 수 있다.

정답 14 ③ 15 ③

주관식 문제

01 변화의 저항요인으로 개인 수준에서의 저항요인을 4가지 이상 쓰시오.

01 정답
인지적 편차, 선택적 지각, 고용안정에 대한 위협감, 지위손실에 대한 위협감, 무관심한 태도와 안일감

해설
변화의 저항요인 중 개인 수준에서의 저항요인은 개인적인 관리자의 상황지각이나 상황의 원인을 해석하는 것에 영향을 주는 인지적 편차, 자신들에게 혜택이 줄어들 때 더 큰 저항을 보일 수 있는 선택적 지각, 고용안정에 대한 위협, 조직구조나 직무내용 또는 업무환경 변화로 인한 지위손실에 대한 위협감, 권한의 집권화나 업무체계의 관료화 등 현대조직의 특성으로 인해 발생되는 무관심한 태도와 안일감 등이다.

02 계획적 조직변화를 위한 전략에 관한 내용 중 다음 빈칸을 채우시오.

- (①): 사람을 합리적 존재로 생각하며 자신에게 유리한 쪽으로 행동하는 존재로 가정한다.
- (②): 사람을 사회 문화적 규범에 따라 행동하는 존재로 가정하며 사람의 합리성과 논리성을 배제하고 태도나 가치관 같은 요인을 고려한다.

02 정답
① 경험적-합리적 전략
② 규범적-재교육적 전략

해설
계획적 조직변화를 위한 전략에는 경험적-합리적 전략, 규범적-재교육적 전략, 권력-강제적 전략, 동지적 전략, 정책적 전략 등이 있다.

03 파스칼과 아토스, 피터스와 워터맨은 7가지 조직문화의 요소를 제시했다. 이 중 다음과 관련 있는 조직문화의 요소를 각각 쓰시오.

- (①) : 조직의 인력구성과 능력, 전문성, 지각과 태도, 가치관, 욕구와 신념
- (②) : 권한관계와 방침 규정, 구성원들의 역할과 상호관계

03 **정답**
① 구성원
② 구조

해설
파스칼과 아토스, 피터스와 워터맨이 제시한 7가지의 조직문화 요소(7S)는 공유가치, 전략, 구조, 관리시스템, 구성원, 관리기술, 리더십 스타일이다.

04 조직유효성을 평가하는 다양한 접근법에 대한 설명에서 각 설명이 무엇에 관한 것인지 쓰시오.

- (①) : 수단보다는 목적 달성에 의해 조직의 유효성을 측정 평가하는 방법이다. 충족될 전제로 조직이 궁극 목적을 가질 것, 조직 목적은 내용이 명확할 것 등이 있다.
- (②) : 조직을 투입물을 획득하여 변화과정을 거쳐 산출물을 창출해 내는 일종의 시스템으로 보는 것이다. 전제되는 가정은 조직이 상호 관련된 하위 부분들로 구성되었다는 것이다.

04 **정답**
① 목적-달성적 접근법
② 시스템적 접근법

해설
조직 유효성을 평가하는 다양한 접근법에는 목적-달성적 접근법, 시스템적 접근법, 전략-환경요소적 접근법, 경합-가치적 접근법이 있다.

제 11 장 시간관리

□□
01 크로노스와 카이로스를 실생활에 적용한 것 중에서 잘못 연결된 것은?

① 크로노스 : 각각의 일이 얼마나 걸릴지 예측하고 시간을 할당한다.
② 카이로스 : 최상일 때 노력을 최대한 집중한다.
③ 크로노스 : 지금 이 순간에 집중한다.
④ 카이로스 : 언제 시작할지 그 시점을 잘 정한다.

01 지금 이 순간에 집중하는 것은 카이로스, 즉 질적인 시간과 관련 있다.

□□
02 시간관리 매트릭스에서 다음은 어떤 활동과 관련이 있는가?

- 예방, 생산 능력 활동
- 인간관계 구축
- 새로운 기회 발굴
- 중장기 계획, 오락

① 제1상한 활동
② 제2상한 활동
③ 제3상한 활동
④ 제4상한 활동

02 제2상한은 효과적인 자기관리의 심장부로, 급하지 않으나 중요한 사안들이 이 영역에 포함된다.

정답 01 ③ 02 ②

□□
03 다음 중 시간관리 도구의 준거에 대한 설명으로 틀린 것은?

① 일치성 : 시간관리 수첩에 자기사명선언과 자신의 역할들, 장・단기 목표를 기록해야 한다.
② 사람 위주 : 단지 일정만이 아닌 사람 위주의 시간관리 도구가 필요하다.
③ 휴대 가능성 : 시간관리 도구는 휴대 가능하며 항상 가지고 다닐 수 있어야 한다.
④ 균형유지 : 소중하게 생각하는 것들 중에서 우선순위를 매기고 일정을 계획하는 것이 좋다.

03 시간관리 도구의 준거에는 일치성, 균형유지, 제2상한 위주, 사람 위주, 융통성, 휴대 가능성이 있다. 균형유지는 시간관리 도구가 자기 생활에서 균형을 유지하고 여러 가지 역할을 확인하게 하며 잊지 않도록 도와주는 것이어야 함을 의미한다.

□□
04 시간관리 단계에 대한 다음 예시는 무엇과 관련이 있는가?

• 달력과 약속기록부를 활용하는 세대이다.
• 미래를 계획할 수 있도록 앞으로 있을 일과 활동에 대한 스케줄을 작성하는 것이다.

① 제1세대 시간관리
② 제2세대 시간관리
③ 제3세대 시간관리
④ 제4세대 시간관리

04 시간관리의 단계는 총 1, 2, 3, 4단계가 있으며 내용에 해당하는 것은 제2세대의 시간관리이다.

정답 03 ④ 04 ②

05 시간에 비해 이익이 많은 경우라면 중요도나 긴급도가 낮아도 먼저 할 수 있다.

06 시간을 효과적으로 사용하기 위해 집중해서 사용하지 못한 80%의 시간을 계획적으로 사용해야 한다.

정답 05 ③ 06 ④

05 다음 중 시간관리와 우선순위의 결정에 대한 설명으로 옳은 것을 모두 고르시오.

> ㉠ 우선순위를 정할 때 중요한 일부터 수행해 나가는 것이 원칙이다.
> ㉡ 시간에 비해 이익이 많은 경우라도 우선순위를 지키는 것이 중요하다.
> ㉢ 해야 할 일이 너무 많을 때는 20% 정도만 골라서 거기에 집중적으로 시간을 할애한다.
> ㉣ 설정한 목표는 계속해서 다시 조정하고 변경하며 우선순위도 계속 검토하는 것이 필요하다.

① ㉠, ㉡, ㉢
② ㉠, ㉡, ㉣
③ ㉠, ㉢, ㉣
④ ㉠, ㉡, ㉢, ㉣

06 다음 중 파레토 법칙과 시간관리에 대한 설명으로 틀린 것은?

① 전체 원인의 20%가 결과의 80%를 발생시킨다는 개념이다.
② 간호단위 투약 오류 원인의 20%에 해당하는 몇 가지 원인이 전체 투약오류 발생 건수의 80%에 해당한다는 것으로 적용 가능하다.
③ 전체 결과의 80%는 시간의 20%를 집중해서 사용한 결과다.
④ 시간을 효과적으로 사용한다는 것은 시간의 20%를 계획적으로 사용한다는 것이다.

07 시간관리 지침에서 일하는 방법의 개발에 대한 설명으로 틀린 것은?

① 자신의 비전을 시시때때로 생각하고 목표를 시각화한다.
② 마감시간은 각각의 일에 따라 융통성 있게 적용되어야 하므로 미리 설정하지 않는다.
③ 휴식시간을 가진다.
④ 일을 성취할 때마다 자신에게 보상을 해준다.

07 모든 일마다 마감시간을 분명히 정해 놓아야 한다.

08 긴급성과 중요도를 기준으로 업무 우선순위를 결정할 때 다음 중 중요하지만 긴급하지 않은 업무에 해당하는 것은?

① 응급처치
② 전화받기
③ 일상적인 침상보 교체
④ 매일 오전에 수행하는 상처소독

08 응급처치는 긴급하고 중요한 업무이며, 전화받기는 긴급하지만 중요하지 않은 업무일 수 있다. 중요하지도 긴급하지도 않은 업무에 일상적인 침상보 교체가 해당된다.

09 시간낭비의 요소 중 외적 요소에 해당하는 것이 아닌 것은?

① 전화받는 일
② 교통혼잡
③ 서류업무
④ 계획의 결핍

09 시간낭비의 요소는 외적 요소와 내적 요소로 나뉘며, 외적 요소는 외부인과 외부사건에 의한 것으로 통제가 안 되는 것을 말하며, 내적 요소는 심리적인 요인에서 발생하는 것이다. 계획의 결핍은 내적 요인이다.

정답 07 ② 08 ④ 09 ④

□□
10 관리자가 시간관리의 모델로서 역할을 하는 것으로 옳은 것을 모두 고른 것은?

㉠ 관리자는 자신의 가치체계를 이해하고 자신의 시간관리에 영향을 주는 것이 무엇인지 알아야 한다.
㉡ 간호단위의 목표를 달성하기 위해 시간을 어떻게 잘 활용할 수 있는지에 대한 책임을 나눈다.
㉢ 시간을 절약하고 효율적인 방법으로 간호단위의 목표를 성취한다.
㉣ 부하직원들이 시간을 어떻게 사용하기 원하는지 아는 것은 프라이버시 침해다.

① ㉠, ㉡, ㉢
② ㉠, ㉡, ㉣
③ ㉠, ㉢, ㉣
④ ㉠, ㉡, ㉢, ㉣

10 간호 관리자는 조직 기술뿐만 아니라 시간관리 능력을 발달시켜야 하며 이를 위해 자신의 가치체계를 이해하고 간호단위의 목표를 달성하기 위해 시간을 효율적으로 활용해야 한다. 따라서 관리자는 부하직원들이 어떻게 시간을 사용하기를 원하는지도 알아야 한다.

주관식 문제

□□
01 시간 철학에 대한 설명 중 다음 내용에 해당하는 것이 무엇인지 쓰시오.

• (①): 시계와 달력으로 잴 수 있는 모든 단위의 시간을 의미하며 보편적인 시간 개념이다. 양적인 시간의 개념으로 이것을 잘 파악하는 것이 중요하다.
• (②): 질적인 시간을 의미하며 타이밍이 관련 있다.

01 정답
① 크로노스
② 카이로스

해설
시간은 크로노스와 카이로스의 시간으로 이루어져 있으며, 건전한 시간 의식을 기르려면 먼저 크로노스와 카이로스를 분별하는 능력을 길러야 한다.

정답 10 ①

□□
02 좋은 목표의 설정을 SMART로 설명하시오.

02 정답
- S – Specific : 구체적인
- M – Measurable : 측정할 수 있는
- A – Attainable : 얻을 수 있는, 혹은 Achievable : 달성 가능한
- R – Result-oriented : 결과 지향적인
- T – Time-bounded : 시간이 정해져 있는

□□
03 간호단위에서 우선순위에 대한 설명을 참고하여 각 우선순위의 예를 쓰시오.

① 1번째 우선순위 : 생명이 위급한 상황의 업무
② 2번째 우선순위 : 안전에 필수적인 업무
③ 3번째 우선순위 : 증상을 완화하고 치료를 돕는 업무

03 정답
① 1번째 우선순위 : 혈압, 심박동수, 호흡, 소변량의 모니터링
② 2번째 우선순위 : 감염예방, 낙상예방
③ 3번째 우선순위 : 대상자의 통증, 오심 증상 완화

해설
간호사는 효과적인 시간 활용을 위해 우선순위가 높은 일을 먼저 수행해야 하며 생명이 위급한 상황의 업무가 첫 번째, 안전에 필수적인 업무가 두 번째, 증상을 완화하고 치료를 돕는 업무를 세 번째 우선순위로 할 수 있다.

제 12 장 리더십 함양을 위한 전략들

01 스트레스를 유발하는 요인에 대한 설명으로 옳은 것을 모두 고르시오.

> ㉠ 개인의 능력과 욕구가 자신이 수행하고 있는 과정의 요구와 일치하지 않을수록 스트레스를 많이 받는다.
> ㉡ B 유형 사람은 적극적이며 야망이 있고 새로운 목표를 세우며 도전적인 환경을 추구한다.
> ㉢ 개인의 신체적 상태 및 인구학적 특성도 스트레스를 받는 요인이다.
> ㉣ 일상적인 생활에서 갑작스럽거나 중대한 생활의 변화를 경험하면 많은 스트레스를 받는다.

① ㉠, ㉡, ㉢
② ㉠, ㉡, ㉣
③ ㉠, ㉢, ㉣
④ ㉠, ㉡, ㉢, ㉣

01 A 유형 성격을 가진 사람은 적극적이며 야망이 있고 항상 서두르며 끊임없이 경쟁적 노력을 한다. A 유형 간호사는 스트레스로 인한 관상동맥 질환의 발병률이 더 높다.

02 직무스트레스의 요인 중 조직요인이 아닌 것은?

① 조직분위기
② 책임감
③ 인사 정책 및 보상제도
④ 업무환경 및 조건

02 직무스트레스의 요인에는 개인요인, 집단요인, 조직요인이 있다. 조직요인으로는 조직분위기, 기술수준, 경영관리 스타일, 조직구조 및 설계, 인사 정책 및 보상제도, 업무환경 및 조건 등이 해당된다. 책임감은 개인요인이다.

정답 01 ③ 02 ②

03 간호사의 직무스트레스 요인 중 간호직무 관련의 특성과 관련된 요인이 아닌 것은?

① 교대근무와 휴일근무
② 전문적 자율성 부족
③ 의료의 한계에 대한 심리적 부담
④ 불합리한 인사제도

04 다음 중 간호사의 직무스트레스 관리 방안에서 조직 차원의 스트레스 관리 방안이 아닌 것은?

① 간호사 개인의 스트레스 수준 파악과 적정 수준 유지
② 스트레스 수용 능력 개발
③ 직무분석과 직무설계
④ 과도한 요구 감소

05 다음 중 비주장 행동에 대한 설명으로 옳은 것을 모두 고르시오.

ㄱ 자신의 의견, 감정, 권리를 솔직하게 표현하지 못함으로써 타인이 자신의 감정과 권리를 침해하도록 허용하는 행동을 공격적 행동이라고 한다.
ㄴ 소극적 행동을 하는 간호사는 갈등이 생겼을 때 자신의 권리를 포기하며 대화를 회피한다.
ㄷ 공격적 행동의 목적은 상대방을 지배하려는 것이다.
ㄹ 공격적 행동은 다른 사람들과 장기적으로 좋은 인간관계를 형성하기 어렵게 한다.

① ㄱ, ㄴ, ㄷ
② ㄴ, ㄷ, ㄹ
③ ㄱ, ㄴ, ㄹ
④ ㄱ, ㄷ, ㄹ

03 간호사의 직무스트레스 요인 중 직무관련 요인으로는 간호직무의 특성과 관련한 요인과 의료조직과 관련한 요인이 있다. 불합리한 인사제도는 의료조직과 관련된 요인이다.

04 간호사의 직무스트레스 관리 중 조직 차원의 스트레스 관리 방안으로는 간호사 개인의 스트레스 수준 파악과 적정 수준 유지, 스트레스 수용능력 개발, 직무분석과 직무설계가 있다. 과도한 요구 감소는 개인 차원의 스트레스 관리 방안과 관련 있다.

05 자신의 의견, 감정, 권리를 솔직하게 표현하지 못함으로써 타인이 자신의 감정과 권리를 침해하도록 허용하는 행동은 소극적 행동이다.

정답 03 ④ 04 ④ 05 ②

06 다음 중 주장행동을 삼가야 할 상황으로 <u>틀린</u> 것은?

① 주장행동을 하기에는 모험이 너무 크거나 주장행동을 해도 얻는 것이 별로 없을 때
② 상대방이 개인적 문제로 어려움을 겪고 있거나 매우 예민해 있어서 지지가 필요한 경우
③ 나의 감정이 극도로 상해 있어서 상대방을 공격할 것 같은 경우
④ 상대방에게 불만을 직접 표현하지 못하고 다른 사람에게 말하게 될 때

06 ①, ②, ③은 주장행동을 삼가야 할 상황이며, ④는 주장행동을 해야 할 경우이다.

07 다음 중 나-전달법에 대한 설명으로 <u>틀린</u> 것은?

① 나-전달법은 자신의 말이 진리인 것처럼 말하지 않고 단지 자신의 입장에서 말하는 것이다.
② 자신의 말에 대해 상대방이 가질 수 있는 생각이나 느낌을 사전에 말해주는 것을 이유 설명이라고 한다.
③ 서로의 입장이 다르면 타협해 보려고 노력한다.
④ '너는 ~해서는 안 된다', '당신은 ~을 하시오' 등과 같이 말하는 것은 너-전달법이다.

07 자신의 말에 대해 상대방이 가질 수 있는 생각이나 느낌을 사전에 말해주는 것을 감정예견이라고 한다.

08 다음 중 비언어적 주장행동에 대해 설명한 것으로 <u>틀린</u> 것은?

① 말할 때 상대방과 되도록 가까운 거리를 유지하는 것이 중요하다.
② 중얼거림 없이 또렷하게 말할 때 상대방이 받아들일 수 있는 가능성이 커진다.
③ 말하기 전에 주저하지 않고 말하는 도중에 서두르지 않는다.
④ 음성이 지나치게 크면 공격적 행동이 된다.

08 비언어적 주장행동에는 음성적 요소, 체언적 요소가 있다. 음성적 요소에는 단호하고도 또렷한 음성으로 말하기, 생동감 있는 자연스러운 억양, 적당한 목소리 크기가 해당되며 체언적 요소에는 거리유지, 주저하거나 서두르지 않기, 시선접촉, 내용과 일치하는 표정과 몸짓, 자연스러운 자세와 몸짓이 포함된다.
거리유지는 되도록 가까운 것이 아니라 적절한 거리(50~100cm)를 유지해야 한다.

정답 06 ④ 07 ② 08 ①

09 간호직 수행의 인간관계 관리에서 다음 내용과 관련이 있는 것은 무엇인가?

- 건강문제의 해결이라는 특별한 목적을 가진 관계이다.
- 서로에게 학습경험이 되며 지지해주는 관계, 즉 조력관계가 되어야 한다.

① 동료 간의 관계
② 수간호사–간호사 간의 관계
③ 간호사–대상자 간의 관계
④ 간호사–의사와의 관계

09 간호사와 간호대상자의 관계는 건강문제의 해결이라는 특별한 목적을 가진 관계로서, 한 사람은 다른 사람의 불편을 덜어주는 능력을 갖춘 전문적 요원이며, 다른 한 사람은 질병상태로부터 건강을 회복하고자 하는 사람으로서, 서로 조력관계이다.

10 문제직원 관리의 진행단계에서 규칙을 위반한 행동을 한 간호사에게 구두 견책을 한 이후 잘못이 수정되지 않고 반복될 때 시행할 수 있는 것은 무엇인가?

① 면담
② 정직처분
③ 해고
④ 서면 견책

10 문제직원 관리의 진행단계는 면담 → 구두 견책 → 서면 견책 → 정직처분 → 해고이다. 즉, 구두 견책이 이루어지고 난 이후에도 잘못된 행동이 반복될 시에는 서면 견책의 방법을 쓴다.

정답 09 ③ 10 ④

주관식 문제

01 다음은 간호사의 직무스트레스 관리로 개인 차원에서의 스트레스 관리방안이다. 무엇에 대해 서술하고 있는지 각각 쓰시오.

- (①) : 자신이 한계를 가지고 있고 실수할 수도 있다는 사실을 받아들이고 자신을 긍정적으로 생각하면 많은 스트레스를 감소시킬 수 있다.
- (②) : 친구나 가족이 보여주는 진정한 걱정, 존경, 관심은 스트레스 사건에 대한 반응이나 해석을 조정하여 질병 발생에 관한 완충작용을 한다.

02 주장행동이 무엇인지 쓰고, 주장행동을 삼가야 할 상황을 두 가지 이상 쓰시오.

01 정답
① 긍정적 자기 지각
② 사회적 지지 추구

해설
간호사의 직무스트레스 관리로서 개인 차원의 관리방안은 스트레스 수용하기, 스트레스에 대한 자기인식의 확대, 신체돌보기, 완전히 벗어나기, 긍정적 자기지각, 사회적 지지추구, 과도한 요구 감소, 변화에 대한 계획이 있다.

02 정답
① 주장행동은 의사소통과정에서 상대방의 권리를 침해하거나 상대방에게 불쾌감을 주지 않으면서 자신의 권리, 욕구, 의견, 생각, 느낌 등을 솔직하게 나타내는 행동이다.
② 주장행동을 하기에는 모험이 너무 클 때, 주장행동을 해도 얻는 것이 별로 없을 때, 상대방이 개인적인 문제로 어려움을 겪고 있거나 매우 예민해져 있어서 지지가 필요한 경우, 내가 극도로 감정이 상해 있어서 상대방을 공격할 것 같은 경우

해설
주장행동은 자신의 욕구나 권리를 자유롭게 직접적으로 표현할 뿐 아니라 타인의 권리 또한 존중할 수 있다. 간호사는 다양한 인간과 복잡한 상호작용을 통해서 업무를 수행하기 때문에 효과적인 의사소통과 적극적인 자기주장이 필수적이다. 그러나 주장행동을 삼가야 할 상황도 존재한다.

□□
03 **직원 훈육의 효과 3가지를 쓰시오.**

03 정답
예방효과, 개선효과, 처벌효과

해설
직원 훈육은 직원이 조직의 규칙이나 규정을 준수하도록 교육하고 이를 위반하지 않도록 통제하며 기대에 어긋나는 직원을 징계하는 인적자원관리의 한 형태이다.

제 13 장 간호단위 관리

01 낙상고위험군에 대한 간호기록은 매 근무조마다 1회 이상 하는 것을 권장한다.

02 ①은 열성 화상에 대한 설명이다. 전기적 화상은 전류에 감전되어 조직 손상을 입히는 화상을 말한다.

정답 01 ③ 02 ①

□□
01 안전한 환경을 위한 낙상예방활동으로 옳은 것을 모두 고른 것은?

> ㉠ 입원환자를 대상으로 낙상위험군 사정도구를 이용하여 낙상위험을 사정하고 기록한다.
> ㉡ 낙상고위험군에 대한 간호기록은 매일 1회 이상 하는 것을 권장한다.
> ㉢ 낙상고위험대상자의 낙상예방활동은 수면 전 화장실에 다녀오도록 하기, 환경 및 시설관리를 포함한다.
> ㉣ 낙상사고예방을 위한 간호제공과 환자상태에 대해 상세히 간호기록지에 기록하고 사전사고보고체계에 따라 낙상보고서를 작성한다.

① ㉠, ㉡, ㉢
② ㉠, ㉡, ㉣
③ ㉠, ㉢, ㉣
④ ㉠, ㉡, ㉢, ㉣

□□
02 다음 중 화상과 화상 예방의 방법으로 틀린 것은?

① 전기적 화상은 화상의 가장 흔한 형태로, 피부가 단백질을 응고시킬 만한 열과 접촉 시 발생한다.
② 온장고 온도는 70도 이하로 유지한다.
③ 제세동기 사용 시 화상을 줄이기 위해 규정된 젤을 사용한다.
④ 열 램프(heat lamp) 적용 시 30cm 이상의 간격을 유지하고 15~20분이 넘지 않도록 한다.

□□
03 다음 중 약품관리에 대한 설명으로 틀린 것은?

① 입원환자에게 발행되는 처방에는 정규처방, 응급 및 추가처방, p.r.n 처방, 퇴원처방으로 구분된다.
② 고위험 약품은 다른 약물과 분리하여 경고문구가 부착된 지정된 장소에 보관한다.
③ 주사, 경구, 패치를 포함한 모든 마약은 잠금장치가 있는 마약장에 보관한다.
④ 간호단위의 마약관리는 투약기록, 잔량반납, 비품수량, 보관상태, 기록방법 등을 매일 평가한다.

03 모든 마약은 이중잠금장치가 있는 마약장에 보관해야 한다.

□□
04 다음 중 약물 투여 시 5 right이 아닌 것은?

① 정확한 약품명
② 환자
③ 약품성분
④ 용량

04 약물투여 시 5 right은 정확한 약품명, 환자, 용량, 투약 경로, 시간이다. 약품성분은 해당 사항이 없다.

□□
05 질병관리본부에서 제시한 의료관련감염관리 항목 중 환경관리와 관련 없는 것은?

① 침대간격
② 환기
③ 환경 청소 및 소독
④ 감염발생 위험에 따른 멸균 및 소독

05 감염발생 위험에 따른 멸균 및 소독은 물품관리에 해당한다.

정답 03 ③ 04 ③ 05 ④

06 감염상태별 격리유형과 대상질병 중 비말전파주의가 아닌 것은?

① 디프테리아
② 백일해
③ 홍역
④ 유행성 감기

06 홍역은 공기전파주의에 해당한다.

07 간호단위의 안정적인 환경 유지에 대한 설명으로 틀린 것은?

① 일반적으로 인체에 쾌적한 온도는 18~20℃, 습도는 40~60% 내외이나 각 단위의 특수성을 고려한다.
② 일반적인 조명의 원칙에 따라 시선보다 조명이 아래에 있어야 한다.
③ 간호사실이나 준비실의 소음 수준은 40 데시벨 이하가 알맞다.
④ 방문객을 최소화하고 공공장소를 만들어 전화, 면회, 대중매체 이용 등을 입원실 밖으로 유도한다.

07 일반적인 조명의 원칙은 시선보다 조명이 위에 있어야 하고 밝은 빛의 근원은 시선으로부터 차단되어야 한다는 것이다.

08 물품의 종류 중에서 재고자산에 해당하는 것이 아닌 것은?

① 약품
② 진료재료
③ 의료기기
④ 급식재료

08 의료기기는 고정자산에 해당한다.

정답 06 ③ 07 ② 08 ③

☐☐
09 다음 중 물품보관 시 보장되어야 할 것과 관련 없는 것은?

① 완전성
② 안전성
③ 경제성
④ 청결성

09 물품은 완전성, 안전성, 유용성, 청결성이 보장되어야 한다.

☐☐
10 다음 중 병실 입원환자관리에 대한 설명으로 틀린 것은?

① 입원 시 간호정보조사는 사생활 보호를 위해 독립된 면담실을 이용한다.
② 병실 내 침상, 옷장, 탁자, 냉장고 등의 청결 상태를 확인하고 환기 시설을 점검한다.
③ 환의, 입원생활 안내문, 간호정보 조사지, 통증 사정 및 도구 등의 물품을 준비한다.
④ 모든 병실에 환자 모니터, 산소 주입기, 흡인기 등이 준비되었는지 확인한다.

10 환자 모니터나 산소 주입기, 흡인기 등은 환자 중증도나 특성에 따라 준비한다.

☐☐
11 간호기록의 형식 중 주관적 자료, 객관적 자료, 사정, 계획을 의미하며 문제 중심 기록에서 비롯된 기록 형식을 무엇이라고 하는가?

① 서술기록
② SOAP 기록
③ PIE 기록
④ 카덱스 기록

11 주관적 자료(Subjective data), 객관적 자료(Objective data), 사정(Assessment), 계획(Planing)의 앞 알파벳을 따면 SOAP가 된다.

정답 09 ③ 10 ④ 11 ②

12 교육훈련 중 시뮬레이션 방법에는 인바스켓 기법, 사례연구, 비즈니스 게임법 등이 있다. 역할 연기법은 경험적 방법에 해당한다.

13 교육훈련의 방법 중 경험적 방법에는 역할 연기법, 행동 모델법, 감수성 훈련, 교류분석이 있으며, 문제의 설명은 감수성 훈련에 해당한다.

14 행동 평가는 현업적응도 평가라고도 하며 직무관련행동, 안전도, 작업량, 결근율, 시간단축, 업무의 질 등이 측정대상이다.

정답 12 ④ 13 ③ 14 ②

12 교육훈련의 방법 중 시뮬레이션 방법이 아닌 것은?

① 인바스켓 기법
② 사례연구
③ 비즈니스 게임법
④ 역할 연기법

13 교육훈련의 방법 중 경험적 방법에 대한 설명에서 다음은 무엇에 대해 말하고 있는가?

> T-그룹 훈련이라고도 하며 타인이 생각하고 느끼는 것을 정확하게 감지하는 능력과 이 능력에 입각하여 적절하고 유연한 태도와 행동을 취할 수 있는 능력을 갖게 하는 것

① 역할 연기법
② 행동 모델법
③ 감수성 훈련
④ 교류분석

14 교육훈련의 평가 중 행동 평가의 측정대상에 해당하지 않는 것은?

① 안전도
② 직무 시뮬레이션
③ 결근율
④ 업무의 질

15 교육훈련 프로그램을 내용에 의해 분류할 때 관계가 없는 것은?

① 전문지식 및 기술교육
② 노사관계에 관한 교육
③ 교양교육
④ 평생교육

15 평생교육은 대상자에 의한 분류로 자기 계발에 해당한다.

주관식 문제

01 병원화재 시 3단계 대응방법을 쓰시오.

01 **정답**
신고 및 전파, 소화, 피난유도

해설
화재 시 화재 상황을 전파하고 화재 발생 장소 및 상황을 신고한다. 인근 소화기나 소화전으로 화재진압을 시도하고 환자들을 포함한 직원들이 안전하게 대피할 수 있도록 한다.

02 간호기록의 원칙 5가지를 쓰시오.

02 **정답**
정확성, 적합성, 완전성, 간결성, 적시성

해설
간호기록은 기록의 표기가 올바르고 정확하며 사실 또는 관찰한 것을 적어야 하며(정확성), 환자의 건강문제와 간호에 관계되는 정보를 객관성 있게 기록한다(적합성). 아울러 기록된 정보가 환자, 의사, 타 간호사 및 다른 건강요원들에게 도움을 줄 수 있어야 하며(완전성), 기록은 간결해야 하고(간결성), 각 기록은 간호행위가 일어난 직후에 한다(적시성).

정답 15 ④

03 다음의 내용을 읽고 질문에 답하시오.

> • 간호사들의 간호능력을 개발하고 지원하는 동시에 간호 실무능력을 평가하는 시스템이다.
> • 배너(Benner)는 임상기술능력의 향상에 초점을 두고 그의 이론에서 간호사의 실무능력 단계별로 필요한 기술과 역량에 따라 초보자, 진전된 초보자, 적임자, 숙련가, (　　)의 5단계로 나누어 임상간호사의 발전단계를 설명했다.

> ① 문제의 설명에 해당하는 것은 무엇인가?
> ② 괄호의 내용을 채우시오.

03 **정답**
① 임상경력개발제도
② 전문가

해설
임상경력개발제도는 간호사 개인의 성취를 인정하고 보상하며, 임상적 능력이 있는 간호사들이 임상현장에 계속 남아 있도록 하면서, 환자간호의 질과 간호사의 사기 및 직업만족도를 향상시키며, 전문적 성장의 기회를 제공한다.

04 교육훈련의 평가에서 인지적 영역의 평가와 정의적 영역을 평가하는 방법을 쓰시오.

04 **정답**
• 인지적 영역 – 지필평가, 사례연구
• 정의적 영역 – 지필검사, 사례연구, 역할연기, 직무 시뮬레이션, 상호평가방법

해설
학습평가는 학업성취도 평가라고도 하며 교육 직후 학습내용 이해정도, 학습목표의 달성정도를 확인하는 평가로서, 인지적 영역과 정의적 영역의 평가를 통해 이루어진다.

제4과목

간호윤리와 법

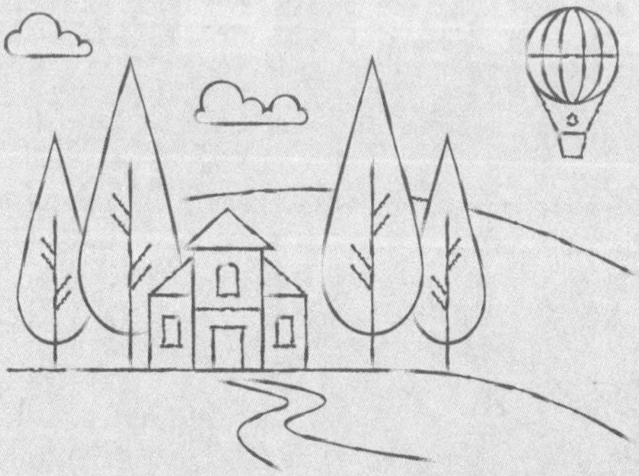

얼마나 많은 사람들이 책 한 권을 읽음으로써 인생에 새로운 전기를 맞이했던가.

– 헨리 데이비드 소로 –

제1편 간호의 법적 측면

제 1 장 법적 이슈와 용어

□☑ 부분은 중요문제 Check로 활용해 보세요!

□□
01 **의료행위의 정의에 관한 서술로 옳은 것을 모두 고르시오.**

> ㉠ 의료행위는 의료인의 의학적 판단과 기술로써 질병의 예방이나 치료를 행하는 것이다.
> ㉡ 질병의 진단, 예후적 치료, 질병의 예방 및 공중위생을 위한 처치 등을 포함한다.
> ㉢ 침, 쑥침 등의 시술 행위나 단순 지압을 넘어서는 안마 혹은 지압, 마사지는 의료행위의 영역에 속하지 않는다.
> ㉣ 보험가입을 위한 건강검진, 인공적인 임신, 장기이식, 유전자 검사 등도 의료행위로 인정된다.

① ㉠, ㉡, ㉢
② ㉠, ㉡, ㉣
③ ㉠, ㉢, ㉣
④ ㉠, ㉡, ㉢, ㉣

01 침, 쑥침 등의 시술 행위나 단순 지압을 넘어서는 안마 혹은 지압, 마사지까지도 의료행위의 영역에 속한다.

□□
02 **의료행위의 특성 중에서 의료행위의 전문성과 의료행위가 이루어지는 특수한 상황 때문에 일반인이 의료행위를 모두 파악하거나 이해하기 어렵다는 것은 무엇과 관련이 있는가?**

① 예측 불가능성
② 위험 내재성
③ 재량성
④ 비공개성

02 의료행위의 비공개성은 일반인이 의료행위를 모두 파악하거나 이해하기 어렵다는 것으로, 의료진과 대상자 사이의 신뢰와 밀접하게 관련되며 의료행위에 대한 법적 추궁을 어렵게 만드는 일일 수 있다.

정답 01 ② 02 ④

03 다음 중 의료분쟁의 증가요인을 잘못 서술하고 있는 것은?

① 환자와 의료진이 대등한 입장에서 자신의 진료 및 처치과정에서 의사결정에 참여할 권리를 갖게 되었다.
② 과학적이고 객관적인 치료방법의 발전은 질병을 인간과 분리하여 하나의 사물로 취급하는 결과를 낳았다.
③ 의료진의 법적 부담이 많아지는 오늘날의 환경 속에서 의료진의 법률지식이 많을 때 의료분쟁을 증가시킬 수 있다.
④ 의료인의 과오 때문이 아니면서 환자에게 예측 불가능한 유해한 결과가 나왔을 때 이를 보상해줄 사회적 보상제도가 미미하다.

03 의료진의 법률지식이 많은 경우가 아니라 오히려 무지할 때 의료분쟁을 증가시킬 수 있다.

04 다음 중 의료소송의 특성과 관련이 없는 것은?

① 장기화
② 높은 승소율
③ 높은 합의율
④ 다른 유사의료사고에 미치는 영향력이 큼

04 현행법에서는 환자가 의료과오를 입증해야 하기 때문에 의료과오에 대한 증거를 대기가 쉽지 않아 승소율이 저조할 수 있다.

05 간호사가 업무를 수행함에 있어서 주의하면 결과의 예측이 가능하고 회피가 가능했음에도 주의를 게을리하여 환자에게 상해를 입히거나 죽음에 이르게 한 것을 무엇이라고 하는가?

① 간호사고
② 간호과실
③ 간호과오
④ 주의의무태만

05 간호사가 주의를 게을리하여 환자에게 상해를 주고 죽음에 이르게 한 것은 간호과오이다. 간호과오가 있었다는 것이 객관적으로 인정되어 법적 판단을 받으면 간호과실이 된다.

정답 03 ③ 04 ② 05 ③

06 다음 중 법의 분류에 대한 설명으로 잘못 연결된 것은?

① 실체법 : 헌법, 형법
② 절차법 : 민사소송법, 형사소송법
③ 사법 : 민법, 행정법
④ 사회법 : 노동법, 경제법

06 국내법은 공법, 사법, 사회법으로 구분하며 공법은 다시 실체법과 절차법으로 나눈다. 실체법에는 헌법, 형법, 행정법이 속한다. 그러므로 사법에 행정법이 속한다는 지문은 틀린 것이다. 사법은 민법, 상법이 해당된다.

07 간호실무와 관련된 법 중 형법에 관한 설명으로 틀린 것은?

① 환자에게 심각한 손상 및 사망을 야기한 간호사는 현업에 의한 업무상 과실치상 또는 업무상 과실치사죄가 적용된다.
② 과실로 사람을 사망에 이르게 한 것을 과실치상이라고 한다.
③ 과실로 사람의 신체를 상해에 이르게 했을 때 500만 원 이하의 벌금, 구류 또는 과료에 처해진다.
④ 형법 제14조의 과실은 정상의 주의를 태만함으로 인하여 죄의 성립요소인 사실을 인식하지 못한 행위로, 법률에 특별한 규정이 있는 경우에 한하여 처벌한다.

07 과실로 사람을 사망에 이르게 한 것을 과실치사라고 하며, 2년 이하의 금고 또는 700만 원 이하의 벌금에 처해진다.

08 간호사고와 관련된 법적 용어에 대한 설명으로 틀린 것은?

① 간호사고는 간호업무 수행 중에 발생되는 모든 불의의 사고를 말한다.
② 간호과오가 있었다는 것이 객관적으로 인정되어 법적 판단을 받으면 불법행위가 된다.
③ 실무표준은 민사사례에서 과실이나 과오 여부를 결정하는 법적 기준이 될 수 있다.
④ 주의의무태만은 책임과 의무를 이행해야 할 사람이 책임과 의무를 이행해야 할 상황에서 이행하지 않은 것을 말한다.

08 간호과오가 있었다는 것이 객관적으로 인정되어 법적 판단을 받으면 간호과실이 된다.

정답 06 ③ 07 ② 08 ②

09 보건의료 관련 법제에 대한 설명으로 분류가 잘못된 것은?

① 의료체계의 관리 : 의료법, 응급의료에 관한 법률
② 보건의료재원 조달 : 혈액관리법, 의료기사법
③ 특정인구집단 건강관리 : 모자보건법, 정신건강복지법
④ 관리 대상 질병 관리 : 전염병 예방법, 검역법

09 보건의료재원 조달과 관련 있는 법은 국민건강보험법과 의료급여법이다. 혈액관리법과 의료기사법은 의료체계의 관리에 속한다.

10 다음 중 보건의료법과 관련된 사람이 잘못 연결된 것은?

① 학교보건법 : 보건교사
② 산업안전보건법 : 산업간호사
③ 정신건강복지법 : 보건진료원
④ 모자보건법 : 조산사

10 정신건강복지법은 정신보건간호사의 업무의 범위와 한계, 자격기준 등을 규정하고 있으며 보건진료원의 직무를 구체적으로 규정하고 있는 법은 농어촌 보건의료를 위한 특별조치법이다.

주관식 문제

01 다음은 간호사고와 관련된 법적용어에 대한 설명이다. 무엇인지 각각 쓰시오.

- (①) : 의료인이 어떤 위험성이 있는 의료행위를 실시하기 전에 환자의 동의없이 의료행위를 시행한 것이다.
- (②) : 책임과 의무를 이행해야 할 사람이 책임과 의무를 이행해야 할 상황에서 할 일을 하지 않거나 또는 하지 말아야 할 일을 함으로써 남에게 손해를 입히는 것이다.

01 정답
① 전단적 의료
② 주의의무 태만

해설
전단적 의료행위는 불법이므로 형사 민사상의 모든 책임을 지게 된다. 주의의무는 전문가와 상관없이 타인에게 유해한 결과가 발생되지 않게 정신을 집중할 의무이다.

정답 09 ② 10 ③

02 **간호실무와 관련된 법과 용어에 대한 설명에서 다음 빈칸을 채우시오.**

- (①)의 건강권 규정은 건강관리자의 존재 의미와 가치를 천명하는 가장 상위법이다.
- (②)은 정상의 주의를 태만함으로 인하여 죄의 성립 요소인 사실을 인식하지 못한 행위는 법률에 특별한 규정이 있을 경우에 한해 처벌한다.

02 **정답**

① 헌법
② 과실

해설

헌법 제36조 제3항에서 국민의 건강권을 헌법상 보호받아야 할 기본권으로 천명하고 있다. 형법 제14조에서는 과실에 관해 규정하고 있다.

03 **다음의 내용과 관련된 법이 무엇인지 쓰시오.**

- (①) : 고령이나 노인성 질병 등으로 목욕이나 집안일 등 일상생활을 혼자하기 어려운 노인들에게 신체활동, 가사활동지원 등의 서비스를 제공하여 노후생활의 안정과 그 가족의 부담을 덜어주어 국민의 삶의 질을 높여주기 위한 것이다.
- (②) : 국민에게 건강에 대한 가치와 책임의식을 함양하도록 건강에 관한 바른 지식을 보급하고 국민의 건강을 증진함을 목적으로 한다.

03 **정답**

① 노인장기요양보험법
② 국민건강증진법

해설

법률 제9693호는 노인장기요양제도를 규정한 법이며, 법률 제4914호는 국민의 건강을 증진시키기 위해 제정한 국민건강증진법이다.

제 2 장 간호과오

□□
01 **의료계약과 그 의의에 대한 설명으로 옳은 것을 모두 고르시오.**

> ㉠ 의료행위에 있어서 의사와 환자 사이에는 사법상의 권리의무관계, 즉 계약관계가 성립한다.
> ㉡ 의료계약에 의해 의사와 환자는 채권-채무관계에 놓이게 된다.
> ㉢ 의료계약은 특정한 형식과 제약을 따른다.
> ㉣ 간호사는 환자에게 제공되어야 하는 의료채무를 이행하는 의사의 이행보조자다.

① ㉠, ㉡, ㉢
② ㉠, ㉡, ㉣
③ ㉠, ㉢, ㉣
④ ㉠, ㉡, ㉢, ㉣

01 의료계약은 형식에 제약을 받지 않는 자유로운 계약으로 일반적으로는 명시적, 묵시적 형식의 구두로 성립한다.

□□
02 **다음 중 의료계약의 특성이 아닌 것은?**

① 불요식계약
② 유상계약
③ 의무계약
④ 낙성계약

02 의료계약의 특성은 불요식계약, 낙성계약, 유상·쌍무계약이라는 것이다. 불요식계약이라는 것은 계약문서의 작성을 성립요건으로 하지 않는다는 의미이며, 낙성계약은 진료신청과 접수라는 당사자 간의 합의만 있으면 성립한다는 것이다. 유상 및 쌍무계약은 의사의 진료의무와 환자의 진료비 지급의무가 발생한다는 것을 말한다.

정답 01 ② 02 ③

□□
03 의료계약 당사자와 관련된 설명으로 옳은 것을 모두 고르시오.

> ㉠ 의료기간에서 지정 진료 시 병원과의 의료계약 외에 환자와 지정 의사 사이에서 별도의 의료계약은 성립하지 않는다.
> ㉡ 의사는 환자 또는 그 가족, 친지의 진료의뢰가 없을지라도 응급환자에 대하여 당연히 응급처치를 하여야 한다.
> ㉢ 미성년자의 경우 의료계약의 당사자가 될 수 없다.
> ㉣ 의료계약의 당사자는 의료기관의 진료계약이나 입원계약에 따라 환자가 계약 당사자이다.

① ㉠, ㉡, ㉢
② ㉡, ㉢, ㉣
③ ㉠, ㉢, ㉣
④ ㉠, ㉡, ㉢, ㉣

03 의료기관에서 지정 진료 시 병원과의 의료계약 이외에 환자와 지정의 사이 별도의 의료예약이 성립한다.

□□
04 다음 중 의료법상 간호사의 의무가 아닌 것은?

① 기본임무 수행의 의무
② 품위유지의 의무
③ 신고 및 보수교육 이수의 의무
④ 진료협력의무

04 의료법상 간호사의 의무에는 기본임무수행의 의무, 품위유지의 의무, 신고 및 보수교육 이수의무, 요양방법의 지도의무, 기록 작성 및 보존의무 등이 있다.

정답 03 ② 04 ④

05 ④는 주의의무 중 결과회피의무와 관련한 설명이다.

06 의료에 앞서 환자에게 충분히 설명한 후에 그 시행 여부를 스스로 결정하도록 하여 동의를 얻는 것을 명시 동의라고 한다.

정답 05 ④ 06 ②

05 주의의무의 결과예견의무와 관련된 설명으로 관련이 없는 것은?

① 간호사가 지식 부족으로 위험을 예견할 수 없는 경우에도 주의의무 위반이 된다.

② 발생 가능성이 매우 낮은 경우라 할지라도 일반 간호사에게 알려진 상태의 것이라면 주의의무 위반이 된다.

③ 하여야 할 행위를 하지 않는 것도 포함한다.

④ 예견가능한 위험이 발생하는 경우 이를 회피시킬 수 있는 수단을 강구해야 한다.

06 설명과 동의의 의무에 대한 설명으로 옳은 것을 모두 고르시오.

> ㉠ 환자의 동의는 헌법 제10조에서 규정한 개인의 인격권과 행복추구권으로 보호되는 자기결정권을 보장하기 위한 것이다.
> ㉡ 동의는 참된 동의, 즉 모든 사항과 내용에 대한 자세한 설명을 통해 환자가 충분히 납득한 후에 자유의사로 결정한 일이어야 한다.
> ㉢ 의료에 앞서 환자에게 충분히 설명한 후 그 시행 여부를 환자 스스로 결정하도록 하여 동의를 얻는 것을 동의상해라고 한다.
> ㉣ 민법에 의거하여 의료인은 의료의 경과를 환자에게 설명하여야 한다.

① ㉠, ㉡, ㉢

② ㉠, ㉡, ㉣

③ ㉠, ㉢, ㉣

④ ㉠, ㉡, ㉢, ㉣

□□
07 다음 중 확인의무와 관련이 없는 것은?

① 의약품 및 기자재 사용 시
② 의료기구 및 장비사용 전
③ 개인의 사생활
④ 간호보조행위

07 개인의 사생활은 비밀유지의 의무와 관련이 있다.

□□
08 비밀누설이 정당행위가 되는 경우를 서술한 것으로 틀린 것은?

① 의료분쟁이 발생한 경우
② 환자의 동의가 있는 경우
③ 비밀을 유지하는 것이 공공의 이익에 반할 때
④ 국가적으로 승인된 공공생활의 목적을 달성하기 위해 적당한 수단이라고 인정된 경우

08 비밀누설이 정당행위가 되는 경우는 환자 동의가 있는 경우, 비밀을 유지하는 것이 공공의 이익에 반하는 경우, 국가적으로 승인된 공공생활의 목적을 달성하기 위하여 적당한 수단이라고 인정된 정당한 업무행위의 경우이다.

□□
09 간호사의 주의의무에서 결과회피의무에 대한 설명으로 틀린 것은?

① 일반적으로 예견되는 위험의 발생을 방지하거나 위험이 발생하는 경우에 이를 피할 수단을 강구해야 할 의무이다.
② 간호행위상 과오의 주가 되는 것은 '무지'이다.
③ 환자의 진료에 최선을 다했지만 환자의 질병이 악화된 경우에는 주의의무를 위반한 것으로 보지 않는다.
④ 결과회피의무의 위반 여부를 판단할 때 임상에서의 관례와 이 의무가 경합하는 경우 문제가 될 수 있다.

09 간호행위상 무지가 과오의 주가 되는 것은 주의의무에서 결과예견의무이다.

정답 07 ③ 08 ① 09 ②

10 의료소송에서 변호에 포함될 수 있는 내용에 대한 설명 중 다음은 무엇에 관해 설명하고 있는가?

> 환자가 어떤 식으로든 자신이 입은 상해에 기여한 바가 있다면 원고가 보상을 받는 것이 허용되지 않는다.

① 기여과실 ② 비교과실
③ 불가피한 사건 ④ 시효법

10 의료소송에서 변호에 포함될 수 있는 내용으로는 시효법, 동의서, 기여과실과 비교과실 등이 있으며, 문제의 설명은 기여과실에 해당한다.

11 간호과오소송에 있어서의 책임에 대한 설명으로 <u>틀린</u> 것은?

① 형사소송은 과실과 결과 사이에 50%의 개연성만 있어도 인과관계를 인정할 수 있다.
② 의료인이 업무상 과실로 환자에게 사망, 상해 등이 발생하게 한 경우 민사책임과 별도로 형사책임을 부담하게 된다.
③ 형사책임은 죄형법정주의를 따른다.
④ 민사책임은 의료인의 과오로 인하여 발생된 손해를 가해자가 배상하게 하여 피해자를 구제하는 목적을 가진다.

11 형사소송은 합리적인 의심이 없을 정도의 증명을 하지 못하는 경우 무죄를 선고하나, 민사소송은 과실과 결과 사이에 50%의 개연성만 있어도 인과관계를 인정한다.

12 불법행위의 책임이 성립하기 위한 구성요건이 <u>아닌</u> 것은?

① 가해자의 고의 또는 과실 및 책임능력이 있어야 한다.
② 가해자의 행위가 사회가 보호하는 권리를 침해하는 것이어야 한다.
③ 긴급피난, 자력구제, 피해자의 승낙이 있을 경우 위법성이 인정된다.
④ 손해가 발생해야 하며 손해는 적극적 손해, 소극적 손해, 정신적 손해로 구분된다.

12 간호사가 업무상의 주의의무를 다하지 않아 환자에게 손해를 가하게 되면 민법 제750조의 불법행위 책임을 지게 된다. 단 정당행위와 정당방위, 긴급피난, 자력구제, 피해자의 승낙이 있을 경우 위법성이 인정되지 않는다.

정답 10 ① 11 ① 12 ③

13 민사에 관한 분쟁을 법관 또는 법원에 설치된 조정위원회가 간이한 절차에 따라 당사자의 각자 주장을 듣고 합의를 주선 권고함으로써 종국적으로 화해에 이르게 하는 법적 절차를 무엇이라고 하는가?

① 공탁제도
② 민사조정제도
③ 손해보상제도
④ 의료분쟁조정

13 민사조정제도는 당사자의 각자 주장을 듣고 관계자료를 검토한 후 여러 사정을 참작하여 당사자들이 서로 양보하고 타협하여 합의를 주선, 권고함으로써 종국적으로 화해에 이르게 하는 법적 절차이다.

14 채무불이행과 불법행위를 비교한 설명으로 옳지 않은 것은?

① 채무불이행의 법적 근거는 민법 제390조이며, 불법행위의 책임은 민법 제750조이다.
② 불법행위의 소멸시효는 10년, 채무불이행은 3년이다.
③ 채무불이행의 입증 책임은 간호사에게 있고, 불법행위는 환자에게 있다.
④ 귀책사유는 두 경우 모두 고의, 과실(주의의무 위반)이다.

14 채무불이행의 소멸시효가 10년, 불법행위는 3년이다.

정답 13 ② 14 ②

주관식 문제

01 간호사의 법적 의무 중 주의의무에 대한 내용이다. 다음은 무엇에 관해 설명하고 있는지 쓰시오.

- (①) : 간호사가 지식 부족으로 위험을 예견할 수 없는 경우에도 주의의무 위반이 된다.
- (②) : 예견 가능한 위험이 발생하는 경우에 이를 회피시킬 수 있는 수단을 강구하여야 할 의무다.

01 정답
① 결과예견의무
② 결과회피의무

해설
결과예견의무와 관련해 발생 가능성이 매우 낮은 경우라 할지라도 일반 간호사에게 알려진 상태의 것이라면 예견의무가 있다. 결과회피의 의무는 회피 불가능한 위험에까지 의무가 있다는 것은 아니다.

02 간호과오와 간호과실의 차이를 간략히 쓰시오.

02 정답
간호과오는 간호사가 간호행위를 행함에 있어서 전문직으로서의 표준행위를 충족하지 못하고 평균수준의 간호사에게 요구되는 업무상의 주의의무를 게을리하여 환자에게 인신상의 손해를 발생하게 한 것이라면, 간호과실은 의무태만의 결과로 손상, 상해, 손해의 발생 등 구성요건이 갖추어져 간호과오로 인한 책임에 있어 인과관계가 입증된 것이다.

해설
간호과오는 환자 인신상의 손해를 발생하게 한 것이며 간호과오로 인한 책임의 인과관계가 입증될 시 간호과실이 된다.

□□
03 의료사고 소송 시 환자가 입증해야 할 직무태만 4가지 요소를 쓰시오.

03 **정답**

① 배상받을 구체적 손해가 있다는 것
② 간호사의 과실이 있었다는 것
③ 간호사의 과실이 원인이 되어 손해를 입었다는 것
④ 환자와 간호사가 관계있다는 것

해설

의료사고 소송 시 환자는 의무, 의무위반, 원인, 피해 등이 있어야 하며 간호사의 직무태만 4가지 요소를 입증해야 한다. 입증되지 않으면 환자 측은 피해에 대한 보상을 받을 수 없다.

□□
04 간호과오소송에 있어서의 책임과 관련된 서술에서 다음 빈칸을 채우시오.

- (①) : 민법 제390조의 규정에 의해 계약을 근거로 발생하는 당사자 관계에서 간호사가 진료, 설명, 확인, 주의의무를 다하지 못하여 발생한 것이다.
- (②) : 형법 제268조에서는 사람의 생명과 신체는 특히 중요한 법익으로서 주의의무를 태만히 하여 사람의 생명과 신체를 침해하는 경우에 이를 (②)의 죄에 의하여 벌하고 있다.

04 **정답**

① 채무불이행
② 과실치사상

해설

채무불이행의 책임은 불완전이행으로 민사책임이 발생하는 요건을 충족하며 불완전한 이행과 손해 발생 사이의 인과관계가 있어야 한다. 또 과실치사상죄의 경우 업무자라는 신분 관계로 인해 형이 가중될 수 있는데 일반적으로 업무자가 결과에 대한 예견 가능성이 크기 때문이다.

제 3 장 간호사의 설명 및 동의의 의무

01 다음 중 전단적 의료가 성립되는 경우가 아닌 것은?

① 착오동의
② 위험성을 충분히 설명하여 얻은 동의
③ 의료인의 감정이 상할 것을 우려하여 한 동의
④ 정신건강문제 대상자나 미성년자에게서 얻은 동의

02 다음 중 설명 및 동의의무와 관련해 환자에게 위험이 수반되는 의료행위를 시행할 때 필수로 알려야 할 것을 모두 고르시오.

㉠ 의료행위의 목적과 방법
㉡ 기대되는 결과
㉢ 수반되는 위험성
㉣ 다른 치료방법

① ㉠, ㉡, ㉢
② ㉠, ㉡, ㉣
③ ㉠, ㉢, ㉣
④ ㉠, ㉡, ㉢, ㉣

01 위험성을 축소시켜 설명한 동의는 전단적 의료가 성립된다.

02 설명 및 동의의무는 의료행위에 대한 환자의 자기결정권을 보호하고자 하는 취지로서 환자에게 위험이 수반되는 의료행위를 시행할 때 대상자에게 의료행위의 목적과 방법, 기대되는 결과, 이에 수반되는 위험성, 다른 치료방법 등을 사전에 필수적으로 알려야 한다.

정답 01 ② 02 ④

□□
03 다음 중 설명의무의 법률적 배경과 가장 무관한 것은?

① 헌법 제10조에서의 인간의 존엄과 가치, 행복추구권에 대한 침해행위
② 의료법 제15조의 진료거부 금지
③ 민법 제683조에서 수임인의 보고의무 규정
④ 형사소송법 제149조의 업무상 비밀과 증언거부

03 의료법 제15조는 의료인이 진료나 조산요청을 받을 때 정당한 사유 없이 거부하지 못한다는 것을 내용으로 하고 있다.

□□
04 생명윤리의 원칙 중 설명의무가 근거로 하고 있는 것은?

① 자율성 존중의 원칙
② 해악 금지의 원칙
③ 선행의 원칙
④ 정의의 원칙

04 설명의무는 생명윤리의 원칙 중 자율성 (존중)의 원칙에 근거한다. 즉, 의료인은 의료행위를 하기 전 환자 자신의 선택 권리를 보장하기 위해 충분한 설명을 해야 하는 윤리적 의무가 있다.

□□
05 대리결정에서 다음의 예와 관련 있는 것은 무엇인가?

> 사전의사결정의 하나인 생전 유언(living will)을 그대로 따르는 것

① 대리판단 표준
② 순수 자율성 표준
③ 환자 최선이익 표준
④ 고지설명 표준

05 문제의 예는 순수 자율성 표준으로 자율적으로 결정을 하였거나 의사를 표명한 적이 있는 사람에게 적용되는 것으로, 환자가 이전에 내렸던 자율적 결정을 받아들이는 것이다.

정답 03 ② 04 ① 05 ②

06 다음 중 설명의무의 범위와 내용에 대한 설명으로 틀린 것은?

① 고지 설명 : 환자의 알 권리를 충족시키는 것으로 환자의 질병 정도 증상, 치료방법의 내용과 필요성, 예후, 발생이 예상되는 위험 등을 미리 알리는 것이다.
② 조언 설명 : 환자가 질병의 부작용을 예방을 위하여 지키거나 조심해야 할 내용을 설명하는 것이다.
③ 자기결정권 설명 : 환자가 의료행위에 문외한이므로 그에 대한 자기결정권을 행하는 데 도움을 주는 설명이다.
④ 처치 거부 시 설명 : 환자에게 검사나 처치의 필요성과 함께 그 처치를 하지 않음으로써 또는 지연됨으로써 올 수 있는 위험스러운 결과에 대해 충분히 설명해야 한다.

06 조언 설명은 설명대상자를 자기결정 자인 동의능력이 있는 환자 본인에게 해야 함이 원칙임을 말한다. 환자가 질병의 부작용 예방을 위하여 지키거나 조심해야 할 내용을 설명하는 것은 안전 설명에 대한 것이다.

07 다음 중 설명의 방법 및 입증책임에 대한 설명으로 옳은 것을 모두 고르시오.

> ㉠ 설명은 시술자가 직접 대상자에게 하는 것이 원칙이다.
> ㉡ 의사가 해야 할 설명의무를 간호사가 대신할 시 의사의 의무가 면제된다.
> ㉢ 정형화된 서면에 의한 설명은 구두설명으로 대체할 수 없다.
> ㉣ 대상자가 동의서에 서명하는 과정에서 부당함이나 강요가 없어야 한다.

① ㉠, ㉡, ㉢
② ㉠, ㉡, ㉣
③ ㉠, ㉢, ㉣
④ ㉠, ㉡, ㉢, ㉣

07 간호사가 시술자 대신 서면 동의서를 받아서는 안 되며 의사가 해야 할 설명의무를 간호사가 대신한다고 해서 의사의 의무가 면제되는 것도 아니다.

정답 06 ② 07 ④

□□
08 **다음 중 설명의무의 면제 상황이 아닌 것은?**

① 환자가 이미 위험을 알고 있었을 경우
② 환자에게 발생할 위험이 매우 전형적인 경우
③ 설명하였다 하더라도 환자가 승낙할 것임을 입증할 경우
④ 환자에게 악영향을 미칠 가능성이 없는 경우

08 환자에게 발생할 위험이 매우 전형적인 경우가 아니라 발생할 위험이 매우 비전형적이고 발생 개연성이 적은 경우가 설명의무의 면제 상황이다.

□□
09 **동의의 종류와 관련하여 환자가 병원에 올 때 시행되는 진단을 위한 물리적인 진찰과 각종 임상병리검사 및 방사선 검사 등과 일반적으로 이루어지는 초보적인 의료에는 이미 동의가 내포되어 있다는 것을 무엇이라 하는가?**

① 명시동의
② 묵시동의
③ 동의 상해
④ 사전동의

09 동의의 종류에는 묵시동의, 명시동의, 동의 상해가 있으며 해당 내용은 묵시동의에 대한 설명이다.

□□
10 **다음 중 동의의 효과에 대한 설명으로 틀린 것은?**

① 동의는 모든 사항과 내용을 이해한 후에 그 사람의 자유의사에 의하여 이루어진 것이어야 한다.
② 정신장애자 또는 미성년자 등과 같이 의료의 내용을 이해하지 못하는 자에게서 얻은 동의는 효과가 없다.
③ 환자가 모든 배상을 청구하지 않겠다고 약속을 하였다면 의료인의 과오 또는 부주의에 기인한 의료과실이 성립되었을 때에도 손해배상책임을 지지 않는다.
④ 의료인의 감정이 상할 것을 염려하여 할 수 없이 한 동의는 무효다.

10 동의를 얻은 의료행위라 하여 의료인의 모든 책임이 면제되는 것은 아니다. 환자가 모든 배상을 청구하지 않겠다고 약속을 하였더라도 의료인의 과오 또는 부주의에 기인한 의료과실이 있을 때 의료인은 손해배상책임을 지게 된다.

정답 08 ② 09 ② 10 ③

11 다음 중 동의를 요하지 않는 경우가 아닌 것은?

① 응급처치
② 임신 중절이나 안락사와 같이 동의로만 행할 수 없는 경우
③ 행정상의 강제성을 띤 예방접종 및 격리
④ 심한 통증을 겪고 있거나 심한 진정상태

11 심한 통증을 겪고 있거나 심한 진정상태의 경우는 동의서를 받을 수 없는 경우이지 동의를 요하지 않는 경우가 아니다.

12 설명의무 위반의 책임과 관련하여 다음 설명과 관련 있는 것은?

> 의료침습은 그 자체로 위법하고 환자의 승낙이 있어야만 위법성이 조각되므로 의학적 기본에 적합한 치료행위를 하였더라도 설명의무 위반이 있을 시 구성요건상 신체침해에 해당한다.

① 위자료설
② 전손해설
③ 사생활 침해
④ 법적 폭행

12 전손해설은 의학적 기본에 적합한 치료행위를 하였더라도 설명의무위반이 있을 시 구성요건상 신체침해에 해당하여 전손해를 배상해야 한다는 것이다.

주관식 문제

01 환자가 동의하는 데 필요한 정보의 3가지 본질적 요소를 쓰시오.

01 정답
정보의 내용, 정보의 양, 정보의 이해

해설
의료진은 환자나 실험대상자에게 반드시 핵심정보를 알려주어야 하며(정보의 내용), 실질적인 정보를 제공해야 한다(정보의 양). 또 의료진이 환자에게 정보를 제공하였다 하더라도 대상자가 그 정도를 이해하는 것이 중요하다(정보의 이해).

정답 11 ④ 12 ②

□□
02 **동의의무의 윤리적 근거에 대한 설명으로 무엇에 대해 말하고 있는지 각각 쓰시오.**

- (①) : 충분한 정보에 근거한 동의라는 용어로도 사용되며, 환자가 승낙하는 경우 치료나 시술 절차에 동의한다는 것이다.
- (②) : 정확한 지식, 심리적 강요의 부재, 외적 강재의 부재 등으로 분석되는 것이다.

02 **정답**
① 사전동의
② 자발성

해설
사전동의는 고지된 동의라고도 하며 동의 없이 이루어지는 치료는 해가 없더라도 법적 폭행이다. 아울러 자발성의 행위에는 대상에 대한 작용에 적극성이 있고 그 행위에 대한 자기 관여가 있어서 책임을 느끼게 되며 자기실현의 가치가 포함된다.

□□
03 **응급상황에서 보호자나 법적 대리인이 없어 전화로 설명 및 동의를 받아야 할 경우 간호사가 입회인으로 그 과정에 참여했을 때 반드시 기록해야 할 내용을 쓰시오.**

03 **정답**
전화로 받은 동의서라는 것, 누가 어떤 내용을 설명했는지, 전화로 설명을 들은 사람의 이름과 환자와의 관계, 환자가 동의서에 서명할 수 없는 이유, 시간과 날짜

해설
전화로 동의서를 받은 경우 꼭 기록해야 할 내용을 빠뜨리지 않아야 하고, 전화로 동의서를 받은 후에는 가급적 빠른 시간 내에 대신 동의한 사람의 서명을 받아야 한다.

제 4 장 간호과오에 있어서 손해배상

□□
01 손해배상의 정의와 관련된 설명으로 옳은 것을 모두 고르시오.

㉠ 손해는 법익에 관하여 입은 불이익을 말한다.
㉡ 손해는 위법행위가 없었더라면 존재하였을 상태와 위법행위가 있는 현재의 견해 차이이다.
㉢ 불이익이 생긴 법익은 재산, 신체, 기타 법적으로 보호하기에 상당한 것이면 무엇이든 상관없다.
㉣ 손해배상의무는 법률의 규정에 의해 발생되는 것 외에 당사자 간의 계약, 즉 손해담보계약이나 손해보험계약 등에 의하여 발생될 수 있다.

① ㉠, ㉡, ㉢
② ㉠, ㉡, ㉣
③ ㉠, ㉢, ㉣
④ ㉠, ㉡, ㉢, ㉣

01 손해는 위법행위가 없었더라면 존재하였을 상태와 위법행위가 있는 현재의 이익 상태와의 차이이다.

□□
02 다음 중 재산상 적극적 손해의 치료비와 개호비에 해당되는 것이 아닌 것은?

① 입원비
② 온천비
③ 의수 구매 비용
④ 주식 접대비

02 재산상의 손해 중 적극적 손해에 해당하는 치료비와 개호비(간병비)에는 치료하는 동안 소요되는 각종 비용, 즉 입원비, 약값, 진료비 등이 포함되며 의수, 의족 등의 구매를 위한 비용도 포함된다. 상해인의 상태가 중하여 개호인의 도움이 필요한 경우 개호비, 입퇴원 또는 통원치료 중의 교통비, 병원소재지에서의 숙박비, 상해로 인한 후유증을 회복하기 위한 온천비 또한 해당된다.

정답 01 ③ 02 ④

03 재산상의 손해 중 소극적 손해에 관한 설명으로 틀린 것은?

① 일실수입은 사고가 발생하지 않았을 경우 피해자가 장래에 얻을 수 있었을 것이라고 예측되는 이익 또는 소득을 의미한다.
② 일실수입 계산 시 환자가 사망한 경우 환자가 생존하였더라면 얻을 수 있었던 수입에서 그 사이에 필요한 생활비 등을 공제한 금액을 청구할 수 있다.
③ 신체 상해로 노동 능력이 상실 및 감소된 경우에는 그러한 상해가 없었더라면 얻을 수 있었던 이익의 배상을 청구할 수 있으며, 이 경우 중간이자는 공제하지 않는다.
④ 의료과오로 인해 환자가 수입을 얻을 수 없거나 감소된 경우 일실이익의 일종으로 휴업보상비 배상을 청구할 수 있다.

03 일실수입의 계산방법에서 사망한 경우와 상해가 발생한 경우 모두 중간이자는 공제한다.

04 민법 제390조 규정에 의해 채권, 채무관계를 전제로 채무자가 그 귀책사유로 인하여 채무를 이행하지 않아 발생한 채권자의 손해를 배상하는 것을 무엇이라고 하는가?

① 채무불이행
② 불법행위
③ 통상손해
④ 특별손해

04 손해배상의 일반법인 민법상 손해배상청구권의 대표적인 발생원인은 채무불이행(민법 제390조)과 불법행위(민법 제750조)이다.
채무불이행의 책임은 의료계약에 있어 통상의 의료인이 갖는 주의의무를 다하지 못한 것을 말한다.

정답 03 ③ 04 ①

05 다음 중 손해배상액의 산정방법에 대한 설명으로 틀린 것은?

① 손해배상은 금전적으로 배상하는 것이 원칙이므로 배상되어야 할 손해를 금전으로 평가하는 작업이 필요하다.
② 재산적 손해의 배상액은 재산적 가치의 평가액이다.
③ 비재산적 손해의 배상액은 법원이 가해 당시의 상황, 피해자의 인격, 사회적 지위, 쌍방 당사자의 재산상태, 쌍방 간의 관계 등을 종합적으로 고려하여 산정한다.
④ 의료사고 또는 교통사고로 사망한 경우 장래의 수입에 대해 일시금을 배상하는 것이 원칙이기 때문에 실제보다 더 적은 배상을 받게 된다.

05 의료사고 또는 교통사고로 사망한 경우 장래의 수입에 대해 일시금 배상을 받는 것이 원칙이기 때문에 이자를 얻게 되어 실제보다 더 많은 배상을 받는다. 그러므로 장래의 수입에 대해 일시금으로 지급받게 되는 경우 중간이자를 공제한다.

06 다음의 예와 관련된 원칙은 무엇인가?

> 의료사고로 사망한 경우 손해배상액에서 생계비를 공제해야 하는 경우

① 과실상계
② 손익상계
③ 채무불이행
④ 불법행위

06 손익상계란 채무불이행 또는 불법행위로 인하여 손해를 받은 자가 동일한 원인으로 이익을 얻은 경우 그 손해 배상액에서 그 이익을 공제해야 한다는 원칙을 말한다.

정답 05 ④ 06 ②

☐☐
07 **다음 중 과실상계에 관한 내용으로 틀린 것은?**

① 과실상계는 손해배상의 책임 및 그 금액 산정에 있어 채권자의 과실을 참작하는 제도이다.
② 민법은 채무불이행에 관하여 과실상계를 규정하고 있으나 불법행위에 대해서는 규정하고 있지 않다.
③ 간호과오로 인한 손해발생이나 확대 원인에 환자 측의 거짓말, 비협력 등의 과실이 기재된 경우 과실상계를 고려해야 한다.
④ 피해자, 즉 환자 측의 과실 유형은 주요사항 불고지와 지시사항 등 불이행이다.

07 민법은 채무불이행에 관하여 과실상계를 규정하고(민법 제396조), 이를 불법행위에도 준용(민법 제763조)하고 있다.

☐☐
08 **국가에 대한 손해배상청구에 대한 설명 중 공무원의 직무상 불법행위로 인한 손해배상책임이 성립하기 위한 요건이 아닌 것은?**

① 공무원의 행위여야 한다.
② 공무원의 직무집행행위여야 한다.
③ 직무상 불법행위로 타인에 대한 손해가 발생한 것과 공무원 가해행위 사이에 인과관계가 있어야 한다.
④ 국가 또는 지방자치단체를 대상으로 손해배상을 청구할 수 있어야 한다.

08 국가배상책임이 성립하려면 공무원의 행위여야 하고 공무원의 직무집행행위여야 하며 직무상 불법행위로 타인에 대한 손해가 발생한 것과 공무원의 가해행위 사이에 인과관계가 있어야 한다.

☐☐
09 **사고가 발생하지 않았을 경우를 가정하여 피해자가 장래에 얻을 수 있었을 것이라고 예측되는 이익 또는 소득을 무엇이라고 하는가?**

① 일실수입　② 개호비
③ 손해배상　④ 휴업수입

09 일실수입은 입원 통원한 치료기간 동안 휴업으로 인해 발생한 휴업손해와 그 외의 기간에 대해 노동능력 상실률에 따른 일실수입으로 나눈다.

정답 07 ② 08 ④ 09 ①

주관식 문제

01 손해상의 분류에 대한 설명에서 각각의 내용에 부합하는 것을 쓰시오.

- (①) : 사고가 발생하지 않았을 경우를 가정하여 피해자가 장래에 얻을 수 있었을 것이라고 예측되는 이익 또는 소득이다.
- (②) : 피해자가 재산 이외에 생명, 자유, 신체, 명예 등 인격적 이익을 침해당한 경우 가해자에 대하여 비재산적 손해에 배상을 청구할 수 있다.

01 정답
① 일실수입
② 위자료

해설
일실수입은 입원, 통원 치료한 기간 동안 휴업으로 발생한 휴업 손해와 그 외의 기간에 대해 노동능력 상실률에 따른 일실수입으로 나눈다. 정신적 손해를 금전으로 보상하는 것이 위자료이다.

02 채무불이행, 불법행위로 인한 손해배상범위에 대한 예 중에서 각 예에 부합하는 것을 쓰시오.

① 불법행위로 인하여 신체장애를 일으켜 노동 능력을 상실한 피해자의 일실 수입을 산정하는 경우 장차 증가될 수익을 기준으로 산정된 일실이익 상당의 손해는 해당 불법행위에 의하여 사회관념상 통상 생기는 것으로 인정되는 것에 해당한다.
② 치과의사가 환자의 눈가와 미간에 보톡스 시술을 하는 것이 치과의사의 면허범위를 벗어난 불법행위인지 판단하여 의료법 위반으로 처벌 대상이 되는지의 여부를 결정한다.

02 정답
① 통상손해
② 특별손해

해설
통상손해는 채무불이행 또는 불법행위가 있으면 통상적으로 발생하는 것을 말하며, 특별손해는 피해자에게만 존재하는 특별한 사정에 기초하여 발생하는 손해를 말하는 것이다.

□□
03 간호과오를 채무불이행 책임과 불법행위의 책임으로 구성할 때 각각의 법적 의미를 서술하시오.

03 정답
채무불이행의 책임은 특정 당사자 사이에 이미 성립한 법률관계로부터 발생하는 특정한 주의의무 위반으로 인한 책임이며, 불법행위의 책임은 불특정 당사자 사이에 발생하는 일반적 주의의무 위반으로 인한 책임이다.

해설
간호사의 간호행위가 불완전한 것임을 전제로 채무불이행의 책임을 지게 하며, 간호사에게 간호사로서 하여야 할 간호를 다하지 못한 것에 대한 과실인정은 불법행위를 구성하게 된다.

□□
04 다음 예의 ①을 채우고 ①이 성립하기 위한 조건 2가지를 쓰시오.

예 의사가 투약에 있어 혼동되게 처방한 경우 간호사가 투약에러를 냈다면 의사는 처방에 대한 책임이, 간호사는 투약에 대한 책임이 있다.
→ 의료기관에 속한 의사 간 또는 의사와 간호사 등에 의해 (①)가 문제가 될 경우 대개 의료기관 개설자에게 사용책임을 묻기 때문에 의사나 간호사가 어느 누구의 과실행위에 의하여 손해가 발생했느냐 여부를 정확히 밝힐 필요는 없다.

04 정답
① 공동불법행위
② 공동불법행위가 성립하기 위한 조건
- 각자가 독립하여 불법행위의 요건을 갖추어야 한다.
- 불법행위자 간의 행위 관련성이 필요하다.

해설
의료행위는 일련의 과정을 거치므로 각 과정에서 여러 사람이 관련되어 의료사고가 발생하는 경우가 있다. 복수의 사람이 손해 발생의 원인에 공동으로 관여된 경우 공동불법행위 책임을 부담하여야 한다.

제 5 장 간호과실과 법적 책임

01 다음 중 의료인의 경과 관찰의무와 관련된 서술로 옳은 것을 모두 고르시오.

> ㉠ 환자관찰의 가장 기본적인 방법은 활력 징후의 측정이다.
> ㉡ 간호사가 특별히 주의하여 관찰해야 하는 경우는 응급환자, 중환자, 분만징후가 나타나는 산모 등이다.
> ㉢ 자살의도가 있거나 자살을 수행하려는 환자를 관찰, 감시하는 활동은 의사의 처방지시 아래 이루어진다.
> ㉣ 우울증이 있는 사람, 조현병 환자, 약물중독이나 알코올중독 청소년 등은 자기파괴경향이 있는 환자이다.

① ㉠, ㉡, ㉢
② ㉠, ㉡, ㉣
③ ㉠, ㉢, ㉣
④ ㉠, ㉡, ㉢, ㉣

01 자살의도가 있거나 자살을 수행하려는 환자를 관찰·감시하는 활동은 의사의 처방지시에 상관없이 간호사의 독자적 판단 아래 수행해야 할 의무로 인정하고 있음을 판례 결과로 알 수 있다.

02 관찰 소홀로 인한 간호사고 예방지침에 관한 내용으로 <u>틀린</u> 것은?

① 아무리 사소한 내용이라도 환자 및 보호자의 호소를 가볍게 넘기지 않는다.
② 환자의 상태에 대한 경과의 관찰은 의사의 전문적인 판단이 필요되는 영역으로, 간호사는 이를 대리 수행한다.
③ 관찰한 내용은 반드시 기록하고 필요 시 의사에게 알린다.
④ 소송이 발생했을 때 기준을 제시할 수 있는 간호실무표준이 있어야 한다.

02 환자의 상태에 대한 경과 관찰은 간호사의 전문적인 판단을 필요로 하는 자율적인 간호의 영역이다.

정답 01 ② 02 ③

☐☐
03 **다음 중 간호기록에 대한 설명으로 틀린 것은?**

① 간호기록은 환자의 입원 시 사정에서부터 퇴원 시의 평가에 이르기까지 계속되는 간호과정의 타당성 및 결과를 확인할 수 있게 한다.
② 간호기록은 정확한 내용과 필수적인 정보를 제공할 수 있는 도구이다.
③ 법적 문제가 야기되는 경우 증거자료가 되므로 간호사 자신을 보호하기 위해 정확하고 시의적절한 기록을 남겨야 한다.
④ 간호사가 간호활동을 정확하고 사실대로 기록하는 일이 중요하나 환자를 위한 직접간호에 더 비중을 두어야 한다.

03 간호사가 간호활동을 정확하고 사실대로 기록하는 일은 직접간호를 하는 것만큼이나 중요하다.

☐☐
04 **다음 중 간호기록의 원칙이 잘못 서술된 것은?**

① 정확성 : 기록의 표기가 올바르고 정확해야 한다.
② 적합성 : 환자의 건강문제와 간호에 관계되는 정보만 기록해야 한다.
③ 완전성 : 부적절한 정보를 기록하는 것은 환자의 사생활 침범이거나 명예훼손에 해당한다.
④ 적시성 : 각 기록은 간호행위가 일어난 직후에 해야 하며 사전에 해서는 안 된다.

04 완전성은 기록된 정보가 완전하고 환자, 의사, 타 간호사 및 다른 건강요원에게 도움을 줄 수 있어야 함을 말한다.

☐☐
05 **다음 중 간호기록 시 유의할 사항으로 틀린 것은?**

① 환자의 상태나 행동을 기술할 때에는 사실 그대로 기록한다.
② 환자에 대한 부정적 태도를 암시하는 언어나 인격에 반하는 표현은 명예훼손이나 모욕죄로 소송에 걸릴 수 있다.
③ 피해 환자 차트에 다른 환자의 이름이 기록되면 이는 사생활 침해다.
④ 환자의 호소가 근거가 없다면 분명히 명시하도록 한다.

05 환자의 호소가 근거가 없음을 암시하거나 환자 상태를 과소평가하는 표현은 태만으로 평가될 수 있다.

정답 03 ④ 04 ③ 05 ④

06 다음 중 주사투약 안전관리에 대한 설명으로 틀린 것은?

① 아미노필린(aminophylline) : 투약 직전 심박동수가 60회/분 이상이어야 한다.
② 항응고제(heparin) : 출혈성 경향을 나타내는 임상 증상을 관찰한다.
③ 인슐린(insulin) 제제 : 저혈당 쇼크 증상을 주의하며 대상자가 금식하는 경우 투여를 중단하고 주치의와 상의한다.
④ 항생제(antibiotics) 주사 : 시작 전 처음에 한번 또는 매회 피부반응 검사를 시행한다.

06 아미노필린은 주입 시 용량을 정확하게 기재한 후 천천히 주입하면서 빈맥, 구토, 불안정 등의 증상을 관찰하며 부작용 발생 시 즉시 중단하고 보고한다. 투약 직전 심박동수가 60회/분 이상이어야 하는 것은 강심제 투여 시 주의할 점이다.

07 다음 중 수혈사고에 대한 의료인의 주의의무에 대한 설명으로 잘못된 것은?

① 수혈혈액의 적합성 : 혈액형의 일치 여부는 물론이고 완전하고 깨끗한 혈액을 환자에게 수혈할 주의의무가 있다.
② 수혈량의 적정성 : 혈액의 양이 과소해서도 안 되고 과량의 수혈로 환자상태를 악화시켜서도 안 된다.
③ 수혈방법의 적정성 : 의료인은 환자에게 꼭 필요한 시기에 혈액을 수혈해야 한다.
④ 수혈기록의 적정성 : 수혈이 모든 정책과 절차에 맞게 수행된 것이 확실하더라도 기록이 부실하면 소송이 제기될 수 있다.

07 수혈사고의 주의의무로는 수혈혈액의 적합성과 수혈량, 수혈방법, 수혈시기, 수혈기록의 적정성이 있다. 환자에게 꼭 필요한 시기에 혈액을 수혈해야 한다는 것은 수혈시기의 적정성에 대한 설명이다.

정답 06 ① 07 ③

□□
08 다음 중 수혈과정에 대한 설명으로 틀린 것은?

① 수혈 시 대상자의 이름, 혈액형, 혈액 번호를 다시 한 번 확인한다.
② 수혈 시작 후 첫 1시간 동안은 30분 간격으로 활력 징후를 측정하고 그 후에는 1시간 간격으로 측정 및 기록한다.
③ 수혈 도중 환자가 이상증세를 호소하면 수혈을 즉시 중단하고 의사에게 알린다.
④ 수혈의 전 과정과 대상자의 반응을 간호 기록지에 자세하게 기록한다.

08 수혈 시작 후 첫 1시간 동안은 15분 간격으로 활력 징후를 측정해야 한다.

□□
09 다음 중 간호사의 감염관리 이점과 거리가 먼 것은?

① 환자의 건강유지와 의료비용의 감소를 가져온다.
② 병원의 감염률 저하로 불필요한 지출을 줄인다.
③ 침상 가동률이 낮아진다.
④ 병원감염관리를 통해 병원의 이윤창출에 기여한다.

09 간호사의 감염관리 이점으로 병원의 침상 가동률이 낮아지는 것이 아니라 높아지게 된다.

□□
10 다음 중 낙상 예방을 위한 지침으로 틀린 것은?

① 환자가 누워 있거나 잠든 동안에는 침대 난간을 올려 고정한다.
② 벽과 변기 근처에 안전손잡이를 설치한다.
③ 날씨가 추울 때는 두꺼운 옷을 입고 어깨를 펴 균형감각이 저하되지 않도록 한다.
④ 계단이나 화장실은 항상 환하게 밝혀두거나 센서등을 설치한다.

10 날씨가 추울 때 가벼운 옷을 여러 겹 입고 몸을 움츠려야 균형감각이 저하되지 않아 낙상의 위험을 예방한다.

정답 08 ② 09 ③ 10 ③

11 낙상과 관련된 신체보호대 사용에 대한 설명으로 틀린 것은?

① 신체보호대 적용 및 안정조치는 환자의 안전과 치료에 필수적인 경우 의사의 처방에 의해 적용된다.
② 흉부 억제의 경우 호흡에 지장이 없는지 확인한다.
③ 신체보호대는 의사의 구두 처방으로 적용될 수 없다.
④ 혀를 깨물 가능성이 있는 경우 airway를 사용한다.

11 신체보호대를 구두 처방으로 적용한 경우 추가처방을 받도록 한다.

12 간호사의 장비 관리에 대한 설명 중 옳은 것을 모두 고르시오.

㉠ 간호사의 의무에는 올바른 장비를 선택, 유지, 사용해야 한다는 의무가 포함된다.
㉡ 대부분 장비로 인한 피해는 무지보다는 성급함, 부주의, 사용방법의 오류 등에서 비롯되므로 세심하게 주의를 기울인다.
㉢ 환자 간호에 참여하는 모든 간호사는 병동 내 시설점검이나 장치나 기구의 자동상태와 적합성 여부를 관찰해야 한다.
㉣ 응급상황을 제외하고 장비를 수선해서는 안 되며 본래의 사용 용도로 이용한다.

① ㉠, ㉡, ㉢
② ㉠, ㉡, ㉣
③ ㉠, ㉢, ㉣
④ ㉠, ㉡, ㉢, ㉣

12 기관 측에서 허락한 경우가 아니라면 장비 수선을 해서는 안 된다.

정답 11 ③ 12 ①

□□
13 다음 중 각종 안전사고에 대한 내용으로 <u>틀린</u> 것은?

① 화상은 온수팩, 전기장비, 열치료 램프에 의해 일어날 수 있다.
② 평상시 화재를 대비한 소방훈련에 전원이 적극적으로 참여하도록 하고 간호사실과 다인병실에 소화기가 구비되어 있어야 한다.
③ 자살위험이 높은 환자가 있을 때 병실이나 간호사실의 문, 창문 등을 수시 점검하고 응급한 상황을 대비해 비상구의 문은 상시 열어둔다.
④ 도난예방을 위해 환자용 개인 사물함에 도난방지장치 등의 물리적 시설을 갖춘다.

13 자살위험이 높은 환자가 있을 때 자살을 위해 뛰어내릴 수 있으므로 병실이나 간호사실의 문, 창문 등의 시설을 수시 점검하고 비상구의 문으로 환자가 드나들지 않도록 해야 한다.

□□
14 다음 중 환자안전법에 대한 내용으로 <u>틀린</u> 것은?

① 환자안전사고란 환자에게 보건의료서비스를 제공하는 과정에서 환자안전에 의료법으로 정하는 위해를 발생하였거나 발생할 우려가 있는 사고를 말한다.
② 국가와 지방자치단체는 환자안전활동에 환자의 참여를 촉진하기 위하여 노력하여야 한다.
③ 환자안전사고를 발생시켰거나 발생한 사실을 알게 된 보건의료인이나 환자 등 보건복지부령으로 정하는 사람은 보건복지부장관에게 그 사실을 보고할 수 있다.
④ 보건의료기관의 장과 보건의료인은 환자안전사고가 발생하지 않도록 시설, 장비 및 인력을 갖추고 필요한 의무를 다하여야 한다.

14 환자안전사고란 환자에게 보건의료서비스를 제공하는 과정에서 환자안전에 보건복지부령으로 정하는 위해를 발생하였거나 발생할 우려가 있는 사고를 말한다.

정답 13 ③ 14 ①

주관식 문제

01 자살 고위험 환자의 관찰 소홀로 인한 간호사고 예방지침을 3가지 이상 쓰시오.

01 정답

① 자살 기도의 과거력이나 자살의도가 있는 환자의 행동, 사고, 기분 등은 상세하고 정확하게 관찰, 기록한다.
② 평소 환자에게 진심에서 우러나오는 관심을 가져 상호 신뢰관계를 형성할 수 있도록 한다.
③ 근무 교대 시간이나 병동이 바쁠 때 밤 동안에도 감독하고 있다는 것을 환자가 인지하도록 한다.
④ 투약할 때 약을 모두 복용한 것을 확인하도록 한다.
⑤ 자살 고위험 환자에 대한 철저한 관찰이 이루어질 수 있도록 인력을 충분히 확보할 수 있도록 한다.

해설

자살 고위험 환자인 경우 돌발 상황이 일어날 수 있으므로 안정실 등에서 근접관찰하고 환자가 스스로 해할 수 없도록 안전한 환경을 만들어 주는 것이 필요하다.

02 간호기록의 목적을 4가지 이상 쓰시오.

02 정답

치료의 연속성 유지, 의료인 간의 의사소통 수단, 간호계획, 보험상환액 청구, 법적 근거자료

해설

간호기록의 목적은 의료행위를 담당하는 이들이 환자의 상태와 치료 경과를 알고 원활하게 의사소통을 하게 한다. 간호기록은 간호계획에 활용되며 건강보험공단으로부터 의료비 상환액을 청구할 때에도 이용된다. 또 환자의 치료를 위한 전문적인 판단과 결정 및 환자에게 제공되는 서비스의 질 평가를 위한 근거자료로 이용될 수 있다.

□□
03 부적절한 간호 처치와 관련되어 소송이 제기되는 이유를 4가지 이상 쓰시오.

03 **정답**

① 과학적 근거 없는 과거 경험에 의존
② 응급상황
③ 업무 과중으로 인한 과로
④ 간호중재 과정을 철저히 따르지 않은 경우
⑤ 환자 및 보호자들의 호소를 무시하는 경우
⑥ 부적절한 자존심

해설

간호사의 활동은 의사의 처방에 따른 간호중재와 간호사의 독자적 간호계획에 따른 간호중재의 두 범주로 나뉜다. 간호처치는 환자에게 직접적인 신체적 돌봄을 가하는 행위로써 실수나 과실이 생겼을 경우 그 손상이 대부분 가시적이며 간호처치 중 일어나는 일과 관련해 소송이 제기될 수 있다.

□□
04 환자안전법에 대한 내용 중 다음 빈칸에 알맞은 말을 채우시오.

- 환자안전사고란 보건의료기본법 제3조 제3호의 보건의료인이 환자에게 보건의료서비스를 제공하는 과정에서 환자안전에 (　①　)으로 정하는 위해가 발생하였거나 발생할 우려가 있는 사고를 말한다.
- (　②　)이란 국가, 지방자치단체, 보건의료기본법 제3조 제4호의 보건의료기관, 보건의료인, 환자 및 환자의 보호자가 환자안전사고의 예방 및 재발 방지를 위하여 행하는 모든 활동을 말한다.

04 **정답**

① 보건복지부령
② 환자안전활동

해설

환자안전법은 환자안전을 위하여 필요한 사항을 규정함으로써 환자의 보호 및 의료의 질 향상에 이바지함을 목적으로 하고 있으며 환자안전사고, 환자안전활동의 정의와 국가와 지방자치단체의 책무, 보건의료기관의 장과 보건의료인의 책무 등을 명시하고 있다.

제 6 장 AIDS의 법률문제

01 다음 중 HIV 감염 경로와 특징에 대한 서술로 틀린 것은?

① HIV 감염의 주된 경로 중 하나는 성행위이며 구강성교는 포함되지 않는다.
② HIV 감염 모친은 신생아를 감염시킬 수 있다.
③ 감염되어도 약 3년~10년까지는 지각증상이 거의 없는 무증후기가 나타날 수 있다.
④ HIV에 감염되고 2~4주가 지나면 몸 안에 HIV가 폭발적으로 증식되어 감염자에게 발열, 인두염, 피부발진 등이 나타난다.

01 HIV 감염의 주된 경로는 성행위(구강성교 포함), HIV에 오염된 혈액의 수혈, HIV 감염 모친이 신생아를 감염시키는 모자감염으로써 HIV 감염의 주된 경로에 구강성교도 포함된다.

02 다음 중 AIDS의 규제이념에 대한 설명으로 틀린 것은?

① AIDS는 간헐적으로 유행할 가능성이 있어 계속 그 발생을 감시하고 방역대책의 수립이 필요한 제3군의 감염병이다.
② AIDS 문제에서 '치료'란 일차적으로는 HIV 감염 여부의 진단, 이차적으로는 AIDS의 완치를 의미한다.
③ AIDS의 '예방'이란 비감염인을 HIV 감염인으로부터 보호하는 것이다.
④ 「AIDS 예방법」 제1조가 제시하는 '후천성면역결핍 예방, 관리', '감염인의 보호 지원' 목적은 예방과 치료의 이념에 각각 상응한다.

02 AIDS 문제에서 '치료'란 일차적으로는 HIV 감염 여부의 진단, 이차적으로는 AIDS의 발병률을 낮추는 것을 의미한다.

정답 01 ① 02 ②

03 AIDS와 관련된 이념의 갈등에 대한 설명 중 다음 괄호에 들어갈 말로 알맞은 것은?

> AIDS를 예방하기 위해서는 국가 차원에서 HIV 감염인이나 그 감염 경로 등에 대한 정보를 수집하고 더 나아가 감염위험이 있는 사람들의 정보를 알려줌으로써 감염위험을 차단하는 조치를 할 수 있도록 해야 한다. 하지만 이러한 정보공개는 (　　)와 정면으로 배치된다.

① 동의 의무
② 설명 의무
③ 비밀유지의무
④ 확인의무

03 의료에서 치료의 기본원리는 설명과 동의에 기초한 자율성의 실현이나 예방으로, 국가권력에 의한 강제를 본질로 삼는다. 그러므로 HIV와 같은 감염병의 경우 감염인이나 그 감염경로 등에 대한 정보를 수집하고 감염위험이 있는 사람들의 정보를 알려줌으로써 감염위험을 차단하는 조치를 하게 되는데, 이러한 정보공개는 비밀유지의무와 정면으로 배치된다.

04 다음 중 후천성 면역결핍증 예방법과 관련해 예방 이념의 실현과 무관한 것은?

① 신고의무
② 보고의무
③ 고지의무
④ 정보보호의무

04 후천성 면역결핍증 예방법의 예방 이념의 실현과 관련한 의무는 신고의무, 보고의무, 고지의무가 있으므로 정보보호의무는 무관하다.

정답 03 ③ 04 ④

□□
05 다음 내용과 관련한 후천성 면역 결핍증 예방법의 예방 이념 실현 의무는?

> 감염인을 진단하거나 감염인의 사체를 검안한 의사 또는 의료기관은 감염인과 그 배우자 및 성접촉자에게 후천성 면역 결핍증 전파방지에 관해 필요한 사항을 알리고 이를 준수하도록 지도하여야 한다.

① 신고의무
② 보고의무
③ 고지의무
④ 익명검진의무

05 AIDS 예방법은 제3자에 고지의무가 있으며 감염인을 진단하거나 감염인의 사체를 검안한 의사 또는 의료기관이 감염인과 그 배우자 및 성접촉자에게 후천성 면역 결핍증 전파방지에 관해 필요한 사항을 알리고 이를 준수하도록 지도하여야 한다.

□□
06 AIDS와 관련한 치료이념의 실현과 관련한 설명으로 틀린 것은?

① 감염 위험군에 대해 감염 사실을 고지할 때 가능하면 감염인의 의사를 참고로 한다.
② AIDS 예방법에서는 감염인에 대한 정보가 예방 목적을 위해 필요한 경우를 제외하고는 공개되지 않아야 함을 규정하고 있다.
③ 감염인에 대하여 업무상 알게 된 비밀은 재직 중에는 누설해서는 안 되나 퇴직 이후에는 법에 저촉받지 않는다.
④ AIDS 환자의 진료 및 간호에 참여한 사람이 업무상 알게 된 비밀을 누설한 경우 3년 이하의 징역 또는 3천만 원 이하의 벌금에 처해질 수 있다.

06 AIDS 치료이념의 실현과 관련해 감염인 의사의 고려와 정보보호가 관련 있다. 특히 정보보호는 업무상 알게 된 비밀에 대해 다른 법령으로 정하고 있는 경우나 본인의 동의가 있는 경우를 제외하고 재직 중에는 물론 퇴직 이후에도 감염인에 대하여 업무상 알게 된 비밀을 누설해서는 안 된다고 규정하고 있다(AIDS 예방법 제7조).

정답 05 ③ 06 ③

07 다음 중 AIDS 검진과 검사제도에 대한 설명으로 틀린 것은?

① 군중과 접촉이 많은 업소에 종사하는 사람으로서 감염인의 배우자 및 성접촉자, 그밖에 후천성면역결핍증의 예방을 위하여 보건복지부장관이 필요하다고 인정하는 사람에 대하여 정기 또는 수시검진을 실시하여야 한다.

② 정기검진 또는 수시검진은 1년에 1회 시행한다.

③ 후천성 면역 결핍증에 관한 검진을 하는 자는 검진 전에 검진 대상자에게 이름, 주민등록번호, 주소 등을 밝히지 아니하거나 가명을 사용하여 검진할 수 있다는 사실을 알려준다.

④ 검진결과 감염인으로 밝혀진 경우에도 감염인의 정보는 익명으로 관리한다.

07 정기검진은 6개월 간격으로 1년에 2회 시행한다.

08 HIV 감염인에 대한 보호 및 지원에 대한 설명으로 틀린 것은?

① 질병관리청장은 후천성 면역 결핍증의 예방, 관리와 그 감염인의 보호, 지원 또는 치료를 위하여 필요한 전문진료기관 또는 연구기관을 설치, 운영할 수 있다.

② 질병관리청장 또는 시·도지사는 감염인의 요양 및 치료 등을 위한 시설과 감염인에 대한 정보제공, 상담 및 자활 등을 위한 시설을 설치, 운영할 수 있다.

③ 검진결과 감염인으로 판명된 자로서 검진을 받아야 할 업소에 종사하거나 종사할 가능성 높은 감염인, 주의 능력과 주위환경 등으로 타인에게 더 감염시킬 우려가 있다고 인정되는 감염인에 대해 전문진료기관에서 치료를 받도록 권할 수 있다.

④ 생계유지 능력이 없고 타인에 의하여 부양 또는 보호를 받고 있지 아니한 감염인에 대해 요양시설에서 요양을 받도록 권고할 수 있다.

08 후천성 면역 결핍증의 예방, 관리와 그 감염인의 보호, 지원 또는 치료를 위하여 필요한 전문진료기관 또는 연구기관을 설치, 운영할 수 있는 대상은 질병관리청장이다.

정답 07 ② 08 ①

09 혈액관리법과 AIDS에 관한 설명으로 옳은 것을 모두 고르시오.

㉠ 혈액원은 보건복지부령으로 정하는 바에 따라 채혈 전에 헌혈자에 대하여 신원 확인 및 건강진단을 하여야 한다.
㉡ 혈액원은 보건복지부령으로 정하는 감염병 환자 및 건강기준에 미달하는 사람으로부터 채혈해서는 아니 된다.
㉢ 지방자치단체의 장은 보건복지부령으로 정하는 바에 따라 채혈금지 대상자 명부에 있는 사람에게 명부의 기재 사항 등을 대통령령으로 정하는 바에 따라 개별적으로 알릴 수 있다.
㉣ 채혈금지 대상자의 명부를 작성, 관리하는 업무에 종사하는 사람 또는 종사하였던 사람은 업무상 알게 된 비밀을 정당한 사유 없이 누설하여서는 아니 된다.

① ㉠, ㉡, ㉢
② ㉠, ㉡, ㉣
③ ㉠, ㉢, ㉣
④ ㉠, ㉡, ㉢, ㉣

09 채혈금지 대상자 명부에 있는 사람에게 명부의 기재 사항 등을 대통령령으로 정하는 바에 따라 개별적으로 알릴 수 있는 사람은 보건복지부 장관이다.

10 혈액에 의한 HIV 감염방지와 법적 책임에 대한 설명 중 다음 내용의 괄호에 들어갈 말로 알맞은 것은?

- 의료인이 환자에게 HIV 감염위험을 설명하지 않거나 불충분하게 설명함으로써 환자의 선택권이 박탈되어 HIV에 감염된 경우 그에 대한 (　　　)을 진다.
- 국가가 HIV 감염위험을 방지하기 위한 직무상의 의무를 부담하는 경우에는 그 피해자에게 대한 (　　　)을 지게 된다.

① 진료의무책임
② 감염방지책임
③ 손해배상책임
④ 확인검사책임

10 의료인이 환자에게 HIV 감염위험을 설명하지 않아 HIV에 감염된 경우, 국가가 HIV 감염위험을 방지하기 위한 직무상의 의무를 부담하는 경우 그에 대한 손해배상책임을 진다.

정답 09 ② 10 ③

주관식 문제

01 HIV 감염에 대한 비밀유지의무가 면제되는 경우를 2가지 이상 쓰시오.

01 정답
환자의 동의가 있을 때, 전염병 환자의 신고, 중대한 공익상의 필요가 있어 법원에서 증인으로 증언한 경우, 배우자가 요구한 경우

해설
HIV 감염에 대한 비밀유지의무와 관련해 법에 따라 본인의 동의가 있는 경우와 공공의 건강윤리 증진을 위하는 경우를 제외하고는 비밀누설 금지의무가 면제될 수 없다.

02 AIDS와 법률상의 문제에서 다음 내용의 빈칸을 채우시오.

- 임산부 또는 배우자가 HIV에 감염된 경우 인공임신중절이 허용되므로 (　①　)상 낙태죄는 성립되지 않는다.
- (　②　)에서 HIV는 배우자와 그 출생자에게 전염시킬 수 있으므로 경우에 따라서 HIV의 감염은 혼인을 계속하기 어려운 중대한 사유에 해당되어 재판상 이혼의 원인 가능성이 될 수 있다.

02 정답
① 형법
② 민법

해설
형법상 임산부 또는 배우자가 HIV에 감염된 경우 인공임신중절이 허용된다. HIV의 감염은 혼인을 계속하기 어려운 중대한 사유에 해당된다는 것은 민법상의 문제이다.

제1편 간호의 법적 측면

제 7 장 뇌사와 장기이식의 법적 측면

□□

01 뇌사진단의 필수전제조건에 대한 설명으로 옳은 것을 고르시오.

> ㉠ 급성의 심각한 비가역적 뇌손상을 일으키는 원인이 병력, 진찰, 혈액검사, 뇌 영상검사에서 확인되어야 한다.
> ㉡ 전제조건이 충족된 상태에서 혼수, 뇌간에서 기원하는 모든 반사의 소실, 무호흡 증상이 모두 확인되어야 한다.
> ㉢ 깊은 혼수상태로서 자발 호흡이 없고 인공호흡기로 호흡이 유지되고 있어야 한다.
> ㉣ 뇌사상태와 비슷한 증상을 유발할 수 있는 대사성 또는 내분비질환도 포함된다.

① ㉠, ㉡, ㉢
② ㉠, ㉡, ㉣
③ ㉠, ㉢, ㉣
④ ㉠, ㉡, ㉢, ㉣

01 뇌사진단의 필수전제조건에는 치료 가능한 급성약물중독이거나 뇌사상태와 비슷한 증상을 유발할 수 있는 각종 대사성 또는 내분비성 질환 등은 제외되어야 한다.

□□

02 다음 중 뇌사판정의 기준이 <u>아닌</u> 것은?

① 외부자극에 전혀 반응이 없는 깊은 혼수상태
② 자발 호흡의 불가역적 소실
③ 양안 동공의 확대고정
④ 연수 반사의 완전 소실

02 뇌사판정의 기준 중 하나는 뇌간반사의 완전 소실이다.

정답 01 ① 02 ④

□□
03 뇌사판정을 위한 뇌간반사의 7가지 소실과 관련한 설명 중 <u>틀린</u> 것은?

① 광반사 소실 : 양쪽 눈에 강한 빛을 가하여 동공의 축소 여부를 확인한다. 뇌간 기능이 없을 시 외부의 빛과 같은 자극에도 동공의 크기가 변화하지 않는다.
② 전정-안구반사 소실 : 냉각수를 귀의 고막에 주입하여 전정기관을 자극하면 정상은 안구 반응이 없지만 뇌사의 경우 안구의 이동이 심하게 나타난다.
③ 각막반사 소실 : 각막은 가벼운 깃털로 자극을 해도 반사적으로 눈꺼풀을 덮게 되는데 뇌사 시에는 눈을 깜빡이지 않는다.
④ 구역반사의 소실 : 설압자로 목의 안 부분을 자극했을 때 정상인에게 나타나는 구역질 반응이 없다.

03 전정-안구반사 소실 : 냉각수를 귀의 고막에 주입하여 전정기관을 자극하면 정상적으로는 찬물을 넣은 쪽 눈이 움직였다가 즉시 정상위치로 돌리려는 안구의 이동이 심하게 나타난다. 뇌사 시는 이런 이동이 없다.

□□
04 뇌사상태와 식물인간의 차이에 관한 설명 중 옳은 것을 모두 고르시오.

> ㉠ 뇌사상태는 심장박동 외 모든 기능이 정지되나 식물인간은 기능, 사고 등 대뇌 장애가 나타난다.
> ㉡ 뇌사상태와 식물인간 모두 자발적 호흡이 불가능하다.
> ㉢ 뇌사상태는 움직임이 전혀 없으나 식물인간은 목적 없는 약간의 움직임이 가능하다.
> ㉣ 뇌사상태는 장기기증의 대상이 되나 식물인간은 장기기증의 대상이 될 수 없다.

① ㉠, ㉡, ㉢
② ㉠, ㉡, ㉣
③ ㉠, ㉢, ㉣
④ ㉠, ㉡, ㉢, ㉣

04 뇌사상태인 경우 자발적 호흡이 불가능하나, 식물인간의 경우 자발적 호흡이 가능하다.

정답 03 ② 04 ③

05 다음 중 장기이식과 관련된 용어에 대한 설명으로 틀린 것은?

① 자가이식 : 본인이 자기조직을 스스로 몸에 이식하는 것이다.
② 동조직 이식 : 생체이식이나 뇌사자 이식을 말한다.
③ 이종이식 : 다른 종의 장기나 조직을 이식하는 것이다.
④ 동종이식 : 같은 종이지만 유전학적으로는 일치하지 않는 타인의 장기나 조직을 이식하는 것이다.

05 동조직 이식은 자신의 조직이나 장기는 아니지만 유전적으로 일치하는 장기나 조직을 이식하는 것으로, 일란성 쌍생아의 장기나 조직을 이식하는 것을 말한다.

06 다음 중 장기기증을 할 수 없거나 제한되는 경우가 아닌 것은?

① 16세 미만인 사람의 골수
② 임신한 여성과 해산한 날로부터 3개월이 지나지 않은 자
③ 정신질환자와 본인 동의 능력이 없는 지적장애인
④ 마약, 대마 또는 향정신성 의약품에 중독된 사람

06 장기기증을 할 수 없거나 제한되는 경우에 16세 미만인 사람이 해당되나, 골수는 예외이다.

07 장기이식 관련 윤리적 문제를 서술한 것 중 다음과 관련 있는 생명윤리의 원칙은?

> • 본인의 의사가 기증을 원하는 것이라 할지라도 본인의 의사에 따라 장기를 적출했을 경우 사망이나 후유증이 예상된다면 기증자가 원한다고 할지라도 적출을 시행해서는 안 된다.
> • 기증자로부터 받은 장기로 인해 기증자가 보유하고 있는 에이즈 등의 감염성 질환이나 암 등의 다른 질병을 옮겨 받는다면 오히려 해를 받는 것이다.

① 선행의 원칙
② 악행금지의 원칙
③ 정의의 원칙
④ 동의의 원칙

07 악행금지의 원칙은 대상자에게 해가 될 위험을 피하게 하는 원칙을 말한다.

정답 05 ② 06 ① 07 ②

□□
08 장기이식 관련 윤리적 문제에 관한 설명 중 자율성 존중과 관련한 문제가 아닌 것은?

① 기증자에게 기증과정과 기증 이후의 상태 및 환자의 상태 등에 관해 충분한 정보가 제공되어야 한다.
② 뇌사자 또는 사망한 사람의 조직을 제3자에게 주거나 제3자에게 주려고 받는 행위나 이를 약속한 행위는 금지되어 있다.
③ 미성년자에 대해 장기기능과 관련된 의사결정을 부모 또는 법적 대리권자가 대신하는 것은 해악을 일으킬 수 있다.
④ 적절한 기증자의 선택과 선별이 정확하도록 하고 기증과 이식의 결과가 최상이 될 수 있도록 한다.

08 ①은 충분한 설명에 의한 동의, ②는 장기 등의 매매행위 금지조항, ③은 미성년자 및 의사 무능력자의 동의에 대한 설명으로 모두 자율성 존중과 관련된 문제에 관한 것이다. ④는 선행의 원칙과 관련 있다.

□□
09 뇌사와 법률문제에 대한 설명 중 뇌사판정 절차와 관련해 틀린 것은?

① 판정신청은 정해진 서식에 의해 신청서를 접수하고 신청자가 뇌사자 가족인지 여부를 확인하여 가족이 없는 경우 진료담당의가 신청가능하다.
② 뇌사조사는 의사 2인 이상과 진료담당의가 뇌사판정 기준에 따라 실시하고 정해진 서식의 뇌사조사서를 작성한 후 위원회에 판정을 요청한다.
③ 뇌사판정은 출석위원 2인이 서명한 뇌사판정서 및 회의록을 작성하고 뇌사판정 기관장에게 제출한다.
④ 뇌사판정 신청자료, 뇌사판정서, 뇌사조사서, 회의록, 뇌파기록 등 검사자료는 15년간 보존한다.

09 뇌사판정은 출석위원 전원이 서명한 뇌사판정서 및 회의록을 작성해야 한다.

정답 08 ④ 09 ③

10 다음 중 뇌사자의 장기적출 요건으로 틀린 것은?

① 적출 가능 장기는 이식가능한 모든 장기이다.
② 적출요건으로 본의의 동의가 있지만 가족이나 유족이 명시적으로 거부하는 경우에는 적출이 불가능하다.
③ 해부 또는 검시가 필요한 경우 적출이 금지된다.
④ 가족이나 유족의 장기적출 거부의사 표시는 선순위자 2인이 모두 동의해야 한다.

10 가족이나 유족의 장기적출 거부의사 표시는 선순위자 2인 중 1인이 해야 한다.

주관식 문제

01 뇌사자의 장기적출 요건과 관련해 본인이 뇌사나 사망 전에 장기 등의 적출에 동의 또는 반대했다는 사실이 확인되지 않는 경우 가족이나 유족이 동의한 때에 장기기증을 승낙할 수 있다. 승낙할 수 있는 유족의 범위와 순위를 쓰시오.

01 정답
① 1순위 배우자
② 2순위 성인인 직계비속
③ 3순위 직계존속
④ 4순위 성인인 형제자매

해설
뇌사자의 장기적출은 본인의 뇌사 또는 사망 전에 장기 등의 적출에 동의한 경우 가능하며 가족이나 유족이 거부한 경우 불가능하다. 뇌사자가 사망 전에 장기 적출에 동의 또는 반대했다는 사실이 확인되지 않을 때 가족이나 유족이 동의하면 장기기증을 승낙할 수 있으나 승낙할 수 있는 유족의 범위와 순위가 있다.

정답 10 ④

02 장기이식과 관련된 설명 중 다음 괄호에 들어갈 적절한 말을 쓰시오.

- 이식이란 신체 조직이나 장기의 한 부분, 또는 전부를 절제하여 자신이나 다른 개체의 체표면이나 체내에 옮겨주는 것을 말하며 장기 또는 조직을 주는 쪽을 (①)라고 한다.
- 장기는 '사람의 내장, 그 밖에 손실되거나 정지된 기능회복을 위하여 이식이 필요한 조직'으로써 '고형장기 7종과 골수 및 (②)의 조직 2종'이 해당된다.

03 기증자의 의사와 관련해 옵트 인 방식과 옵트 아웃 방식에 대해 각각 서술하시오.

02 정답
① 공여자
② 안구

해설
장기이식은 환자의 장기가 망가져 더 이상 제 기능을 하지 못해 생명을 잃을 수도 있는 상황에 놓인 각종 말기 질환자의 장기를 건강한 사람의 장기로 대체 이식하여 그 기능을 회복시키는 의료행위로서, 장기 또는 조직을 주는 쪽은 공여자(donor)라고 한다. 장기는 고형장기 7종(신장, 간장, 췌장, 신장, 폐, 소장, 췌도)과 조직 2종(골수, 안구)이 해당된다.

03 정답
- 옵트 인 방식 – 기증을 하려는 자가 생전에 분명히 자신의 의사표시를 하여 놓은 경우에 한하여 기증을 할 수 있도록 하는 것
- 옵트 아웃 방식 – 사후에 장기기증을 하지 않겠다고 분명하게 의사표시를 한 경우를 제외하고 장기기능이 가능하도록 하는 것

해설
장기기증자의 의사는 옵트 인 방식과 옵트 아웃 방식으로 나뉜다. 옵트 아웃 방식의 경우 기증자 본인의 자율적 결정이 아닐 수 있다.

제 8 장 안락사 · 존엄사

01 안락사를 생명 주체에 따라 분류하면 자의적 안락사, 비임의적 안락사, 타의적 안락사로 나눈다. 비임의적 안락사는 신생아와 중증의 정신불구자로 안락사에 동의할 수 있는 능력이 처음부터 없는 사람들, 혼수상태에 빠져서 의사소통이 불가능한 사람들에 시행되는 경우에 해당한다.

02 문제의 내용은 간접적 안락사의 예로, 의도적 행위가 죽음을 초래하는 것을 알면서도 이를 행하여 죽음이 야기되는 것이며, 결과적 안락사라고도 한다.

정답 01 ② 02 ③

01 안락사의 분류로 생명 주체가 의사를 표시할 수 없거나 그 결정이 불가능한 경우 또는 표현이 가능하다 할지라도 외부에서 이를 이해할 수 없을 때 시행되는 것은 무엇인가?

① 자의적 안락사
② 비임의적 안락사
③ 타의적 안락사
④ 적극적 안락사

02 안락사를 행위자의 행동에 따른 분류로 나눌 때 다음의 예와 관련 있는 것은?

동통 감소를 위한 모르핀 증량

① 소극적 안락사
② 적극적 안락사
③ 간접적 안락사
④ 자의적 안락사

03 안락사 찬성 입장과 관련된 설명 중 다음은 무엇에 대해 말하고 있는 것인가?

> • 어떤 선택이 비록 실수처럼 보인다 해도 그것을 존중해 주어야 한다.
> • 선택의 권리에는 죽음을 선택할 권리도 포함되어 있다.

① 결과주의 ② 존엄성
③ 고통의 감소 ④ 자발성

03 자발성이란 어떤 선택이 비록 실수처럼 보인다 해도 그것을 존중해 주어야 한다는 것이며, 선택의 권리에는 죽을 권리도 포함되어 있음을 주장하며 타인이 그 사람의 결정에 대해 방해하지 말아야 한다고 보는 것이다.

04 법적 개념에서 안락사를 분류할 때 다음의 예와 관련 있는 것은 무엇인가?

> 혈관에 공기를 주입하여 공기색전을 일으켜 사망하게 하는 경우

① 적극적 안락사
② 간접적 안락사
③ 소극적 안락사
④ 자비적 안락사

04 법학 영역에서는 안락사를 적극적 안락사, 간접적 안락사, 소극적 안락사의 세 가지 유형으로 분류하며 적극적 안락사는 문제의 내용처럼 불치의 병으로 극심한 고통을 받고 있는 환자의 고통을 제거하기 위해 환자의 생명을 단절시키는 것을 말한다.

05 다음 중 간접적 안락사가 형법 제20조의 정당행위로서 위법성이 인정되지 않는 경우가 아닌 것은?

① 환자가 불치의 질병으로 죽음에 임박한 경우
② 고통이 극심한 경우
③ 환자가 의식이 혼미한 상태에서 진지하게 요구한 경우
④ 오로지 환자의 고통 제거 또는 완화를 위해 의사가 윤리적으로 타당성이 인정되는 방법으로 시술한 경우

05 환자가 의식이 명료한 상태에서 진지하게 요구한 경우 위법성이 인정되지 않는다.

정답 03 ④ 04 ① 05 ③

06 다음의 예에서 유추할 수 있는 법적 견해는?

A 환자가 종교적인 이유로 수혈을 거부하는 경우 환자의 자기결정권에 의한 의료행위로 피해자의 승낙으로 볼 수 있다.

① 구성요건 조각설
② 위법성 조각설
③ 절차적 정당화
④ 이익형량적 사고

07 죽음이 임박한 환자의 권리에 대한 설명으로 <u>틀린</u> 것은?

① 환자의 권리에는 진실을 알 권리와 진실을 들을 권리가 있으며, 이 권리에는 치료를 받을지 거부할지에 대해 '사전동의'를 얻는 것이 포함된다.
② 치료를 받을 권리가 있으며 이는 존경받을 권리에서 도출된다.
③ 환자가 모든 치료를 거절하거나 중단할 권리는 의료인의 법적, 도덕적 책임과는 무관하다.
④ 임종 환자는 홀로 방치되어서는 안 되며 편안하게 돌봄을 받을 권리가 있다.

06 위법성 조각설은 환자가 의료행위에 있어 대상이 아닌 주체로서 치료의 방법, 내용, 범위 등을 스스로 결정할 권리가 있고 이러한 환자의 자기결정권의 범위 내에 속하는 결정은 의사가 존중할 필요가 있기 때문에 의사에게 그 책임을 귀속시킬 수 없다는 것을 말한다.

07 환자가 모든 치료를 거절하거나 중단할 권리는 의료인이 치료를 중단하기 원하는 환자의 죽음과 관련된 법적, 도덕적 책임을 기꺼이 질 수 있다고 가정할 때 성립된다.

정답 06 ② 07 ③

□□
08 다음 중 존엄사의 형법상 문제에 대한 설명으로 틀린 것은?

① 존엄사는 환자 자신이 의식불명으로 인하여 자기결정권을 행사할 수 없다는 점에서 안락사와 구별된다.
② 뇌사자의 연명장치 제거 행위는 사회상규에 위배되므로 위법성이 있다.
③ 식물인간, 뇌사자의 사전동의가 있는 경우 자기결정권이 존중되므로 존엄사 인정이 타당하다.
④ 뇌사가 법적으로 인정되지 않는 경우 뇌사자도 살인죄의 객체가 될 수 있다.

08 의사의 연명조치 거부나 식물인간의 연명장치 제거는 살인행위에 해당하나, 뇌사자의 연명장치 제거 행위는 사회상규에 위배되지 않는 행위로서 위법성이 배제된다.

□□
09 다음 중 연명의료의 대상으로 잘못된 것은?

① 식물인간상태로 6개월이 지났고 회복 가능성이 없는 경우
② 말기 후천성 면역 결핍증 환자로 치명적 감염증 등이 합병하여 적극적인 치료에 반응이 없거나 미약한 경우
③ 위중하여 여러 계통의 기능이 매우 저하되어 적극적 치료를 하여도 죽음이 임박하여 짧은 시간 안에 사망할 것이 예상되는 경우
④ 법률에 정의된 뇌사로 진단, 뇌사판정 기준 가운데 무호흡 검사 등 일부 기준을 제외한 나머지 기준이 충족되어 1인의 전문의사가 이에 준한다고 판정한 경우

09 뇌사상태의 환자인 경우 연명의료의 대상이 되기 위해서는 법률에 정의된 뇌사로 진단, 뇌사 판정 기준 가운데 무호흡 검사 등 일부 기준을 제외한 나머지 기준이 충족되어 2인 이상의 전문의사가 이에 준한다고 판정한 경우이다.

정답 08 ② 09 ④

10 연명의료 결정 방법에 대한 설명으로 옳은 것을 모두 고르시오.

> ㉠ 죽음이 임박하였을 때 치료여부 의사를 미리 밝혀두는 문서는 사전의료의향서이다.
> ㉡ 환자가 의식이 있을 때는 연명의료계획서와 사전의료의향서로 연명의료를 결정할 수 있다.
> ㉢ 환자가 의식이 없을 때 사전의료의향서가 없다면 의사 2인의 확인에 의해 연명의료 결정이 가능하다.
> ㉣ 의사 추정이 불가능할 때 미성년자의 경우 친권자가 연명의료를 결정한다.

① ㉠, ㉡, ㉢
② ㉠, ㉡, ㉣
③ ㉠, ㉢, ㉣
④ ㉠, ㉡, ㉢, ㉣

10 환자가 의식이 없을 때 연명의료를 결정하는 방법은 사전의료의향서가 있을 때 의사 2명의 확인으로 가능하며, 사전의료의향서가 없을 때는 가족 2인 이상 진술 일치와 의사 2명의 확인이 필요하다.

11 연명의료 중단대상과 결정 주체와 관련해 제3군에 해당하는 지속식물상태로서 특수연명의료가 필요하거나 특수 연명치료를 받고 있는 환자의 경우 연명의료 중단 결정 주체는 누구인가?

① 의료진 2인
② 환자 가족과 의료진
③ 병원윤리위원회
④ 법원

11 회복 가능성이 없고 지속식물상태로서 특수연명의료를 받고 있는 3군의 환자인 경우 병원윤리위원회가 연명의료 중단의 주체가 된다.

정답 10 ② 11 ③

□□
12 심폐소생술 금지에 따른 윤리적 문제에 대한 설명 중 다음 괄호에 들어갈 말은?

> 환자의 의사에 반하여 CPR을 내리는 경우 의료윤리의 원칙 중 자율성의 원칙과 (   )이 상충되는 것이다.

① 선행의 원칙
② 존엄성의 원칙
③ 자기결정권
④ 동의의 원칙

12 문제의 예에서 개인이 스스로 선택한 계획에 따라 행동과정을 결정하는 자율성 존중의 원칙과 타인을 돕기 위해 적극적이고 긍정적인 단계를 요구하는 선행의 원칙이 상충되게 된다.

□□
13 다음 중 특수연명의료가 <u>아닌</u> 것은?

① 심폐소생술
② 혈액투석
③ 진통제 투여
④ 장기이식

13 연명의료의 종류에는 일반연명의료와 특수연명의료가 있다. 일반연명의료에는 관을 이용한 영양 공급, 수분, 산소 공급, 체온 유지, 배변과 배뇨 도움, 진통제 투여, 욕창 예방, 일차 항생제 투여 등이 해당되며, 특수연명치료에는 심폐소생술, 인공호흡기 적용, 혈액투석, 장기이식 등이 포함된다.

정답 12 ① 13 ③

주관식 문제

01 안락사 반대 입장과 관련된 윤리설과 이론에서 각각은 무엇에 관해 말하는지 쓰시오.

- (①)은 "의사는 환자가 무엇을 원하든 결코 환자의 생명을 앗아가는 행위를 하지 말아야 한다."라는 입장이다.
- 안락사를 일단 허용하게 되면 (②) 이론이 적용되어 남용으로 이어지게 된다.

01 정답

① 의무론적 윤리설

② 미끄러운 비탈길 이론

해설

의무론적 윤리설은 절대적인 규칙과 의무를 기반으로 사회가 유지된다는 것을 기본전제로 하며 생명 중시의 관점을 가진다. 또 미끄러운 비탈길 이론에서는 아무리 제한적인 상황에서만 안락사를 허용한다고 하여도 자칫 나치 치하의 독일처럼 집단 학살을 불러올 수도 있다고 하였다.

02 다음이 설명하는 개념을 쓰시오.

- (①): 의학적으로 죽음을 초래하는 질환을 회복시키지 못한 채 생명 현상만을 유지해 인위적으로 생명을 연장하는 의료적 조치
- (②): 무의미한 연장치료를 중단하고 질병에 의한 자연적 죽음을 받아들임으로써 인간으로서 지녀야 할 최소한의 품위를 지키며 생을 마감하도록 하는 것

02 정답

① 연명의료

② 존엄사

해설

인위적으로 생명을 연장하는 의료적 조치는 연명의료이다. 무의미한 연명치료를 중단하는 것이 존엄사이며 간호사는 임종 과정에 있는 간호대상자에게 안위를 제공하고 동반자 역할을 수행함으로서 간호대상자의 존엄성을 유지하도록 한다.

제 1 장 간호윤리의 이해

□□
01 **세계보건기구가 제시한 코렉즈코브스키(Kleczkowski)의 국가보건 체계모형에서 국가의 건강관리전달체계의 5가지 하부 구성요소가 아닌 것은?**

① 보건의료자원의 개발
② 자원의 조직화
③ 경제적 지원
④ 환경과의 상호작용

01 코렉즈코브스키(Kleczkowski)의 국가보건 체계모형에서 국가의 건강관리전달체계의 5가지 하부 구성요소는 보건의료자원의 개발, 자원의 조직화, 보건의료의 전달, 경제적 지원, 관리이다.

□□
02 **다음 중 세계보건기구가 제시한 코렉즈코브스키(Kleczkowski)의 국가보건 체계모형의 5가지 하부 구성요소에서 자원의 조직화에 해당하는 것이 아닌 것은?**

① 국가보건당국
② 민간자원조직
③ 의료보험당국
④ 정부기관

02 자원의 조직화에는 국가보건당국, 의료보험당국, 정부기관, 기타 비정부기관, 독립된 사설부문이 해당한다. 민간자원조직은 경제적 자원에 속한다.

정답 01 ④ 02 ②

03 전체 인구 중 65세 이상 노인 인구 비율이 7% 이상이 되면 고령화 사회, 14% 이상일 경우 고령사회, 20% 이상일 경우 초고령사회로 분류한다.

04 급성질환에서 만성질환자의 증가로 이에 대한 의료서비스의 요구가 증가하고 있으며 의료서비스 수요의 다양화, 통증, 비만 클리닉 등 전문화된 서비스에 대한 수요가 증가하고 있다.

정답 03 ① 04 ②

03 건강관리 환경의 변화에서 저출산, 고령화 사회와 관련된 설명으로 틀린 것은?

① 전체인구 중 65세 이상 노인 인구의 비율이 7% 이상이 되면 고령사회이다.

② 초저출산은 합계 출산이 1.3명 이하인 경우이다.

③ 개인 중심의 가치관이 확산되고 핵가족화, 이혼 및 여성의 사회참여 증가로 인한 가족구조의 변화로 가족 내 환자 및 노인 부양기능이 약화되고 있다.

④ 소득과 교육수준의 향상으로 급성질환의 치료보다 예방적 건강관리에 더 많은 관심을 기울인다.

04 건강관리 환경의 변화와 관련해 질병 양상의 변화와 건강위해요인의 증가에 대한 설명으로 틀린 것은?

① 신종감염병, 환경질환 등 새로운 건강위해요인이 빠르게 증가하고 있다.

② 만성질환에서 급성질환자의 증가로 이에 대한 의료서비스 요구가 증가하고 있다.

③ 고령화에 따른 재가간호서비스, 가정간호서비스 등의 사업들에 대한 수요가 증가하고 있다.

④ 지구촌의 세계화로 코로나, 메르스, 조류인플루엔자 등의 바이러스 전파에 국경이 없게 되었다.

□□
05 보건의료환경의 변화와 더불어 20세기 초기의 의료 패러다임을 거쳐 21세기에는 사회 · 환경적 패러다임으로 변화하고 있다. 다음 중 사회 · 환경적 패러다임에 속하는 것이 아닌 것은?

① 가난
② 실직
③ 오염
④ 물질남용

05 물질남용은 공중보건 패러다임에 해당한다.

□□
06 다음 중 미래의 건강관리체계 변화와 간호사의 역할로서 잘못 서술된 것은?

① 첨단의료기술과 장비를 이용한 중증환자에 대한 집중치료와 질병별 전문화된 특수치료는 임상 중심의 전문간호사 역할과 기능을 요구하고 있다.
② 미래의 보건환경은 건강유지와 건강증진 중심의 축으로 이동하고 있으며 1차 건강관리에 초점을 맞추고 있다.
③ 간호의 수준은 사례관리와 같은 개인적 특성을 중시하는 간호에서 기능적 간호로 이행해야 한다.
④ 보건의료환경과 건강관리체계의 변화로 교육자, 연구자로서 상담, 교육, 간호를 제공하는 확대된 역할을 담당하며 보건정책 개발과 보건의료의 질 관리를 담당하게 된다.

06 간호의 수준은 기능적 간호의 수준을 넘어 사례관리와 같은 개인적 특성을 중시하는 전인적인 간호로 이행해야 한다.

정답 05 ④ 06 ③

□□
07 윤리와 관련된 개념 중 권리와 의무에 대한 설명으로 옳은 것을 모두 고르시오.

> ㉠ 권리에 근거한 이론들에서 자연권 이론에 의하면 인간은 실정법을 초월하는 자연법에 따라 생명, 자유, 재산에 대한 권리를 갖는다.
> ㉡ 환자의 경우 특수한 권리로서 정의의 측면에서 간호와 치료를 받는 동안 인격으로서 대우받을 권리를 가진다.
> ㉢ 윤리학자들은 권리를 주장(claim)이라는 말로 정의되어야 한다고 말한다.
> ㉣ 권리와 관련한 문제가 관심을 끌게 된 것은 17세기부터이며 이때부터 개인의 자각과 존중심으로 권리라는 개념이 부각되기 시작했다.

① ㉠, ㉡, ㉢
② ㉠, ㉡, ㉣
③ ㉠, ㉢, ㉣
④ ㉠, ㉡, ㉢, ㉣

□□
08 콜버그(Kohlberg, 1971)의 도덕발달이론에서 인습 수준으로서 다른 사람들을 즐겁게 하거나 도와주는 것이며, 그들에 의하여 인정받는 것으로 불화가 회피되는 단계는 무엇인가?

① 제1단계 처벌과 복종의 지향
② 제2단계 도구주의적, 상대주의적 지향
③ 제3단계 상호 간의 조화 지향
④ 제4단계 권위에 대한 복종 지향

07 환자의 경우 특수한 권리를 갖게 되는데 정의의 측면에서 양질의 간호와 치료를 평등하게 받을 권리가 있으며, 자율성과 정직의 측면에서 간호와 치료를 받는 동안 인격으로서 대우받을 권리를 가진다. 그러므로 ㉡은 틀린 지문이다.

08 콜버그는 도덕적 옳음과 그름을 이해하는 서로 다른 방식들에 의해 특징지어지는 단계를 통한 이동으로써 도덕발달을 해석하고 있으며, 이에 따라 인간의 도덕발달을 3수준과 6단계로 제시했다. 3수준은 인습 이전 수준, 인습 수준, 인습 이후 수준을 말하며, 인습 수준에는 제3단계 상호 간의 조화 지향과 제4단계 권위에 대한 복종 지향이 속한다. 문제에서 설명하고 있는 것은 제3단계이다.

정답 07 ③ 08 ③

09 다음 중 길리건(Carol Gilligan)의 도덕발달이론에 대한 설명으로 틀린 것은?

① 길리건은 도덕적 이해에 있어서 남녀 사이에 차이가 있다는 점을 제기하면서 콜버그의 이론이 성적편견을 지니고 있다고 비판하였다.
② 길리건은 남성과 여성들은 본질적으로 서로 다른 도덕적 지향으로부터 삶의 도덕적 문제들을 해석하고 판단한다고 보았다.
③ 여성들에게서 도덕적 문제들은 경쟁적인 권리보다는 오히려 갈등적인 책임감으로부터 나오는 것이라고 보았다.
④ 길리건은 도덕성이 온정과 따뜻한 돌봄이라는 두 가지 상호 의존적인 요소들로 이루어져 있다고 보았다.

09 길리건은 도덕성이 정의(justice)와 따뜻한 돌봄(care)이라는 두 가지 상호 의존적인 요소들로 이루어져 있다고 보았다.

10 다음의 설명과 관련 있는 윤리이론은?

- 결과 이전의 원인이나 의도보다는 결과적으로 나타난 선의 유무가 윤리 행동의 척도가 된다.
- 이 윤리이론을 간호윤리에 적용시킬 때 다수의 행복을 위해 소수의 고통 받는 사람이 희생되어도 좋다는 논리를 합리화시킬 수 있다.

① 공리주의
② 의무론
③ 덕 윤리
④ 생명의료윤리

10 공리주의자들은 결과론자들이고 어떤 것도 그 자체로서 옳거나 그 자체로서 그르지 않다고 믿으며, 수단은 중요시되지 않고 행위의 결과만이 중요하다고 생각한다.

정답 09 ④ 10 ①

11 윤리적인 문제를 초래하는 상황에서는 반드시 존중되고 지켜져야 할 절대가치가 있다고 보고 행위의 결과보다는 행동의 형태나 본질을 더 중요하게 보는 이론은 무엇인가?

① 덕 윤리
② 칸트의 의무론
③ 로스의 의무론
④ 공리주의

11 칸트의 의무론은 한 행동이 정언명법을 충족시킬 때 옳은 것이 된다고 했으며 정언명법은 절대적으로 따라야 하는 기본원칙이다.

12 다음 중 덕 윤리(virtue ethics)에 대한 설명으로 <u>틀린</u> 것은?

① 덕 윤리는 사람의 성품, 어떤 종류의 사람이 되길 원하는지에 주목한다.
② 덕 윤리는 의무주의의 입장과 관련 있다.
③ 덕 윤리는 간호의 본질인 돌봄과 관련이 있다.
④ 덕 윤리는 어떤 사람의 도덕적 행위를 가능하게 하는 것은 인격, 혹은 마음의 성향, 습관, 품성의 덕목으로 보았다.

12 덕 윤리는 행위 중심적이라기보다 행위의 주체 중심적이기 때문에 공리주의나 의무주의의 입장과는 대조를 이루고 있다.

13 한국 간호사 윤리강령 제4항에는 "간호사는 간호의 전 과정에 간호대상자를 참여시키며, 충분한 정보 제공과 설명으로 간호대상자가 스스로 의사결정을 하도록 돕는다."라고 명시되어 있다. 여기에서 강조되는 윤리원칙은?

① 해악금지의 원칙
② 선행의 원칙
③ 정의의 원칙
④ 자율성 존중의 원칙

13 자율성 존중의 원칙은 개인이 스스로 선택한 계획에 따라 행동과정을 결정하는 행동 자유의 한 형태이다. 개인의 독립성, 자립성, 결정 과정에서의 자주성 등을 의미하며 인격존중의 원리도 속한다.

정답 11 ② 12 ② 13 ④

□□
14 다음 중 해악금지의 원칙과 관련한 설명으로 틀린 것은?

① 해악금지의 원칙은 남에게 피해를 주지 말라는 원리이다.
② 윤리적으로 유익하나 신체적 손상효과가 동시에 예측되는 행동일 때 예측되는 유익한 영향은 예측되는 손상효과보다 크거나 같아야 한다.
③ 해악금지의 원칙은 의도하지 않은 효과나 결과와는 무관하다.
④ 임신한 여성이 암으로 인해 어머니의 생명과 태아의 생명이 모두 위험하여 임신중절을 해야 하는 경우 손상효과가 유익한 효과를 위한 수단이 되어서는 안 된다.

14 해악금지의 원칙 안에는 인간의 행위 중 의도한 효과나 결과뿐만 아니라 의도하지 않은 효과나 결과도 존재한다는 이중효과의 원리도 포함된다.

□□
15 다음 중 윤리규칙에 대한 설명으로 틀린 것은?

① 정직은 진실을 말해야 하는 의무로 다른 사람을 존중하고 선을 위해 진실을 말해야 하는 것이다.
② 신의는 약속을 이행해야 한다는 규칙이다.
③ 정직하기 위해서는 선한 것과 무해한 것, 정의와 같은 독립적인 원리가 함께 행해져야 한다.
④ 보챔과 칠드레스는 성실이 자율성의 원리와 독자성으로부터 기인되는 도덕적 법이라고 하였다.

15 윤리규칙에는 정직, 신의, 성실이 있으며, 신의는 간호사를 비롯한 보건의료계 종사자들이 환자의 개인의료 비밀을 보장하기 위해 최선을 다해야 한다는 것이다. 약속을 이행해야 한다는 규칙은 성실에 대한 설명이다.

□□
16 윤리학과 간호윤리학의 범주와 관련된 것으로 맞는 것은?

① 메타윤리학 – 규범윤리학 – 간호윤리학
② 규범윤리학 – 응용규범 윤리학 – 간호윤리학
③ 규범윤리학 – 순수규범 윤리학 – 간호윤리학
④ 메타윤리학 – 순수규범 윤리학 – 간호윤리학

16 윤리학은 크게 메타윤리학과 규범윤리학으로 나누며, 규범윤리학은 도덕적 개념과 원칙을 실제문제에 적용하는 분야이다. 규범윤리학은 다시 순수규범 윤리학과 응용규범 윤리학으로 나뉘며, 간호윤리학은 응용규범 윤리학에 속한다.

정답 14 ③ 15 ② 16 ②

17 다음 중 임신중절과 윤리문제에 대한 설명으로 옳은 것은?

ㄱ 임신중절에 관한 논쟁들은 태아의 생명권과 여성의 자기결정권을 중심으로 대립한다.
ㄴ 보수주의적 입장은 모체의 생명이 위험한 경우에도 태아의 생명권 수호를 주장한다.
ㄷ 진보주의적 입장은 여성의 권리가 태아의 생명보다 중요하다는 입장이다.
ㄹ 절충주의적 입장은 비극적이고 손실이 뒤따르는 경우에만 임신중절을 허용하는 것이다.

① ㄱ, ㄴ, ㄷ
② ㄱ, ㄴ, ㄹ
③ ㄱ, ㄷ, ㄹ
④ ㄱ, ㄴ, ㄷ, ㄹ

17 보수주의적 입장은 생명우선론적 입장이며, 임신된 태아는 모체의 생명이 위험한 경우를 제외하고 심지어 강간에 의한 임신이라 할지라도 임신중절이 허용되어서는 안 된다는 입장이다.

18 인공수정 및 대리모와 관련된 윤리문제 중 의학적 문제가 아닌 것은?

① 유전병의 문제
② 임신 중독증이나 분만의 위험
③ 비배우자 간의 인공수정 문제
④ 정자은행

18 인공수정 및 대리모와 관련한 문제는 의학적 문제, 사회윤리적 문제, 법적인 문제를 야기할 수 있으며, 정자은행(sperm bank)은 사회윤리적 문제에 속한다.

정답 17 ③ 18 ④

□□
19 다음 중 인간복제의 문제점에 대한 설명으로 틀린 것은?

① 유전자의 다양성을 지속시킬 수 있어 다양한 자손을 남길 수 있고 유전병 등을 예방할 수 있다.
② 사회적으로 인간복제가 대량화되었을 때 인간의 정체성에 대한 문제가 대두된다.
③ 부모와 자식의 관계에서 법적인 문제가 발생할 수 있다.
④ 윤리, 신학적으로 부모의 가치와 결혼의 의미, 가족의 의미에 대한 문제가 제기된다.

19 인간복제의 문제점은 과학적인 문제로 유전자의 다양성을 지속시키기 어려우므로 다양한 자손을 남길 수 없고 유전병 등을 증가시킬 수 있는 것이다.

□□
20 간호사와 협력자 사이의 윤리에 대한 설명으로 틀린 것은?

① 간호사는 자율적으로 활동하는 의료인으로서 의사의 처방을 수행할 때도 독자적인 판단에 따른 법적, 윤리적 책임을 진다.
② 간호사는 다른 간호사에 대한 충성과 환자에 대한 의무 사이에서 객관성을 유지해야 한다.
③ 한국간호사 윤리지침에 따르면 간호사는 보건의료인 등 협력자와 갈등이 있을 때 관계갈등의 해결을 최우선으로 여겨야 한다.
④ 간호사는 독립적으로 업무수행을 함과 동시에 팀으로서 함께 일하기 때문에 다른 간호사를 감독하거나 감독을 받기도 하면서 간호사 간 관계갈등을 경험한다.

20 한국 간호사 윤리지침 제32조 제5항에 따르면 간호사는 보건의료인 등 협력자와 갈등이 있을 때 간호대상자의 안전을 최우선으로 여겨야 한다.

정답 19 ① 20 ③

□□

21 존슨, 싱글레어, 윈슬레이드(2010) 등은 임상 사례의 본질적인 구조를 형성하는 4가지 주제를 제시하였다. 진단적, 치료적 행위에 대한 합리적인 근거를 제공하는 환자의 신체적, 정신적 상태의 정보와 그 해석을 의미하는 것은 무엇인가?

① 환자의 선호
② 배경요인
③ 삶의 질
④ 의학적 적응

21 존슨, 싱글레어, 윈슬레이드(2010) 등이 주장한 임상 사례의 본질적인 구조를 형성하는 4가지 주제는 의학적 적응, 환자의 선호, 삶의 질, 배경요인이다.
의학적 적응은 임상 의료에서 논의되는 모든 윤리적인 문제들을 파악하기 위해 환자의 의학적 상태에 대한 질문을 통해 환자를 위한 매일의 임상적 돌봄이 환자에게 이득이 되는지 또는 해가 되는 행위인지를 판단하는 것을 말한다.

□□

22 간호행위에서 간호사가 윤리적 의사결정을 하는 데 중요시되는 윤리적 개념으로서 간호사와 대상자 간의 긍정적인 관계에서 발생하며 환자의 권리를 알리고 이해하도록 하는 일을 무엇이라고 하는가?

① 책임
② 옹호
③ 협동
④ 돌봄

22 간호행위에서 간호사가 윤리적 의사결정을 하는 데 중요시되는 윤리적 개념은 옹호, 책임, 협동, 돌봄이다. 옹호는 중요한 이유를 적극적으로 지지하고 환자가 자기의 신념과 가치관에 따라 선택하도록 도우며 환자의 사생활 및 존엄성을 보호하는 일이다.

□□

23 전문직 종사자들이 갖추어야 하는 행동의 윤리적 책임을 명시하고 있는 것은 무엇인가?

① 윤리선언
② 윤리지침
③ 윤리강령
④ 윤리규칙

23 윤리선언은 해당 전문직의 높은 윤리성을 사회적으로 선언하는 것이며 윤리강령은 전문직 종사자들이 갖추어야 하는 행동의 윤리적 책임을 명시한다. 또 윤리지침은 해당 전문직 종사자들이 갖추어야 할 바람직한 윤리적 자세와 실천 가능한 윤리적 행동들을 구체적인 언어로 제시한다.

정답 21 ④ 22 ② 23 ③

24 ICN(국제간호협의회) 간호사 윤리강령은 간호사에게 의무론적, 규범윤리학적 틀을 제공하고 있고 이 틀을 내재화한 실무, 교육, 연구, 리더십의 지침이다. ICN 간호사 윤리강령 본문의 4개 영역에 속하지 않는 것은?

① 간호사와 간호대상자
② 간호사와 전문직
③ 간호사와 임무
④ 간호사와 협력자

24 ICN 간호사 윤리강령은 서문과 본문으로 이루어져 있으며, 서문에서는 건강증진 및 회복, 질병예방, 고통 완화의 간호사 주요임무를 명시하고 있다. 본문은 4개의 영역으로 간호사와 대상자, 간호사와 실무, 간호사와 전문직, 간호사와 협력자로 나뉘어 구성되어 있다.

주관식 문제

01 윤리와 관련된 개념 중 '도덕적인 것과 부도덕한' 것에 대한 예시에서 다음 예시에 부합하는 윤리와 관련된 개념을 빈칸에 채우시오.

- 아기들이나 반사회성 인격장애 환자의 경우 (①) 상태이다.
- 외출 시 회색 코트를 입을지 검은색 코트를 입을지 결정하는 것은 (②) 행동이다.

01 정답
① 도덕관념이 없는
② 도덕과 무관한

해설
윤리와 관련된 개념으로는 '도덕적인&부도덕한', '도덕관념이 없는', '도덕과 무관한'이 있으며 '도덕관념이 없는' 것은 옳고 그름을 인식하지 못한다는 의미이며 '도덕과 무관한'이란 도덕적인 가치판단과 무관한 것이다.

정답 24 ③

02 도덕적 딜레마가 일어나는 상황을 2가지 이상 쓰시오.

02 정답
① 행위자가 두 가지 행위 중 하나를 선택해야 하는 도덕적인 요구사항이 있을 때
② 도덕적인 요구사항이 도덕적으로 관련된 다른 요소들에 의해서 간과될 수 없을 때
③ 행위자가 두 가지 선택사항을 동시에 선택할 수 없을 때
④ 행위자가 각 사항을 따로 분리하여 다른 시기에 선택할 수 없을 때

해설
윤리적 딜레마는 똑같이 비중 있는 대안 중에서 만족할 만한 해결책을 찾을 수 없는 상황으로, 간호사가 전문가로서 지켜야 하는 윤리적 의무 혹은 책무가 서로 충돌하고 있어 어떠한 실천 행동을 선택하는 것이 윤리적으로 올바른 것인지 판단하기 힘든 상태이다.

03 다음은 로스의 의무론과 관련 있는 예이다. '프리마 파시(prima facie)'를 적용하여 어떤 윤리의 원칙이 해당되는지 빈칸을 채우시오.

> 만일 자살을 하고자 하는 환자가 있을 때 간호사는 환자의 자살을 막아야 한다. 왜냐하면 (①)이 더 중대한 의무이기 때문에 (②)은 순위를 뒤로 한다.

03 정답
① 해악금지의 원칙
② 자율성 존중의 원칙

해설
로스는 '프리마 파시'의 조건부 의무를 주장했다. 즉, 절체절명의 무조건적인 의무가 아니라 윤리적으로 더 큰 의무와 충돌을 일으키지 않을 때 절대적 윤리의무가 될 수 있다는 것이다.

04 선의의 간섭주의가 정당화될 수 있는 경우를 3가지 쓰시오.

04 정답

① 결과가 대상자나 자녀에게 이익이 된다는 것이 확실할 때
② 대상자가 문제되는 행위와 자신의 이익 사이의 연관을 이해할 능력이 없을 때
③ 대상자가 부모나 행위자의 목적이나 논리를 이해할 수 있는 시기가 되면 그 행위를 인정하고 동의할 것이라고 추측되는 것이 합리적일 때

해설

선의의 간섭주의는 온정적 간섭주의라고도 하며 타인의 선을 적극적으로 증진시키는 것과 관련된다.

05 보챔과 칠드레스의 윤리적 사고의 4단계에 대한 설명에서 다음의 질문에 답하시오.

- 윤리적 판단과 행동 → 윤리(①) → 윤리원칙 → 윤리(②)
- "환자에게 거짓말을 하는 것은 옳지 않다."라는 한 가지 원리에서 여러 가지 (①)이 나온다.

(1) ①에 들어갈 말은 무엇인가?
(2) ②와 관련해 넷째 수준으로서 가장 보편적인 수준의 윤리적 판단, 사고를 무엇이라고 하는가?

05 정답

① 규칙
② 이론

해설

보챔과 칠드레스는 윤리적 사고의 접근 방법과 그 단계를 윤리적 판단과 행동 → 윤리규칙 → 윤리원칙 → 윤리이론의 4단계로 보았으며 둘째 수준의 규칙은 원리(원칙)에서 나오며 한 가지 원리에서 많은 규칙이 나올 수 있고 더 구체적인 성격을 띤다. 넷째 수준의 윤리이론은 가장 이론적이고 보편적인 수준의 윤리적 판단, 사고로서 규칙과 원리의 모체이다.

제 2 장 간호사의 역할

01 간호개념의 변천과 간호사의 역할 중 현대간호의 개념과 관련 있는 것은?

① 돌봄제공자로서 보살핌, 보호함, 양육함의 개념이다.
② 대상자의 범위 및 한계는 삶을 영위하는 모든 인간이다.
③ 갖도록 하다(to have), 제공해주다(to provide)의 능동적인 개념이다.
④ 대상자의 환경 조절 및 유지, 안위 도모이다.

02 파발코(Rpnald M. Pavalko)의 직업-전문직의 연속성 모형에 대한 설명 중 틀린 것은?

① 직업은 직업동기가 낮은 반면 전문직은 이타적 봉사이다.
② 훈련방식에 있어 직업은 세분화되지 않은 훈련방식이나, 전문직은 세분화된 훈련방식을 가진다.
③ 직업은 공동체 의식이 높고 전문직은 낮다.
④ 직업은 윤리규정이 발달하지 않았으나, 전문직은 고도로 발달했다.

03 전문직의 특성과 분류기준 중 속성접근에서 전문직의 속성에 해당하지 않는 것은?

① 전문적 권위
② 전문직 성원의 훈련 내용과 방식을 결정하는 권한
③ 전문직 업무
④ 전문직 문화

01 현대의 간호는 그 핵심이 되는 대상자의 범위 및 한계에 삶을 영위하는 모든 인간이 다 포함되었으며, 이는 간호가 대상자의 범위나 도움을 주는 목적 그리고 간호활동의 특징 면에서 포괄적으로 확대되었음을 의미한다.

02 직업은 공동체 의식이 낮고 전문직은 높다.

03 전문직 특성에 관한 사회학적 관점은 속성접근, 과정접근, 권력접근 3가지로 구분한다. 속성접근에서 전문직의 속성을 전문적 권위, 전문직 성원의 훈련 내용과 방식을 결정하는 권한, 윤리헌장, 전문직 문화로 보았다.

정답 01 ② 02 ③ 03 ③

04 **전문직은 두 가지 핵심적 특성과 그로부터 파생되는 여러 특성으로 나눠진다. 다음 중 파생특성에 대한 설명으로 틀린 것은?**

① 전문직은 자체적인 교육 훈련기준을 결정한다.
② 전문직과 관련된 모든 입법은 국가에 의해 유지된다.
③ 전문직의 규범은 법적 통제보다 엄격하다.
④ 전문직업인들은 다른 직업성원보다 직업적 결속력이 강하다.

04 전문직과 관련된 모든 입법은 그 전문직에 의해 유지된다.

05 **전문직 특성에 관한 사회학적 관점 중 과정접근을 제시한 대표적인 학자 카플로우(Caplow)와 관련 있는 것은?**

① 전문직들의 최초의 사건들을 살펴봄으로써 보편적인 전문화 과정을 이론화하였다.
② 전문직과 일반직업의 연속모형을 제시한 바 있다.
③ 전문화를 특정 전문분야에 대한 독점과정이라고 보았다.
④ 전문직의 형성은 전업의 직업 활동, 전문교육기관의 설립, 전문직 단체의 설립과 발전, 국가의 보호를 받으려는 정치적, 법적 운동, 공식적인 윤리헌장 제정의 단계를 통하여 이루어진다.

05 카플로우는 전문화를 특성 전문분야에 대한 독점과정이라고 보았고, 전문화 과정의 단계로 전문직 협회의 조직, 서비스의 독점적인 영역 주장, 윤리강령의 발전, 자격과 허가를 위한 정치적 활동을 제시했다.

06 **전문직의 특성에 관한 사회학적 관점 중 권력접근에 대한 설명으로 틀린 것은?**

① 권력접근은 하나의 직업이 전문적 권력을 획득하고 유지하게 되는 사회적 기전에 중점을 두는 접근법이다.
② 전문직의 형성과정을 여러 이익집단 간의 권력 갈등과 국가와의 관계를 포함하는 역사적 과정의 결과라고 하였다.
③ 가장 핵심적인 특성을 권위성이라고 본다.
④ 전문직은 조직에서 우위를 차지함으로써 다른 직업의 경쟁과 규제로부터 자유롭다.

06 가장 핵심적인 특성을 자율성이라고 보았으며, 자율성은 독립적이고 자유로우며 자기 조절을 하는 상태나 질을 의미한다고 하였다.

정답 04 ② 05 ③ 06 ③

07 다음 중 전문직의 기준에 대한 설명으로 틀린 것은?

① 지식 : 전문직은 수준이 높고 정교하게 체계화된 이론에 근거하여 업무활동을 한다.
② 표준화된 업무 : 전문직의 업무는 표준화, 기계화되어 있다.
③ 윤리규범 : 전문직의 업무활동은 사회의 공익을 위해 사용이 되도록 전문직의 행동기준을 결정한다.
④ 전문적 권위 : 고객은 전문가에 대한 신념을 가지고 전문가에게 의존하게 되고 이 과정에서 전문직은 고객으로부터 전문가로서 권위를 인정받게 된다.

08 간호의 전문직 특성에 대한 설명 중 지식에 관한 내용으로 틀린 것은?

① 지식은 전문직 수행의 근거를 제공하며 전문성의 핵심 요소이다.
② 전문가적 지식에 근거한 임상 결정은 급성기 환자의 간호중재에 영향을 준다.
③ 건강관리 향상을 위해 동료, 고객, 가족 등과 지식을 나누는 것은 소통이며, 간호지식은 아니다.
④ 전문가 간 교육은 전문직으로서의 간호를 증진시킨다.

09 간호전문직 특성으로서 책무가 밀접한 관련을 가지는 것이 아닌 것은?

① 책임
② 권위
③ 자율성
④ 옹호

07 전문직의 업무는 비표준화된 업무이며, 전문직의 업무를 사회생활에서 표준화하거나 기계화할 수 없다.

08 건강관리 향상을 위해 동료, 고객, 가족 등과 지식의 나눔, 소통도 간호지식에 포함된다.

09 책무는 책임(responsibility), 권위(authority), 자율성(autonomy)과 밀접한 관련이 있다.

정답 07 ② 08 ③ 09 ④

□□
10 다음 중 간호에서 옹호에 포함되지 않는 것은?

① 독립적으로 일하며 실무의 범위 안에서 의사결정하는 것
② 전문직 실무 증진과 건강관리 증진활동에 참여하는 것
③ 건강관리 전달체계와 관련된 정책을 아는 것
④ 대상자의 관점을 이해하는 것

10 독립적으로 일하며 실무의 범위 안에서 의사결정하는 것은 자율성에 해당한다.

□□
11 간호 전문직의 특성 중 윤리와 가치에 대한 설명으로 틀린 것은?

① 간호사들의 전문직 정체성의 가치를 탐구한 질적 연구에서 간호의 가장 특징적인 가치는 인간에 대한 존엄성과 이타주의라고 하였다.
② 간호윤리는 개인적 수준에서의 실무와 관련되며 간호윤리의 범위와 지식은 실무적 윤리 차원에 대한 이해를 필요로 한다.
③ 건강관리 전문가들 간의 상호 중요성에 대해 인정하는 것이 포함된다.
④ 임상과 전문적 실무의 윤리적 이슈에 대한 비판적 사고를 가지는 것이 포함된다.

11 건강관리 전문가들 간의 상호 중요성에 대해 인정하는 것은 동료와의 협력에 포함된다.

□□
12 다음 중 간호전문직관에 영향을 주는 요인이 아닌 것은?

① 사회화요인
② 사고와 신념
③ 전문직 이미지
④ 전문적 책임

12 간호전문직관에 영향을 주는 요인들에는 사회화요인, 사고와 신념, 전문직 이미지, 전문직 자아개념, 행위가 있다.

정답 10 ① 11 ③ 12 ④

13 다음 중 대상자의 권리에 해당하는 것이 아닌 것은?

① 법적 권리
② 개연적 법적 권리
③ 자기결정권
④ 인권

14 다음 중 한국 간호사 윤리강령에 제시된 환자의 권리에 관한 내용으로 틀린 것은?

① 간호사는 간호대상자의 질병과 장애의 종류와 정도, 문화적 차이를 불문하고 차별 없는 간호를 제공한다.
② 간호사는 간호대상자의 관습, 신념, 및 가치관에 근거한 개인적 요구를 존중하여 간호를 제공한다.
③ 간호사는 간호대상자의 사생활을 보호하고 비밀을 유지하며 간호에 필요한 정보 공유만을 원칙으로 한다.
④ 간호사는 간호대상자를 간호 중 치료과정에 참여시키며 충분한 정보제공과 설명으로 간호대상자 스스로 의사결정을 하도록 돕는다.

15 다음 중 선의의 간섭주의 간호에 대한 설명으로 틀린 것은?

① 간호사는 어떤 환자도 고통이나 죽음을 원하지는 않을 것이라는 가정에서 타인의 행동을 간섭하게 되며 이를 선의의 간섭주의라고 한다.
② 간호사는 환자의 건강회복과 유지, 고통 경감을 도와야 하는 의무를 가지므로 환자의 자율성을 존중하는 것을 말한다.
③ 철학자 밀은 어떤 사람의 행동이 타인에게 해를 가할 우려가 있을 때만 타인의 행동을 간섭할 수 있다고 하였다.
④ 환자가 동의할 수 있는 능력과 관계없이 표면적으로 환자의 이익과 안녕을 위해 행하는 것을 강조하는 것은 강한 선의의 간섭주의이다.

13 자기결정권은 개인적 자유와 더불어 자율성 존중의 원리와 관련 있다.

14 알 권리 및 자기결정권 존중에서 간호사는 간호대상자를 간호의 전 과정에 참여시켜야 한다.

15 선의의 간섭주의란 간호사가 환자의 건강회복과 유지, 고통 경감을 도와야 하기 때문에 환자의 자율성보다는 결과를 중시하게 되는 경우를 말한다.

정답 13 ③ 14 ④ 15 ②

□□
16 다음 중 사전동의와 관련한 설명으로 틀린 것은?

① 임상에서 선행의 원리에 의거하여 대상자에게 진단을 위한 검사나 수술 전에 환자나 가족동의를 구하는 것이다.
② 사전동의의 전제조건은 결정한 사람의 의사결정 능력이 갖추어져야 한다는 것이다.
③ 사전동의는 침습적이거나 심각한 부작용, 위험 또는 합병증 가능성이 있는 치료에 필요하다.
④ 사전동의는 연구대상자의 권리 보호 차원에서 제기된 것으로 환자의 자기결정권을 보호하기 위한 장치이다.

16 임상에서 대상자에게 진단을 위한 검사나 수술 전에 환자나 가족동의를 구하는 것은 자율성을 존중하기 위한 방법 중 하나이다.

□□
17 대리결정의 기준을 세우는 문제와 관련된 표준에 대한 견해의 내용 중 틀린 것은?

① 환자 최선이익 표준은 이용가능한 모든 대안이 환자에게 미치는 영향과 이해득실을 따져보고 환자에게 최선이 된다고 판단되는 점을 대리자가 결정하는 것이다.
② 가장 약한 자율성의 표준은 순수자율성 표준이다.
③ 순수자율성 표준은 자율적으로 결정을 하였거나 의사를 표명한 적이 있는 사람에게 적용되는 것이다.
④ 대리판단 표준은 다른 의사결정자가 환자를 대신하여 필요한 결정을 내리는 것이다.

17 가장 약한 자율성의 표준은 다른 의사결정자가 환자를 대신하여 필요한 결정을 내리는 대리판단 표준이다.

정답 16 ① 17 ②

18 다음 내용의 조건이 충족되는 경우 비록 그 행위가 나쁜 결과를 초래한다 하더라도 용납한다는 원칙은 무엇인가?

- 행위 자체가 선해야 하고 적어도 도덕적으로 문제가 없어야 한다.
- 예측되는 유익한 영향은 예측되는 해로운 영향보다 크거나 또는 같다.
- 행위자의 의도가 유익한 효과를 거두는 것이고 같이 나타나는 손상의 효과는 가능한 피하려는 것이다.
- 손상의 효과와 유익한 효과 간에는 균형이 있으며 선과 악을 계산했을 때 선이 악을 능가한다.

① 선행의 원칙
② 자율성의 원칙
③ 이중효과의 원칙
④ 정의의 원칙

18 문제의 내용은 이중효과의 원칙을 충족하기 위한 설명이며 맥코르믹(McCormick)은 이중효과의 원칙을 적용하는 데 있어 균형을 맞추기 위한 요소를 제시한 바 있다.

19 다음 중 자율성 존중 원칙이 제한을 받는 경우로 도덕적인 고려에 의한 제한이 아닌 것은?

① 개인의 결정이 공공의 건강을 해칠 때
② 환자에게 의사결정을 위해 제공되는 정보의 양에 따라 제약이 있는 경우
③ 부족한 자원을 요구할 경우
④ 미성년자, 약물 중독자, 강요된 자의 경우

19 ②는 환자의 내외적인 제약에 따른 제한에 해당되는 것으로, 도덕적인 고려에 의한 제한은 아니다.

정답 18 ③ 19 ②

20 카메론의 '가치, 존재, 행동 윤리적 의사결정 모델'에서 윤리적 문제해결에 사용되는 윤리적 원칙들이 아닌 것은?

① 옹호
② 선행
③ 돌봄
④ 협력

20 카메론의 '가치, 존재, 행동 윤리적 의사결정 모델'은 덕 윤리, 윤리원칙에 근거한 사고, 윤리적 돌봄을 토대로 개발되었다. 옹호, 선행, 돌봄, 정의와 같은 윤리적 원칙들이 윤리적 문제해결에 사용된다.

21 윤리적 의사결정 시 간호과정의 적용에 대한 설명으로 틀린 것은?

① 사정단계에서는 윤리적 문제의 규명과 자료수집이 이루어진다.
② 분석단계에서 기대되는 결과를 확인한다.
③ 수행단계에서는 힘든 결정을 수용할 수 있도록 격려한다.
④ 평가단계에서는 더 좋은 결과를 얻기 위해 다른 선택을 할 수 있는 여지는 없는지 확인한다.

21 분석단계에서는 핵심 참여자를 확인하고 선택사항을 확인하는 과정이 이루어지게 된다. 기대되는 결과를 확인하는 단계는 계획단계이다.

22 다음 중 간호사의 자율성에 대한 설명으로 틀린 것은?

① 전문직 간호사는 환자와 진정한 치료적 관계를 형성하고 환자에 대한 도덕적 의무를 수행하기 위해 행동의 자유와 융통성이 필요하다.
② 환자를 위한 옹호자로 행동하려면 간호사의 자율성이 매우 중요하다.
③ 자율성 수행에 큰 장애요인은 환자의 상태이다.
④ 윤리와 책임이 수반되는 부분에서 간호사의 자율성도 어떤 확실한 경계에 따라 제한되어야 한다.

22 간호사의 자율성 수행에 큰 장애요인은 관료주의적 체제이다.

정답 20 ④ 21 ② 22 ③

23 간호사의 성숙도와 관련한 자아개념의 발달에서 도덕적 능력의 4가지 요소가 아닌 것은?

① 도덕적 민감성
② 도덕적 판단력
③ 도덕적 행위
④ 도덕적 기대

23 도덕적 능력의 4가지 요소는 도덕적 민감성, 도덕적 판단력, 도덕적 의도, 도덕적 행위이다.

24 간호윤리의 발전과 중요성에 대한 설명으로 틀린 것은?

① 간호윤리의 기반은 본질적으로 환자와 간호사의 관계 형성에서 비롯되기 때문에 간호의 가치적 기반은 돌봄이론과 함께 도덕적 견지에서 분석되고 있다.
② 환자의 권리와 관련된 문제, 삶과 죽음, 임신중절, 안락사 등의 문제에서 개인적 가치는 전문직의 실천과 분리되어야 한다.
③ 간호사는 생명의료윤리의 원칙을 임상에서 적용하고 준수하는 윤리관을 통하여 간호행위를 실천해야 한다.
④ 간호윤리는 간호사들이 간호전문직을 수행할 때 새로운 시대의 흐름에 따른 다양한 생명의료에 관한 요구, 생명공학의 발달 및 사회윤리, 관습, 법 등 가치관의 변화에 대처하기 위한 중요한 규범적 실천 지침이다.

24 환자의 권리와 관련된 문제, 삶과 죽음, 임신중절, 안락사, 장기이식, 진실을 말하기, 신의, 제한된 자원의 할당 등의 문제는 부분적으로 도덕과 관련된 문제들이므로, 개인의 윤리적 가치는 전문직의 실천과 분리할 수 없다.

정답 23 ④ 24 ②

주관식 문제

01 간호행위의 윤리적 개념에 대한 설명에서 알맞은 내용을 빈칸에 채워 쓰시오.

- (①): 간호사와 대상 간의 긍정적 관계에서 발생하며 환자의 권리를 알리고 이해하도록 하는 일이다.
- (②): 간호사의 기본 (②)은 건강증진, 질병예방, 건강회복, 고통경감의 4가지이다.

01 정답
① 옹호
② 책임

해설
옹호는 중요한 이유를 적극적으로 지지하는 것이며, 책임은 대답해줄 수 있는 능력, 책임질 수 있는 능력이다.

02 전문직의 두 가지 핵심 특성에 대해 빈칸을 채우시오.

장기적이고 전문적으로 세분화된 훈련을 통한 (①)와 사회에 대한 (②)이다.

02 정답
① 이론적 지식체계
② 봉사지향성

해설
전문직의 특성은 두 가지 핵심 특성과 그로부터 파생되는 여러 특성이 있으며, 두 가지 핵심 특성은 이론적 지식체계와 사회에 대한 봉사지향성이다.

03 윤리적 의사결정에서 임상사례의 본질적인 구조를 형성하는 4가지 주제에 관한 설명에 부합하는 것을 쓰시오.

- (①) : 진단적, 치료적 행위에 대한 합리적인 근거를 제공하는 환자의 신체적, 정신적 상태의 정보와 그 해석을 의미한다.
- (②) : 전문적, 가족적, 재정적, 법적, 기관적 요소들이 임상 결정에 영향을 미치는 것이다.

03 정답
① 의학적 적응
② 배경요인

해설
의학적 적응은 임상의료에서 논의되는 모든 윤리적인 문제들을 파악하기 위하여 환자를 위한 매일의 일상적 돌봄이 환자에게 이득이 되는지 또는 해가 되는지 판단하는 것이다. 배경요인의 분석에는 희소자원의 공정한 분배, 이해 상충의 예방과 조절, 임상 결정에 관여하는 가족관계파악 등의 문제를 다룰 수 있다.

04 윤리학과 간호윤리학의 관계와 관련된 설명에서 다음 빈칸을 채우시오.

- (①) : 도덕적 개념과 원칙을 실제 문제에 적용하는 분야이다.
- (②) : 간호윤리학, 생명윤리학, 의료윤리학 등과 같이 사회의 특정 분야에 적용할 수 있는 윤리적 분석방법 및 대안, 행동규범 등을 제시하는 분야이다.

04 정답
① 규범윤리학
② 응용규범 윤리학

해설
윤리학은 크게 메타윤리학과 규범윤리학으로 나뉘며, 규범윤리학은 순수규범 윤리학과 응용규범 윤리학으로 나뉘는데, 간호윤리학은 응용규범 윤리학에 속한다.

제 3 장 간호사의 윤리적 갈등 및 의사결정

01 낙태와 관련한 견해에 대한 설명으로 옳은 것을 모두 고르시오.

㉠ 생명우선론은 낙태를 강력하게 반대하는 사람들의 입장으로 임신이 산모의 생명에 직접적인 위협이 되는 경우를 제외하고 낙태는 결코 용납될 수 없다는 입장이다.
㉡ 선택우선론은 태아의 생명권이 여성의 권리보다 우선한다는 입장이다.
㉢ 온건주의적 입장은 태아가 죽임을 당하지 않을 권리를 갖지만 태아의 생명권이 이미 태어난 인간 존재보다 더 약하다는 주장이다.
㉣ 낙태에 대한 윤리적 정당성과 법적 허용에 관한 찬반 논쟁은 태아의 기본적 권리인 생명권 보호와 프라이버시 및 선택의 권리를 지키기 위한 양측의 입장이 대립한다.

① ㉠, ㉡, ㉢　　② ㉠, ㉡, ㉣
③ ㉠, ㉢, ㉣　　④ ㉠, ㉡, ㉢, ㉣

01 선택우선론은 프라이버시 선택의 자유에 대한 여성의 권리가 태아의 생명권보다 우선한다는 입장이다.

02 낙태의 생명윤리적 쟁점과 관련한 설명으로 틀린 것은?

① 인격성 논쟁에서는 인격체가 된다는 것은 인간에만 존재하는 특수한 유전자를 갖는다는 것이라고 주장한다.
② 체외생존 가능성 논쟁은 인격성과 비인격성은 연속적이기 때문에 구분될 수 없다고 본다.
③ 페미니즘 논쟁은 자기 스스로 선택할 수 있는 여성의 권리를 말한다.
④ 응급피임논쟁과 관련해 사후피임약을 의사의 처방전 없이 자유롭게 살 수 있도록 한다면 약의 오남용 문제나 윤리적인 문제 등이 발생할 우려가 있다.

02 체외생존 가능성 논쟁은 태아가 산모의 자궁 밖에서 생존할 수 있는 시기를 낙태 허용 여부의 구분선으로 삼는 것을 말한다. 인격성과 비인격성을 연속적인 것으로 보고 구분될 수 없다고 본 것은 경계사례 논증과 관련 있다.

정답 01 ③ 02 ②

03 낙태 반대와 찬성의 생명윤리적 쟁점에 관한 내용으로 <u>틀린</u> 것은?

① 반대 입장 : 낙태는 무고한 생명을 죽이는 살인이다.
② 찬성 입장 : 여성의 삶의 질, 여성의 생식과 관련된 자기결정권은 존중받아야 한다.
③ 찬성 입장 : 임신 중에 있는 태아는 보통 성인과 마찬가지로 인간이다.
④ 반대 입장 : 원하지 않는다는 이유로 태아의 죽음을 허용하는 사회는 미끄러운 경사길 논리에 의해 생명을 경시하게 될 우려가 있다.

03 낙태 찬성론자들의 견해는 태아가 과연 성인과 동등한 자격과 권리를 갖춘 인간인가에 대한 물음을 제기한다.

04 다음 중 낙태 관련법의 윤리적 쟁점과 관련한 설명으로 옳은 것을 모두 고르시오.

㉠ 형법에서만 낙태를 규정하고 인공임신중절이라는 용어를 사용한다.
㉡ 모자보건법 제14조에는 기존 사회구성원들의 이익을 위해 태아의 생명이 희생되는 것이 정당화된다는 차별적 이념이 내포되어 있다.
㉢ 모자보건법의 낙태에 대한 입법방식은 전면금지 혹은 허용하는 경우가 아니면 어떤 일정한 조건을 정해 허용하는 방식을 취한다.
㉣ 모자보건법은 정부시책으로 가족계획을 도모하려는 의도에서 유신체제하인 1973년에 제정되었다.

① ㉠, ㉡, ㉢
② ㉡, ㉢, ㉣
③ ㉠, ㉡, ㉣
④ ㉠, ㉢, ㉣

04 형법에서는 낙태만 규정하고 있지 인공임신중절이라는 용어는 사용하고 있지 않다. 즉, 형법에서 낙태죄를 규정하고 있으나 낙태행위가 구체적으로 무엇인지를 뜻하는지 정의하고 있지 않기 때문에, 형법상 낙태죄가 있음에도 불구하고 모자보건법에서 일정한 요건에 의해 인공임신중절을 허용하고 있다.

정답 03 ③ 04 ②

05 자녀 예방접종을 거부하는 부모의 유형 중 예방접종보다 자연치유력과 면역력 강화를 통해 질병을 극복하는 것이 중요하다고 생각하는 부모의 유형은?

① 예방접종 불신형
② 예방접종 부작용에 대한 염려형
③ 예방접종이 불필요하다고 믿는 유형
④ 예방접종을 경제적인 이유로 거부하는 유형

05 자녀 예방접종을 거부하는 부모의 유형에는 예방접종 불신형, 예방접종 부작용에 대한 염려형, 예방접종이 불필요하다고 믿는 유형이 있다. 예방접종 불신형은 백신의 유해물질이 아동에게 해를 줄 수 있으므로 예방접종보다는 자연치유력과 면역력 강화를 통해 질병을 극복하는 것이 중요하다고 생각하는 유형이다.

06 다음 중 아동학대와 관련한 간호사의 역할에 대한 설명으로 옳은 것을 모두 고르시오.

㉠ 간호사는 아동학대 및 방임에 대한 전문적 지식을 가지는 것이 필요하다.
㉡ 학대를 받았다고 의심되는 아동을 보호하기 위해 적절한 방법으로 신고할 책임이 있다.
㉢ 아동학대가 의심되는 경우 간호사는 환자에 대한 비밀유지의 책임을 다해야 한다.
㉣ 학대는 의심만으로도 신고할 수 있으므로 지체 없이 신고해야 한다.

① ㉠, ㉡, ㉢
② ㉠, ㉡, ㉣
③ ㉠, ㉡
④ ㉠, ㉡, ㉢, ㉣

06 아동학대가 의심되는 경우 간호사의 환자에 대한 비밀유지의 책임은 적용되지 않는다.

정답 05 ① 06 ②

07 다문화가정이 보건의료에 미치는 영향력에 대한 검토와 적극적 접근이 필요한 이유와 관련된 것이 아닌 것은?

① 보건의료 형평성
② 건강한 미래세대의 양성
③ 장래의 질병 예방
④ 특수한 상황 타개

07 다문화가정의 아동과 윤리적 쟁점에 대해 소수자에 대한 차별을 없애고 다양한 문화에 대한 이해와 수용, 배려의 자세를 가져야 한다.

08 응급환자 간호와 윤리적 쟁점에 대한 것으로 응급실 간호사의 역할과 관련한 서술 중 다음 빈칸에 들어갈 말이 아닌 것은?

> 응급실처럼 급박한 상황에서 윤리적 의사결정을 하고 이에 따른 행동을 하는 것이 어려운 일일지라도 환자의 보호자의 (　　) 및 비밀이 보장되어야 하며 (　　)와 (　　)가 응급실에서도 중요한 윤리적 간호라는 것을 알고 있어야 한다.

① 사생활 보호
② 진실말하기
③ 충분한 설명에 근거한 동의
④ 임종간호

08 응급실의 신속한 업무처리를 이유로 윤리적 문제에 대하여 등한시하지 않고 환자의 치료에 적극적으로 개입하며 윤리적으로 숙고하는 것이 간호사의 의무이다.

09 미국 전문간호사 협회에서 제시한 만성질환자를 돌보는 간호사가 윤리적으로 해결하기 위한 역량에 해당되지 않는 것은?

① 덕 윤리
② 돌봄의 윤리
③ 성숙함
④ 말기 환자의 치료 및 간호

09 미국 전문간호사 협회는 만성질환자를 돌보는 간호사가 윤리적 딜레마를 해결하기 위한 역량을 성숙함, 탁월한 의사소통 및 협동능력, 윤리적 딜레마를 해결할 수 있는 경험, 의료윤리원칙에 대한 지식, 이전에 발생한 유사사례와 비교하는 비판적 사고, 덕 윤리, 돌봄의 윤리, 윤리 문헌에 친숙해지기, 혼자 고민하지 않고 대안을 함께 모색해줄 멘토 갖기 등으로 제시했다. 말기 환자의 치료 및 간호는 의사결정문제에 해당한다.

정답 07 ④ 08 ④ 09 ④

10 노인 대상자와 관련한 윤리적 쟁점과 관련한 설명 중 다음 괄호 속에 들어갈 말로 알맞은 것은?

치매환자를 돌보는 간호사는 치매노인의 (　　)을 존중한다는 것이 무슨 의미인지, 어떻게 치매환자의 안전을 보장하면서 (　　) 존중의 원칙을 실무에서 실천할 수 있을지 고민하게 된다.

① 자율성
② 거부권
③ 인권
④ 정체성

10 노인 대상자의 돌봄에서 제기되는 윤리적 쟁점에는 노인학대, 자율성 및 자기결정권 존중, 충분한 설명에 근거한 동의, 진실말하기, 의사결정 문제 등이 있다. 괄호 안에 들어갈 용어로는 자율성이 적절하다.

11 정신건강문제를 가진 대상자의 불법 입원 사례가 아닌 것은?

① 자의 입원형식으로 입원시켜 계속 입원심사 절차를 고의적으로 회피하게 하는 경우
② 정신과 전문의 진단 없이 입원 기간을 연장한 경우
③ 보호입원 형식으로 보호의무자가 입원과 입원연장에 동의한 경우
④ 입원환자의 퇴원 및 처우 개선 신청을 차단한 경우

11 보호입원 형식의 경우 정신과 전문의 진단과 2인의 보호의무자가 입원과 입원연장에 동의하여 입원이 이루어진다.

정답 10 ① 11 ③

12 강제적 처치는 정신건강문제 대상자의 인권 및 자율성 침해와 직결되며 자율성의 원칙, 선행의 원칙, 해악금지의 원칙이 관련된다.

13 간호기록은 법적인 기록으로서 간호사 스스로를 보호하는 가장 중요한 방법의 하나임과 동시에 법원이 사실관계를 판단할 때 중요한 근거자료이므로 직접간호를 하는 것만큼이나 사실대로 기록하는 일이 중요하다.

14 간호교육에서 추구하는 간호사의 자질은 환자간호에 관한 의사결정에 있어 책임을 지는 자이다.

정답 12 ④ 13 ② 14 ④

□□

12 정신건강문제 대상자와 윤리적 문제에서 강제적 처치에 대한 설명 중 다음 괄호 속에 들어가지 않는 것은?

> 정신과 환자에게 실시되는 대표적인 강제적 처치는 신체보호대 적용, 보호실 격리, 강제 투약 등이며 강제적 처치는 치료 목적과 ( ), ( ), ( ) 사이에서 간호사들에게 윤리적 갈등을 주며 법적인 문제로 확대될 수 있는 민감한 문제이다.

① 자율성의 원칙
② 선행의 원칙
③ 해악금지의 원칙
④ 정의의 원칙

□□

13 간호실무표준 이행과 관련하여 간호사 스스로를 보호하는 가장 중요한 방법의 하나임과 동시에 법원이 사실관계를 판단할 때 중요한 근거자료로 활용되는 것은?

① 간호처치
② 간호기록
③ 의무기록
④ 동의서

□□

14 다음 중 간호교육에서 추구하는 간호사의 자질이 아닌 것은?

① 건강유지와 증진의 관점에서 간호대상자를 정의한다.
② 간호사와 간호대상자와의 관계를 치료적, 분석적으로 본다.
③ 지식 원칙의 관점에서 도구와 절차의 훈련에 접근한다.
④ 환자간호에 관한 의사결정을 돕는 자이다.

□□
15 간호의 일차적 사회화와 관련한 교육사회화 과정에 대한 설명 중 다음에 해당하는 단계는?

> 학생은 새로운 간호전문직의 이미지와 기존의 이미지 사이에서 동요하는 행동을 보인다.

① 1단계　　② 2단계
③ 4단계　　④ 5단계

15 간호의 일차적 사회화에서 교육사회화 과정은 6단계로 이루어지며, 5단계는 새로운 간호전문직 이미지와 기존의 이미지 사이에서 동요하는 행동을 보이는 동요의 단계이다.

□□
16 베너의 5단계 모형에서 여러 측면의 집합으로서가 아닌 전체로서의 상황을 인식할 수 있고, 간호상황의 의미를 장기적인 간호목표에 비추어 인식할 수 있는 간호사의 단계는?

① 초심자
② 신참자
③ 숙련자
④ 전문가

16 숙련단계에 이른 간호사에 대한 설명으로, 숙련단계에 이르기까지는 3~5년 정도 걸린다.

□□
17 기관의 정책과 간호윤리갈등에서 윤리적 숙고에 의해 기관의 정책이나 지시에 양심적 거부를 시도할 때 질문할 내용으로 알맞지 <u>않은</u> 것은?

① 개인의 도덕 기준에 입각한 결정인가?
② 그 결정이 사전에 옳고 그름에 관한 판단에 의해 결정되었는가?
③ 그 결정이 외적 통제가 아닌 개인적 동의에 의해 결정되었는가?
④ 소속기관의 특정 사항을 이행하는 데 부응하는가?

17 간호사들이 소속기관의 특정 사항을 이행하는 데 부응하면서 환자 중심적이고 윤리적인 간호를 제공해야 할 때 도덕적 고뇌를 경험하고 윤리적 갈등을 겪게 된다.

정답 15 ④　16 ③　17 ④

□□
18 다음은 간호사의 단체행동과 윤리문제에 대한 설명이다. 간호사의 단체행동이 윤리적으로 정당화될 수 있는지에 대한 쟁점에서 목적론과 공리주의적 관점이 아닌 것은?

① 간호사의 단체행동은 변화를 초래하고 간호의 질을 향상시킬 수 있다.
② 대상자에게 이익을 주게 되고 업무 스트레스와 초과근무를 감소시켜 간호사에게도 이익을 주게 된다.
③ 파업은 궁극적으로는 미래의 대상자 간호에 현저한 진보를 가져올 것이라는 입장이다.
④ 파업으로 해를 입게 될 대상자와 이익을 얻게 될 미래의 대상자가 서로 다르다.

18 ④는 의무론적 입장으로서, 파업이 대상자를 불편하게 하고 해를 주며 예상에 어긋난 결과도 초래할 수 있다고 보는 입장이다.

□□
19 인체연구윤리 쟁점과 관련해 제2차 세계대전 중 자행된 인체실험에 관여한 자들을 판결하기 위해 제정된 인권보호지침은 무엇인가?

① 뉘른베르크 강령
② 헬싱키 선언
③ 벨몬트 원칙
④ 생명윤리법

19 인체실험에 대한 기준을 확립하기 위한 10개 조항의 뉘른베르크 강령은 연구대상자의 충분한 설명에 근거한 자발적 동의가 인체연구윤리의 가장 중요한 원칙이라고 하였다.

□□
20 인간 대상 연구 시 의료진의 지침으로 건강한 연구대상자에 대한 실험에서 지켜야 할 윤리적 원칙을 환자를 대상으로 하는 실험에서도 준수해야 함을 말한 것은 무엇인가?

① 벨몬트 원칙
② 헬싱키 선언
③ 뉘른베르크 강령
④ 생명윤리법

20 헬싱키 선언은 1964년 제정한 이후 2013년 브라질 포르탈레자에서 개최한 제64차 세계의사회 총회에서 제7차 개정되었다.

정답 18 ④ 19 ① 20 ②

21 인간대상 연구 수행 시의 윤리적인 지침으로 터스키기 매독 연구와 같은 비윤리적인 연구가 진행된 계기로 인간대상 실험에 대한 윤리적 자각이 높아짐과 동시에 의학연구의 윤리성을 심사하는 제도의 필요성을 느끼게 되어 발표된 것은?

① 생명윤리법
② 뉘른베르크 강령
③ 벨몬트 원칙
④ 헬싱키 선언

21 미국 '생의학 및 행동과학 연구실험 대상자의 보호를 위한 국가위원회'는 1979년에 벨몬트 보고서를 발표하였고, 벨몬트 보고서에서 제시된 벨몬트 원칙에는 인간존중의 원칙, 선행의 원칙, 정의의 원칙이 있다.

22 벨몬트 원칙을 연구수행과정에 적용 시 고려해야 할 사항에 해당되지 <u>않는</u> 것은?

① 충분한 정보에 근거한 동의
② 위험과 이득에 대한 평가
③ 피험자 선정
④ 연구의 효력

22 벨몬트 원칙들은 여러 가지 특정 윤리적 처방을 정당화하는 기초이자 인간 행동을 평가하기 위한 일반적인 판단 기준이다. 이 일반적 원칙들을 연구 수행과정에 적용할 때 충분한 정보에 근거한 동의와 위험과 이득에 대한 평가, 피험자 선정 등에 있어 윤리적인 사항들이 고려되어야 한다.

정답 21 ③ 22 ④

주관식 문제

01 영유아 간호의 윤리적 쟁점과 관련한 문제 중 다음의 사례를 보고 간호사가 해야 할 역할을 2가지 쓰시오.

> 산모 C는 34주 만에 아기를 출산하게 되었다. 아기를 낳은 지 이틀이 지난 후 산모 C는 간호사로부터 신생아 선별검사에 대한 안내를 받게 되었다. 산모 C는 아기에게 특별한 문제가 없을 것이라 확신했지만, 한편으로 유전질환을 검사한다는 사실 때문에 불안이 더욱 가중되었고, 검사비용도 만만치 않았는데 이와 관련해 의료진으로부터 구체적인 설명을 듣지 못한 것이 매우 못마땅했다.

01 **정답**

- 신생아 선별검사와 관련하여 부모에게 충분한 정보를 제공하고 동의를 얻어야 한다.
- 관련한 지식을 습득하고 대상자의 불안 감소를 위해 필요로 되는 정보를 효과적으로 전달할 수 있는 의사소통역량을 발휘한다.

해설

유전자 질환 검사는 대상자와 가족에게 검사와 결과에 대한 정보제공 과정에서 가족 상호관계에 영향을 줄 수 있다. 사례에서 신생아 선별 대사질환 검사와 관련해 그 부모에게 충분한 정보를 제공하고 동의를 얻어야 하는 역할이 부재되어 있다.

02 영유아 예방접종과 관련하여 지역사회 보건인으로서의 간호사가 경험할 수 있는 윤리적 쟁점을 2가지 이상 쓰시오.

02 **정답**

개인의 자기결정권에 대한 존중, 자녀에 대한 부모의 대리결정, 타인에 대한 해악을 예방해야 하는 보건의료인의 역할과 책임

해설

예방접종과 관련한 윤리적 쟁점에 대해 간호사는 부모의 의견을 존중하고 개개인이 느끼는 예방접종의 위험성에 대한 두려움을 존중해야 하며 공공의 이익과도 관련된 윤리적 문제임을 인식해야 한다.

☐☐
03 청소년 간호와 윤리적 쟁점에서 간호사의 역할에 대한 내용 중 알맞은 내용을 다음 빈칸에 채우시오.

- 간호사는 청소년들을 사정할 때 부모나 친구들로부터 청소년의 (①)을 보장하기 위한 접근 방법을 활용하는 것이 필요하다.
- 간호사는 청소년과 돌봄의 관계 형성을 시작할 때 (②)에 대한 확신을 줄 필요가 있으나 잠재적 해악이 있는 경우 청소년 스스로가 정보를 밝힐 수 있도록 도움을 준다.

03

정답 ① 사생활
② 비밀유지

해설 청소년 간호와 윤리적 쟁점에 있어 사생활 보호와 유지가 중요하다. 그러나 청소년이 해악이 될 수 있는 정보를 밝히는 것을 거부할 때 간호사는 법에 따라 관련된 내용에 대해 보고할 의무를 가진다.

☐☐
04 간호사와 의사의 관계윤리에 대한 설명 중 다음 괄호에 들어갈 말은?

간호사와 의사가 대상자의 건강증진 공통적 의무를 다하기 위하여 (①)인 관계가 되어야 하며 이를 위해 원활한 (②)이 필요하다.

04

정답 ① 상호보완적
② 의사소통

해설 의사와 간호사의 관계에 있어 업무적, 기능적 차이는 존재하지만 업무의 성질이나 인간관계는 수평적이고 대등한 관계로 바뀌어 가고 있기 때문에 두 직종 간의 갈등이 오히려 빈번해지고 있으며 상호보완적인 관계와 효과적인 의사소통의 필요성이 더욱 증가되고 있다.

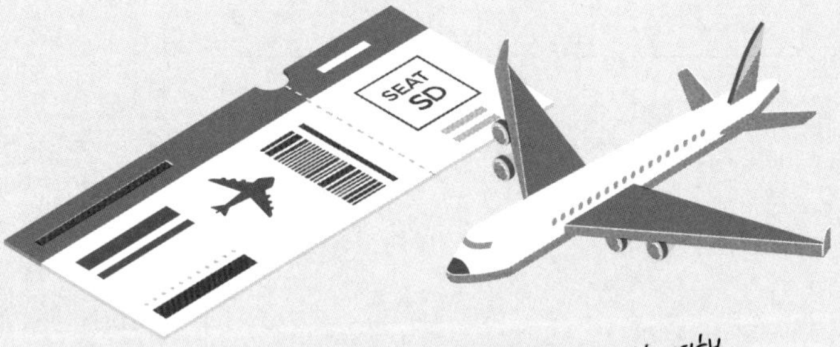

부록

최종모의고사

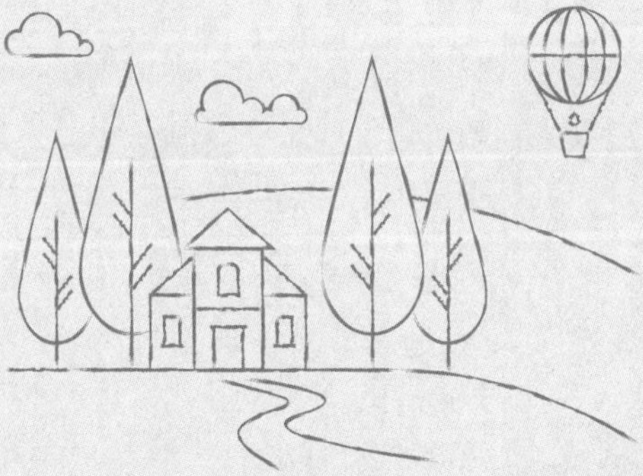

지식에 대한 투자가 가장 이윤이 많이 남는 법이다.

– 벤자민 프랭클린 –

제1회 최종모의고사 | 간호연구방법론

제한시간 : 50분 | 시작 ___시 ___분 - 종료 ___시 ___분

정답 및 해설 389p

01 다음 중 측정도구에 관련된 설명이 올바르지 않은 것은?

① 측정은 어떤 속성의 양을 표현하려는 목적에서 숫자를 배정하는 규칙으로 구성된다.
② 측정도구에 의하여 부여되는 가치는 무작위 배정이 아니고 특수한 규칙에 따라 배정되어야 한다.
③ 물리적 개념의 측정은 사회과학분야에서의 측정보다 현실세계와의 일치가 어렵다.
④ 표본 측정도구에 의해 측정한 결과와 모집단에 해당하는 모든 항목을 사용하여 측정한 결과가 같아야 한다.

02 다음 중 측정과 통제에 관한 설명으로 올바르지 않은 것은?

① 무작위화로 표출된 실험군과 대조군은 동질성이 보장된다.
② 외생변수가 무엇인지 명확하지 않을 때 무작위 할당을 사용한다.
③ 외생변수를 연구설계에 블록으로 포함하여 오차변량을 최소화시킬 수 있다.
④ 자료수집이 모두 끝난 후에도 외생변수를 통제할 수 있다.

03 다음 중 표본추출과 관련된 설명으로 올바르지 않은 것은?

① 표본추출을 통한 조사방법은 전수조사보다 비용면에서 효율적이다.
② 표본조사로 수집된 정보와 범위 그리고 내용은 상대적으로 구체적이다.
③ 전수조사에 비교하여 표본조사방법은 단시간에 조사할 수 있다.
④ 전수조사로 수집된 정보는 표본조사에 비하여 자료의 질이 높다.

04 다음 중 도수분포표와 관련된 설명으로 올바르지 않은 것은?

① 한 집단을 대상으로 얻은 값을 정리하는 가장 간단한 방법은 도수분포표를 작성하는 것이다.
② 학술논문에서는 일반적으로 도수분포표를 사용하기보다는 원자료를 그대로 제시한다.
③ 도수분포표에서 도수구간에 해당하는 값이 없는 경우에는 해당 구간에 0으로 값을 표기한다.
④ 도수분포표는 한 눈에 중요한 특징을 연구자나 독자에게 제시하기 위하여 사용된다.

05 다음 중 정규분포와 정규분포 곡선에 관련된 설명으로 올바르지 않은 것은?

① 평균값, 중앙값, 최빈값이 모두 중앙에 위치하는 특성을 가진다.
② 분포의 면적은 항상 1이다.
③ 양쪽의 끝값은 x축과 겹친다.
④ 양쪽으로 대칭인 종 모양을 가진다.

06 다음 중 분산분석에 관련된 설명으로 올바르지 않은 것은?

① t 검정과 다르게 변수의 개수가 많아도 분석을 할 수 있다.
② 변량분석을 통하여 각 집단 간의 유의미한 차이에 대한 세부 내용을 알 수 있다.
③ 두 집단 이상의 평균치 분석에 사용하며 F-test라고도 한다.
④ 두 개 이상의 독립변수가 종속변수에 미치는 효과는 일원 분산분석을 사용한다.

07 다음 설명은 무엇에 대한 것인가?

> 오류의 허용수준으로 집단 간의 차이가 변수의 조작이나 중재가 아닌 우연에 의해 발생할 확률과 비교하기 위해 사용된다. 소수값으로 나타내며 P값이라고 부르기도 한다.

① 표준오차
② 유의수준
③ 최소표본오차
④ 모수추정값

08 다음 중 통계 처리 과정에서의 오류에 대한 설명으로 올바르지 않은 것은?

① 유의미한 결과를 유의미하지 않다고 결론 내리는 것은 type 2 error이다.
② 표본 크기를 크게 만들면 β 오류를 감소시킬 수 있다.
③ 유의수준을 변화시킴으로써 제2종 오류를 감소시킬 수 있다.
④ 영가설이 맞는 경우인데 틀렸다고 기각을 한다면 제1종 오류이다.

09 추론통계를 이용하여 가설을 검정하려고 할 경우에 대한 설명으로 올바르지 않은 것은?

① 수집된 자료가 정상분포를 이루고 있는지 확인한다.
② 가설검정에 적절한 통계분석 방법을 선택한다.
③ 통계적 분석결과를 바탕으로 영가설의 기각 여부를 결정한다.
④ 측정수준에 맞추어 연구가설에 대한 결론을 내린다.

10 다음 중 실험연구의 설계유형에 대한 설명으로 올바르지 않은 것은?

① 연구설계는 통제의 수준에 따라서 크게 3가지로 나뉜다.
② 유사실험연구에서 대조군은 필요조건이다.
③ 순수실험연구의 외생변수 통제수준은 유사실험설계에 비해 높다.
④ 정체집단 비교설계에서는 사전조사가 필요하지 않다.

11 **다음 중 이론적 정의와 관련된 설명으로 올바르지 않은 것은?**

① 다른 개념을 이용하여 설명하고자 하는 개념의 의미를 정의한다.
② 기존이론이나 다른 학자들의 개념분석을 통해서 얻을 수 있다.
③ 경험세계에서 사용할 수 있게 지표를 형성하는 것이다.
④ 일관성, 정확성, 명확성을 고려해서 작성해야 한다.

12 **연구자가 연구문제를 결정하기 위한 과정을 수행하고 있는 경우에 대한 설명으로 옳지 않은 것은?**

① 연구문제를 연구 가능한 주제로 좁혀나가는 것은 중요하면서도 어려운 과정이다.
② 반복연구를 하는 경우 대상자나 측정도구를 다르게 하면 기존연구와 목적이 달라질 수도 있다.
③ 연구문제를 규정하는 것은 일련의 기술적인 과정으로 중요도 순으로 분류하여 높은 연구문제를 선정하는 것이 중요하다.
④ 연구주제는 가설보다는 함축적인 용어를 사용하여 표현하고 가설을 포괄하는 내용으로 서술한다.

13 **연구를 수행할 때 간호사가 윤리적으로 고려해야 할 내용이 관련된 설명이 올바르지 않은 것은?**

① 미성년자를 대상으로 연구를 진행하는 경우 추가적인 절차와 높은 민감성이 필요하다.
② 고위험 집단에 대해 연구를 할 때는 사전동의, 위험이익 평가 그리고 적절한 연구절차에 대한 지침을 이해해야 한다.
③ 중환자실 입원환자에 대한 익명화된 차트의 자료만을 가지고 연구를 진행하는 경우 대상자의 정보가 없으므로 연구윤리위원회의 심사가 필요 없다.
④ 자활능력이 모자란 수감자나 군인을 대상으로 연구를 진행할 때는 해당 기관의 승인이 필수적이다.

14 **다음 설명에 해당하는 것은 무엇인가?**

> 단순 무작위표출법의 한 방법으로 모집단의 구성을 일정한 순서 없이 배열시켜 일정 간격을 두고 추출하는 방법이다.

① 체계적 표집방법
② 층화무작위 표출법
③ 군락 표집방법
④ 난수표 표집방법

15 **다음의 상황에서 연구자가 다시 한번 고려해 보아야 하는 연구대상자의 권리는 무엇인가?**

> 정형외과 병동에 입원한 대상자가 임상 연구에 참여하려고 한다. 대상자가 연구에 참여하게 되면 추가적인 검사 등을 통해서 입원기간이 길어지고 부가적인 본인 부담비용이 발생할 예정이다.

① 자기 결정의 권리
② 사생활 유지와 비밀보장
③ 해 입지 않을 권리
④ 연구내용을 모두 알 권리

16 **다음 중 윤리적 연구와 가장 거리가 먼 것은 무엇인가?**

① 연구출판 후 보안을 위해 데이터를 소거한 연구
② 대상자의 정보를 익명화하여 공개한 연구
③ 연구참여자에게 연구내용을 모두 설명한 연구
④ 연구비 지원을 받고 지원사실을 공개한 연구

17 **'임부의 임신에 대한 관심 정도가 신생아 체중에 미치는 영향'을 연구하고자 할 때 임신에 대한 관심이 산전관리 횟수에 영향을 주고 그 결과 신생아 체중이 증가한다고 생각된다면 이때 산전관리 횟수는 어떤 변수에 해당하는가?**

① 독립변수
② 종속변수
③ 매개변수
④ 통제변수

18 **다음 중 과학적 연구의 목적에 대한 내용으로 가장 거리가 먼 것은?**

① 현상이 나타나는 이유를 설명하기 위해서
② 현상에 대한 올바른 판단을 현실 세계에 적용하기 위해서
③ 과학적으로 기술이 가능할 때 현상의 변화를 예측하기 위해서
④ 현상을 있는 그대로 정확히 서술하기 위해서

19 **다음 중 간호연구의 필요성과 관련된 설명으로 가장 거리가 먼 것은?**

① 간호연구를 통해서 간호교육발전에 기여할 수 있다.
② 간호사의 권리향상과 인력확보에 근거자료가 될 수 있다.
③ 간호결과를 평가하는 행위의 근거가 된다.
④ 질병을 가진 대상자들의 회복만이 중요 목표이다.

20 **다음 중 측정도구가 측정하려는 개념의 모든 속성을 잘 측정하는지를 나타내는 타당도는 무엇인가?**

① 동시 타당도
② 예측 타당도
③ 구성 타당도
④ 외관 타당도

21 다음 중 검증이 어려운 가설은 무엇인가?

① 변수들 사이의 예측된 관계를 진술한 가설
② 가설 내의 변수들의 관찰이 어려운 가설
③ 변수들의 측정이 가능하고 윤리적 문제가 없는 가설
④ 비교할 수 있는 상황이 없는 가설

22 다음 중 연구논의 부분에 작성될 내용으로 올바르지 않은 것은?

① 연구자가 인용한 이론의 지지 여부를 논의한다.
② 연구 결과의 적용 범위와 일반화의 범위에 대해서 논의한다.
③ 자료분석을 위해 사용된 통계방법에 대해서 자세히 기술한다.
④ 앞으로 이 분야의 연구를 위한 학술적인 제언을 한다.

23 다음 중 연구과정에서 표집의 특성에 관한 내용으로 올바르지 않은 것은?

① 표본의 크기는 항상 클수록 좋다.
② 모집단을 대표하여 일반화가 가능하도록 표집해야 한다.
③ 무작위법 등을 통해서 표집오차를 줄여야 한다.
④ 모집단의 동질성, 시간, 예산 등을 고려하여 표본크기를 정한다.

24 다음 중 대부분 통계기법을 사용할 수 있지만 절대 0 값을 갖지 않는 척도는 무엇인가?

① 명목척도
② 서열척도
③ 등간척도
④ 비례척도

주관식 문제

01 '간호사의 전문성은 간호실무를 향상시켜 결과적으로는 환자만족도에 영향을 미칠 것이다'라는 가설에서 독립변수, 종속변수, 매개변수를 구분하여 서술하시오.

02 다음 설명에서 빈칸에 들어갈 내용을 순서대로 쓰시오.

> 표집방법은 (①) 표집방법과 (②) 표집방법으로 분류된다. (①) 표집방법 중에서 모집단을 중복되지 않는 집단들로 분리한 후, 각 집단에서 무작위로 표본을 추출하는 것을 (③) 표집방법이라고 한다.

03 실험설계에서 표본의 크기를 결정하는 요인을 3가지 이상 작성하시오.

04 연구과정에서 취약한 집단으로 간주하여 대상자 모집 시 특별히 더 고려해야 하는 집단의 예를 3가지 이상 쓰시오.

제1회 최종모의고사 | 간호과정론

제한시간 : 50분 | 시작 ___시 ___분 – 종료 ___시 ___분

정답 및 해설 393p

01 비판적 사고의 특성에 대한 예에서 예시와 관련있는 것은 무엇인가?

> A는 아버지가 민주당을 지지하기 때문에 자신도 민주당을 지지한다면 이 결정은 합리적이라기보다 편견, 기호, 이기심에 근거한 것이다.

① 비판적 사고는 근거가 확실하고 합리적이다.
② 비판적 사고는 어떤 것을 숙고, 묵상, 심의하는 반영을 요구한다.
③ 비판적 사고는 창의적 사고를 수반한다.
④ 비판적 사고는 지식을 요구한다.

02 간호과정 적용에 필요한 간호사의 자질에 대한 설명으로 <u>틀린</u> 것은?

① 인지적 기술 : 간호과정은 간호실무에서의 체계적인 사고에 대한 지침이다.
② 창의성과 호기심 : 모든 간호활동에 대해 이론적 근거를 이해하고 있어야 하며 그 활동을 통해 기대되는 결과에 도달할 수 없다면 그 활동은 중단되어야 한다.
③ 대인관계기술 : 간호사는 대상자의 문화적 신념체계를 존중하며 대상자의 건강문제를 해결하는 것을 말한다.
④ 정신역동적 기술 : 좋은 정신역동적 기술은 대상자를 기대되는 결과에 도달하게 하고 대상자의 신뢰를 얻는 데에 도움을 준다.

03 다음 중 간호사의 비판적 사고의 필요성으로 <u>잘못된</u> 것은?

① 간호는 실증과학이다.
② 간호는 다른 분야의 지식을 활용한다.
③ 간호사는 스트레스 환경 내 변화에 대처한다.
④ 간호는 다양하고 중요한 결정을 자주 내린다.

04 다음 중 NANDA 간호진단의 구성요소에 대한 설명으로 <u>틀린</u> 것은?

① 진단명은 대상자의 건강문제에 대한 간단한 기술이다.
② 정의는 각각의 진단명에 대한 좀 더 자세한 기술이다.
③ 관련 요인은 간호진단을 내릴 수 있게 하는 단서들의 묶음으로 증상 및 징후들이 포함된다.
④ 제시된 증상 및 징후가 환자에게 전혀 나타나지 않는다면 잘못된 간호진단을 내린 것이다.

05 다음 중 간호용어 분류체계에 대한 설명으로 틀린 것은?

① NANDA 간호진단은 각 간호진단의 진단명과 정의, 관련 요인 혹은 위험 요인, 특성의 3가지 요소로 구성되었다.
② 오마하 중재 분류체계는 지역사회 내 간호수혜자에 대한 문제, 결과 및 간호중재를 분류하고 부호화하는 체계다.
③ 간호진단분류(NANDA), 간호중재분류(NIC), 간호결과분류(NOC)들은 진단, 중재, 결과의 모든 요소를 반영하고 있다.
④ 가정간호 분류체계(HHCC)와 오마하 중재분류체계는 진단, 결과, 중재 3가지 요소를 모두 포함하고 있다.

06 간호중재 분류체계(NIC)의 영역별 범주에 대해 설명한 것으로 틀린 것은?

① 사회・심리적 측면 : 불안감소, 가정생계 유지보조
② 질병예방을 위한 중재 : 고혈당 관리, 장루관리, 쇼크관리
③ 건강증진을 위한 중재 : 운동증진, 영양관리, 금연보조
④ 간접적인 치료중재 : 응급카트 점검, 물품관리

07 다음 중 관찰에 대한 설명으로 틀린 것은?

① 관찰은 자료수집을 위해 시각, 청각, 후각, 촉각, 미각의 5가지 신체감각을 이용하는 목적 있는 의도적 행위이다.
② 관찰의 목적은 다른 조사 단계에 도움을 줄 수 있는 자료를 확보하는 데 있다.
③ 대상자의 피부 변화, 분비물의 색깔과 양은 촉각으로 관찰한다.
④ 관찰은 대상자를 관찰하는 것과 대상자에 관해 기록된 정보를 읽는 것을 포함한다.

08 배설양상과 관련하여 건강력을 사정할 때 복부 통증에 대한 설명 중 통증 발생의 시기나 위치에 따른 해당 질환이 잘못 서술된 것은?

① 우상 복부 통증 : 담낭, 간, 폐질환
② 좌우 하복부 통증 : 결장, 생식기, 신장 질환
③ 돌발통 : 배변 습관의 변화나 설사와 변비가 반복될 시
④ 좌상복부 통증 : 심장, 췌장

09 대처-스트레스 기전 양상에서 대처 기전에 대한 설명으로 잘못된 것은?

① 부정 : 진실 혹은 사실을 인정하기를 거부함
② 투사 : 본래의 대상에서 다른 대상으로 감정이 옮겨짐
③ 동일시 : 다른 사람의 성격특성, 태도, 가치, 행동을 무의식적으로 채택함
④ 반동형성 : 사람들이 느끼는 방식과 반대되는 행동을 함

10 **다음의 간호모형 중 문제를 건강의 기능장애 양상 문제로 인식하는 것은 어떤 간호모형인가?**

① Roy 모델
② 오마하 모델
③ Gordon 모델
④ NANDA 모델

11 **다음 중 간호진단으로 바람직한 것은?**

① 부적절한 섭취와 관련된 영양 불균형
② 암과 관련된 유방절제술
③ 소변 정체와 관련된 도뇨관 삽입
④ 침상안정과 관련된 폐울혈

12 **다음의 간호진단진술 중 오류가 없는 것은?**

① 불수의적인 배뇨와 관련된 기능적 요실금
② 피부통합성 장애와 관련된 신체적 부동
③ 성장발달 지연과 관련된 비효과적 역할 수행
④ 실명과 관련된 상해의 위험

13 **매슬로우의 5단계 인간 욕구체계와 우선순위를 짝지은 것 중 잘못된 것은?**

① 격리 혹은 사랑하는 사람을 상실한 경우 : 우선순위 3 – 사랑과 소속감의 욕구
② 개인의 목표를 성취하는 능력을 위협하는 문제 : 우선순위 2 – 안정과 안전의 욕구
③ 잠재력이 성취되는 정도 : 우선순위 5 – 자아실현의 욕구
④ 정상적으로 일상생활을 할 수 있는 능력의 상실 : 우선순위 4 – 자아존중의 욕구

14 **다음 중 우선순위 설정의 기준에 대한 설명으로 틀린 것은?**

① 문제에 관한 전체적인 상황을 파악하여 발생이 예상되는 추후 문제가 있다면 우선순위를 두고 계획을 수립하여야 한다.
② 간호사 측면에서 대상자에게 중요하다고 생각하는 문제를 먼저 해결해야 한다.
③ 정해진 입원 기간을 알아보고 입원 기간에 맞게 먼저 수행해야 할 것이 무엇인지 초점을 두고 우선순위를 결정하게 된다.
④ 새로운 문제의 원인이 될 수 있는 문제의 원인을 해결하는 데 중점을 둔다.

15 **다음 중 간호계획의 목적으로 틀린 것은?**

① 대상자의 질병이 치유가 불가능할 때는 대상자가 저하된 건강 수준에 적응하도록 해야 한다.
② 간호계획은 실무표준에 적합하며 대상자가 최적의 건강과 기능 수준을 갖도록 돕는다.
③ 간호계획은 대상자의 진단명에 따라 일관된 목적을 가지게 된다.
④ 간호계획은 간호의 연속성을 높여 모든 간호사가 양질의 일관된 간호 수행을 하도록 한다.

16 간호중재의 유형 중 독자적 간호중재에 대한 설명으로 틀린 것은?

① 간호사의 과학적 지식과 기술에 근거하여 의사의 감독이나 지시 없이 간호사 자신의 판단에 의해 독자적으로 처방하여 수행하거나 위임할 수 있는 전문적이며 자율적인 간호활동이다.
② 독자적 간호중재에는 신체적 간호, 지속적, 사정, 정서적 지지, 영적 안녕 도모, 안전관리, 감염관리, 교육, 상담, 환경관리 등이 포함된다.
③ 간호사는 의사의 의학적 처방을 수행하기 전에 처방의 필요성을 사정하며 문제점은 없는지 확인하고 대상자에게 처방의 내용을 설명하고 수행한다.
④ 독자적 간호중재는 대상자를 위해 간호사가 주도적으로 수행하는 간호중재이다.

17 위기 간호에서 위기의 유형에 대한 설명으로 틀린 것은?

① 1단계 – 기질적 위기 : 생애 주기에 따른 발달 과업 수행과 관련되어 발생할 수 있으며 당사자는 통제력이 부족하다고 느낀다.
② 3단계 – 외상적 스트레스에 의한 위기 : 당사자가 통제할 수 없고 정서적으로 압도되어 좌절감을 느낀다.
③ 5단계 – 정신병리로 인해 초래된 위기 : 위기를 유발한 계기가 된 이전에 존재하던 정신병리 또는 현저하게 악화된 정신병리로 인해 발생한 정서적 위기이다.
④ 6단계 – 정신과적 응급 : 전반적인 기능에 심한 장애가 있고 개인적인 책임을 이행할 수 없거나 무능하게 만드는 위기 상황이다.

18 치료적 의사소통 방법에서 치료적 반응기술에 대한 설명 중 내용이 틀린 것은?

① 반영 : 내용반영과 감정반영이 있다.
② 명료화 : 대상자가 전할 메시지의 주요 내용과 감정을 면담자의 말로 바꿔서 말하는 것이다.
③ 초점 맞추기 : 순서, 안내지침, 우선순위를 정해주는 반응기술이다.
④ 침묵 : 대상자가 다시 말을 시작할 때까지 간호사가 기다리는 것이다.

19 다음의 내용과 관련하여 간호목표가 적절했음에도 간호목표가 달성되지 않은 경우 검토해야 할 것은 무엇인가?

> 간호사는 고혈압 환자 A에게 투약 불이행의 원인이 지식 부족이라고 판단하여 치료방안에 대한 교육과 팜플릿을 제공하여 투약을 꾸준히 하도록 중재하였으나 실제 투약 불이행의 이유는 아내가 환자에게 약물 대신 대체요법을 권하여 약물을 복용하지 않았던 것임이 밝혀졌다.

① 간호중재의 적합성
② 인간반응의 검토
③ 간호진단의 수정
④ 관련 요인의 적절성

20 다음 중 간호 질 평가에서 표준에 대한 설명으로 틀린 것은?

① 표준에는 두 가지 수준이 있으며 첫 번째 수준의 표준은 질 관리 활동을 촉진하는 기본적인 문제에 대한 것이다.
② 두 번째 수준의 표준을 미리 정하지 않으면 문제가 있는 것인지 또는 상황이 더 진행되는 것인지 파악할 수 없다.
③ 표준은 규범적 혹은 경험적으로 정할 수 있다.
④ 두 번째 수준의 표준은 문제의 원인이 되거나 문제 발생에 기여하는 요인에 대한 것이다.

21 다음 중 과정평가에 대한 설명으로 틀린 것은?

① 과정평가는 절차와 방법에 대한 평가로 간호제공자의 행위에 초점을 두는 방법이다.
② 간호과정에 대한 동시평가는 간호사의 지식과 중재기술을 수행하는 현장에서 즉시 평가하는 방법이다.
③ 과정에 대한 소급평가의 예는 투약 시 간호사가 대상자를 적절한 방법으로 확인하였는지 평가하는 것이다.
④ 과정평가의 기준은 간호실무의 표준이 될 수 있다.

22 알츠하이머 질환자와 같은 만성혼동 대상자를 위한 치료적 중재에 대한 설명으로 틀린 것은?

① 관련 없는 소음과 자극들을 제거하고 안정된 환경을 제공한다.
② 비논리적인 생각들에 직면하여 현실감을 제공한다.
③ 대상자의 환경과 하루 일과에 일관성을 유지한다.
④ 재사회화 집단에 참여할 것을 격려한다.

23 사회적 고립 문제를 가진 정신과 대상자에 대해 문제 중심 기록법을 사용하여 서술한 것 중 잘못된 것은?

① A(사정) : 다른 사람들과 교류하고 싶지 않다고 함
② P(문제) : 신뢰 부족, 공황수준 불안
③ I(중재) : 타인과의 상호작용에 대한 느낌을 말하게 함
④ E(평가) : 자기주장훈련에 자발적으로 참여한 것에 긍정적인 피드백을 줌

24 다음 중 지역사회 간호사의 실무역량에 대한 설명으로 틀린 것은?

① 분석적 사정능력 : 문제를 정의하고 양적, 질적 치료의 한계를 알고 적절히 활용한다.
② 정책 개발 및 프로그램의 개발 : 정책 대안들을 진술하고 특정 프로그램에 대한 공중 보건법 및 규정, 정책을 확인하고 실행한다.
③ 의사소통 : 서면이나 구두 또는 기타의 방법으로 효과적인 의사소통을 한다.
④ 지역사회 차원에서의 실무기술 : 예산의 우선순위를 정하고 전략을 개발한다.

주관식 문제

01 NANDA 간호진단 분류체계의 진단유형에 대한 설명에서 다음 빈칸을 채우시오.

- (①) : 문제가 지금은 없더라도 위험요인이 존재하기 때문에 미래에 발생할 수 있는 것이다.
- (②) : 간호사정 시에 이미 존재하고 있었던 대상자의 증상 및 징후를 확인하여 임상적으로 밝혀진 간호문제이다.

02 'OLD CART' 기법을 활용한 호흡곤란의 사정과 관련된 것 중 다음 질문을 통해 사정할 수 있는 것을 쓰시오.

- (①) : 증상을 완화하는 것이 있습니까?
- (②) : 쌕쌕거림이나 기침 같은 관련된 증상이 있습니까?

03 다음 내용의 사례에 나타난 자료들의 진단에 따라 원인 및 증상과 징후를 쓰시오.

① 비효과적 기도청결 : 어제 전신마취로 위절제술을 받은 H는 30년 동안 하루에 한 갑씩 담배를 피워왔으며 현재 객담과 기침이 있는 상태로 답답해했다.
→ 원인 ( ), 증상과 징후 ( )

② 지식 부족 : 지난달 정신과 병동에서 퇴원한 노인 K씨는 복용해야 할 약이 아침약인지 저녁약인지 몰라 집에서 스스로 약을 복용하지 못했다고 한다.
→ 원인 ( ), 증상과 징후 ( )

04 고위험 신생아의 간호중재와 관련된 간호진단에 대한 설명에서 다음 빈칸을 채우시오.

- 미성숙한 체온조절 기전과 관련된 (①) : 신체의 열 손실을 최소화하기 위해 모자와 양말을 착용시키며 굴곡된 자세를 유지하도록 한다.
- 영양소 섭취 능력 부족과 관련된 (②) : 경관 영양이나 경정맥 수액 요법으로 영양이 충분히 공급되지 않을 때는 TPN으로 공급한다.

제1회 최종모의고사 | 간호지도자론

제한시간 : 50분 | 시작 ___시 ___분 - 종료 ___시 ___분

정답 및 해설 396p

01 다음 중 루시 켈리의 간호전문직의 특성에 대한 설명으로 옳은 것을 모두 고르시오.

> ㉠ 하급교육기관이 실무자의 교육을 담당한다.
> ㉡ 연구를 통해 지속적으로 확장되는 특별한 전문지식체가 있다.
> ㉢ 제공되는 서비스가 인류와 사회의 안녕에 필수적인 것이다.
> ㉣ 실무자들은 봉사에 대한 동기부여가 되어 있다.

① ㉠, ㉡, ㉢
② ㉡, ㉢, ㉣
③ ㉠, ㉢, ㉣
④ ㉠, ㉡, ㉢, ㉣

02 민츠버그가 제시한 관리자의 역할에 대한 예에서 다음은 어떤 역할을 말하고 있는가?

> ○○ 병동 수간호사는 오늘 아침 미국에서 병원 견학을 온 방문객을 접견했다. 주말에는 간호직원의 돌잔치에 참여할 예정이다.

① 감독자
② 섭외자
③ 지도자
④ 대표자

03 다음 중 관리격자이론의 리더십 행동 유형에 대한 설명으로 틀린 것은?

① 갑은 자신의 직분을 유지하는 데 필요한 최소한의 노력만 기울인다. - (1.1) 무관심형
② 을은 생산에 대한 관심은 매우 낮고 인간에 대한 관심은 매우 높으며 구성원들과 친밀하고 만족스러운 분위기 조성에 힘쓴다. - (5.5) 타협형
③ 병은 생산에 대한 관심은 매우 높으나 구성원들에 대한 관심은 매우 낮다. - (9.1) 과업형
④ 정은 구성원에 대한 관심과 생산에 대한 관심 둘 다 매우 높다. - (9.9) 팀형

04 허쉬와 블랜차드의 성숙도 이론에 대한 설명으로 틀린 것은?

① 성숙도 이론에 따르면 구성원의 성숙도 정도에 따라 리더십 유형을 달리해야 한다.
② 성숙도 이론의 상황 변수는 구성원의 성숙도다.
③ 지시형은 높은 지시-높은 지원의 행동 유형이며 쌍방적 의사소통이 이루어진다.
④ 구성원들의 능력과 의지가 완전히 성숙했다면 위임형이 효과적인 리더십이다.

05 다음 중 알더퍼의 ERG이론에 대한 설명으로 틀린 것은?

① 욕구의 진행 방향이 상향 또는 하향으로 출현할 수 있다.
② 인간의 욕구를 존재욕구, 관계욕구, 성장욕구로 보았다.
③ 존재욕구는 조직에서 임금이나 쾌적한 물리적 작업조건에 대한 욕구다.
④ 어떤 행동을 일으키는 욕구는 단계적이며 두 가지 이상의 욕구는 동시에 일어날 수 없다.

06 다음의 예와 관련 있는 이론은 무엇인가?

> 병원에서 20년 이상 근속한 간호사 A는 근무연한에 따라 보상이 이루어져야 한다고 생각하고 근무연한이 5년인 간호사는 근무연한보다는 노력의 정도에 따라 보상이 달라져야 한다고 생각할 수 있다.

① 맥그리거의 X, Y이론
② 아담스의 공정성이론
③ 브룸의 기대이론
③ 허츠버그의 동기-위생이론

07 리더십 개발 방법에 대한 예에서 다음과 관련 있는 것은?

> 리더의 역량개발을 위해서는 팔로워의 생각, 의견, 아이디어, 조언을 들어보고 반영하는 일이 매우 중요하다. 이 방법은 여러 명의 자문관을 두는 효과를 가져올 수 있다.

① 롤모델링 ② 역멘토링
③ 사례훈련 ④ 코칭

08 다음 내용에 해당하는 직무설계의 방법은?

> 허츠버그의 2요인이론을 기반으로 관리기능 중에서 실행영역뿐만 아니라 계획, 통제영역까지지도 위임하여 자아성취감과 보람 등 동기를 유발할 수 있도록 한다. 이것은 수직적 직무확대이며 직무의 질적 개선 및 개인의 능력신장을 가져올 수 있다.

① 직무순환
② 직무확대
③ 직무단순화
④ 직무충실화

09 다음의 내용과 관련 있는 권력은 무엇인가?

> 간호관리자는 원하지 않는 직무할당, 공식적 징계주기, 파괴적인 행동을 하는 간호사의 사직을 권할 수도 있다.

① 보상적 권력 ② 강압적 권력
③ 합법적 권력 ④ 준거적 권력

10 **다음 중 임파워먼트에 대한 설명으로 틀린 것은?**

① 임파워먼트는 구성원들에게 중요한 일을 할 수 있는 힘이나 능력이 있다는 확신을 심어주는 과정이다.
② 업무 의욕과 성취감을 높이고 고객에 대한 서비스를 향상시키며 환경변화에 신속히 대응할 수 있도록 한다.
③ 집단 수준에서 전문적 역량을 향상시키고 자기효능감과 책임감, 문제해결능력을 기대한다.
④ 구성원들에게 조직의 규제나 통제에 의해 속박된 파워를 풀어주는 것이다.

11 **다음 중 카네기 모형에 대한 설명으로 옳은 것을 고르시오.**

> ㉠ 세력집단은 조직의 이해관계자 집단으로서 문제해결과 대안선택에 다각도로 영향을 미친다.
> ㉡ 세력집단은 조직의 목표가 불분명하고 일관성이 없을 때 현안 문제를 중심으로 관리자들이 집단의 조직목표를 명확히 하는 역할을 한다.
> ㉢ 조직에서의 의사결정은 많은 관리자가 관여하게 되며 최종적 선택은 이들 관리자의 연합인 세력집단에 의해 행해진다.
> ㉣ 세력집단들은 상호정보를 교환하여 최선의 대안을 선택하고자 한다.

① ㉠, ㉡, ㉢
② ㉡, ㉢, ㉣
③ ㉠, ㉢, ㉣
④ ㉠, ㉡, ㉢, ㉣

12 **다음 중 집단 의사결정의 장점으로 거리가 먼 것은?**

① 의사소통의 기능을 수행한다.
② 과업의 분업화가 가능하다.
③ 결정에 대해 조직구성원의 만족과 지지를 쉽게 얻는다.
④ 많은 지식, 사실, 관점들을 이용하여 더 좋은 아이디어의 수집이 가능하다.

13 **의사소통 네트워크 유형에서 사슬형에 대한 설명 중 틀린 것은?**

① 정보의 전달이 공식적인 명령계통과 수직적인 경로를 통해 위아래로만 이루어진다.
② 사슬형을 이용하여 단순한 내용을 전달할 경우 의사소통의 신속성과 효율성이 비교적 높다.
③ 최고관리자의 지시나 명령이 일원화된 경로를 통해 말단 구성원에까지 전달된다.
④ 다른 부서나 집단에 속한 사람들이 서로 의사소통하기 위해 조정자가 필요한 경우 사용한다.

14 병원조직에서의 의사소통전략에 대한 설명 중 옳은 것을 모두 고르시오.

㉠ 상급자와의 의사소통 시 상급자의 조직 내 위상, 개인적 성향, 문제를 대하는 성향 등을 파악하는 것이 필요하다.
㉡ 하위직과의 의사소통 시 긍정적인 마음가짐으로 집중하여 경청하고 말하는 정보의 배경을 설명해주고 정당성을 입증해준다.
㉢ 다른 직종과의 의사소통 시 전문용어의 사용이 중요하다.
㉣ 동료 간의 의사소통은 격려와 힘이 되는 동시에 서로 경쟁 관계가 될 수 있음도 알아야 한다.

① ㉠, ㉡, ㉢
② ㉡, ㉢, ㉣
③ ㉠, ㉡, ㉣
④ ㉠, ㉡, ㉢, ㉣

15 다음 중 라인-스태프 조직에 대한 설명으로 틀린 것은?

① 스태프는 라인 업무를 용이하게 하기 위한 지원 활동을 중심으로 한다.
② 스태프의 기능에는 조언 조력 기능, 정책 및 통제 기능도 있다.
③ 효과적으로 조정, 통합하기 위해 개인적 통제가 실시된다.
④ 이 조직의 특징은 명령 통일의 원칙과 전문화의 원칙을 조화시켜 조직의 대규모화 즉, 경영관리기능의 복잡화에 대응할 수 있도록 한다.

16 다음 중 집단에서의 리더의 역할 중 집단기능에 대한 설명으로 틀린 것은?

① 집단 감정의 표현 : 집단 내 감정이나 분위기를 감지하고 다른 구성원과 자신의 느낌을 함께 나눈다.
② 격려 : 다른 사람에게 따뜻하고 우호적으로 대하며 집단 구성원의 기여를 수용하고 인식할 수 있는 기회를 주고 배려한다.
③ 참여촉진 : 의사소통 경로는 개방적으로 유지하고 타인의 참여를 촉진시키며 모든 구성원이 집단 문제에 대한 토의에 참여할 수 있는 절차를 마련한다.
④ 평가 : 집단기능과 생산성을 평가하고 집단이 달성해야 할 표준을 제시하며 동기를 부여한다.

17 다음 중 간호전문직의 갈등에 대한 설명으로 틀린 것은?

① 의료기관에는 여러 전문직 집단이 존재하며 각기 시각과 입장이 다르므로 항상 집단 갈등의 소지가 있다.
② 간호전문직에 기대하던 역할과 실제로 수행하는 역할의 차이를 인식할 때 윤리적 갈등을 느낀다.
③ 윤리적 갈등은 간호 인력의 부족, 의료진과 상호비협조적인 관계, 간호사의 지식 부족과 관련한 문제, 환자의 생명 연장과 회생이 어려운 환자의 문제 등이 있을 때 빚어진다.
④ 간호사들이 업무의 과중으로 간호다운 간호를 할 수 없다고 느낄 때 역할 갈등이 빚어진다.

18 간호사의 변화 수행에 대해 서술한 것 중 다음과 관련 있는 것은?

- 공개적이고 정직하게 변화에 반대하는 직원들과 대화를 나눈다.
- 직원들이 변화에 저항하더라도 그들에 대한 지지와 확신을 가진다.
- 변화를 시작하면서 생길 수 있는 긍정적인 결과들을 강조한다.
- 변화에 따른 장애물들인 문제들을 해결할 방법을 찾는다.

① 변화로의 이행관리
② 변화계획
③ 변화집행
④ 변화를 선도하고 관리하기

19 변화의 저항요인에 대한 설명 중 다음은 무엇에 대한 설명인가?

조직 내에서 어떤 변화가 일어날 때 조직 구성원들이 자기 부서에 영향을 주는 사안에만 개인적으로 관심을 보이고 변화로 인한 혜택이 줄어들 때 더 큰 저항을 보인다.

① 선택적 지각
② 지위손실에 대한 위협감
③ 인지적 편차
④ 무관심한 태도와 안일함

20 다음 중 시간 낭비의 외적, 내적 요인에 대한 설명으로 틀린 것은?

① 외적 요소는 외부인과 외부사건에 의한 것으로, 대부분 우리가 통제할 수 없는 것들이다.
② 내적 요소는 자신의 내부 즉 심리적인 요인에서 발생하는 것으로, 분명하게 파악하기도 힘들고 극복하기도 어려운 요소를 말한다.
③ 내적 요소에는 무결정과 연기하는 것이 포함된다.
④ 계획의 결핍, 거절하지 못함, 타성에 젖어 행동하는 것 등은 외적 요소이다.

21 다음 중 간호단위에서 우선순위에 대한 설명으로 틀린 것은?

① 1번째 우선순위는 생명이 위급한 상황의 업무와 관련 있다.
② 2번째 우선순위는 안전에 필수적인 업무이다.
③ 1번째 우선순위 업무에는 간호대상자의 기도, 호흡, 순환을 사정하는 일이 포함된다.
④ 환자 상태를 모니터하고 투약하며 대상자를 감염이나 낙상으로부터 보호하는 업무는 3번째 우선순위에 해당한다.

22 **간호사의 직무 스트레스 관리 중 조직 차원의 스트레스 관리 방안을 서술한 것으로 틀린 것은?**

① 능력개발과 성장기회 제공 : 능력을 개발하고 성장할 수 있는 기회를 제공한다.
② 직무분석과 직무설계 : 직무수행에서 겪는 어려움이나 부딪히는 문제에 대한 새로운 관점과 해결방법을 습득하게 함으로써 직무 스트레스를 수용할 수 있는 기본적인 능력을 길러줄 수 있다.
③ 스트레스 수용능력 개발 : 간호사들에게 직무 스트레스 관리 방법에 대한 교육 훈련과 상담을 제공하고 신체적, 정신적 건강관리를 위한 행동변화를 유도한다.
④ 간호사 개인의 스트레스 수준 파악과 적정 수준 유지 : 매년 간호사의 신체검진과 더불어 스트레스 수준을 정기적으로 평가하며 스트레스 완화 프로그램을 지원하거나 주선한다.

23 **다음 중 간호기록의 형식에 대한 설명으로 틀린 것은?**

① 서술기록은 시간의 경과에 따라 정보를 서술하는 방법이다.
② SOAP 기록은 문제 중심 기록을 의미한다.
③ Focus 기록은 간호초점에 따라 계획된 간호과정의 문제, 중재, 평가를 의미한다.
④ PIE 기록은 간호활동을 DAR 표준 진술문을 선택하여 기록한다.

24 **간호조직 인력관리를 위한 경력개발시스템 도입 전략에 관한 내용으로 틀린 것은?**

① 간호사들의 경력개발요구를 파악하고 간호관리자들에게 경력개발 및 관리의 전반적인 이해와 경력관리에 관한 교육을 실시한다.
② 간호업무의 표준과 기본적 및 전문적 간호행위에 관한 프로토콜을 지속적으로 개발해 나가야 한다.
③ 임상등급에 따른 간호사들의 능력개발은 개인의 역량에 맡긴다.
④ 각 병원에 적합한 임상등급(clinical ladder)에 따른 직위기술서를 작성하고 그에 맞는 책임이나 수행업무, 자격 및 승진 요건, 보상체계 등을 마련해야 한다.

주관식 문제

01 **레윈의 변화모형 3단계에 대한 설명에서 알맞은 내용을 다음 빈칸에 채우시오.**

- (①) : 조직변화를 위한 준비단계로 구성원이 갖고 있는 고정관념과 가치의식을 녹이는 과정이다.
- 변화기 : 변화 영역에 실제로 변화를 주입시키는 단계이다.
- (②) : 변화에 의해 새로 형성된 가치관과 행동이 계속 반복되고 강화됨으로써 영구적인 행동 패턴으로 정착되도록 하는 과정이다.

02 간호기록의 원칙에 대한 설명 중 빈칸에 알맞은 용어를 채우시오.

- (①) : 기록된 정보는 완전하고 환자, 의사, 타 간호사, 그리고 다른 건강요원들에게 도움을 줄 수 있어야 한다.
- (②) : 각 기록은 간호행위가 일어난 직후에 해야 하며 사전에 기록하지 않는다.

03 브룸의 기대이론을 적용한 예에서 다음 빈칸에 들어갈 말을 〈보기〉에서 골라 적절히 채우시오.

A 간호사가 승진을 원할 때 (①)
- 자신의 능력에 대한 확신이 없는 경우 (②)
- 자신의 능력에 대해 자신감을 갖고 있으나 (③) 자신의 성과가 승진으로 이어지지 않는다고 믿는 경우 (④)

보기
- 낮은 기대감
- 높은 유의성
- 높은 기대감
- 낮은 수단성
- 높은 수단성

04 간호관리 과정을 체계이론 관점에서 본 길리스(Gillis, 1994)의 간호관리 과정에 대한 설명 중 다음 내용을 빈칸에 채우시오.

- (①) : 목표를 달성하기 위해 필요한 특정 자원을 말한다.
- (②) : 산출이 합당한지 확인하고 이에 따른 변화를 위한 정보의 환류로 되돌리는 과정이다.

제1회 최종모의고사 | 간호윤리와 법

제한시간 : 50분 | 시작 ____시 ____분 - 종료 ____시 ____분

정답 및 해설 399p

01 다음 중 간호사고와 관련된 법적 용어에 대한 설명으로 <u>틀린</u> 것은?

① 선행 의료 : 의료인이 어떤 위험성이 있는 의료행위를 실시하기 전에 환자의 동의 없이 의료행위를 시행한 것이다.
② 주의의무태만 : 책임과 의무를 이행해야 할 사람이 책임과 의무를 이행해야 할 상황에서 할 일을 하지 않거나 하지 말아야 할 일을 함으로써 남에게 손해를 입히는 것을 말한다.
③ 불법행위 : 과실, 고의에 의한 위법한 행위로 타인에게 정신적, 신체적, 재산적인 손해를 끼치는 경우 민사상의 책임을 부과한다.
④ 실무표준 : 일반적으로 환자를 관리하는 많은 기관에서 실제로 관찰될 수 있는 실무를 말한다.

02 간호실무와 관련된 법 중 형법에 대한 설명에서 다음 빈칸에 들어갈 말로 알맞은 것은?

- 환자에게 심각한 손상 및 사망을 야기한 간호사는 현업에 의한 업무상 과실치상 또는 업무상 (　　)죄가 적용된다.
- (　　)는 과실로 인하여 사람을 사망에 이르게 하는 경우를 말하며 2년 이하의 금고 또는 700만 원 이하의 벌금에 처한다.

① 과실
② 중과실치사
③ 과실치사
④ 불법행위

03 다음 중 환자가 피해를 입었을 경우 그 피해배상을 민사법정에 청구할 수 <u>없는</u> 경우는?

① 채무불이행
② 과실치사
③ 불법행위 책임
④ 손해배상

04 다음 중 설명 및 동의의 의무에 대한 설명으로 틀린 것은?

① 환자의 동의는 개인의 인격권과 행복추구권으로 보호되는 자기결정권을 보장하기 위한 것으로, 「헌법」 제10조에서 규정하고 있다.
② 의료계약은 그 법적 유형을 준위임으로 보기 때문에 민법의 위임계약 규정이 이에 준용되며, 의료인은 의료의 경과를 환자에게 설명하여야 한다.
③ 설명이 없거나 불충분했음에도 이루어진 착오동의나 그 위험성을 축소시켜 설명하여 얻은 동의라도 유효하기 때문에 피해 발생 시에 환자에게 귀책사유가 있다.
④ 의료행위는 「형법」 제20조에 규정된 정당행위로서 위법성이 없으나 환자의 자기결정권이 존중되어야 하므로, 사전동의는 의료에 있어 가장 중요한 조건이다.

05 다음 중 간호사의 주의의무에 대한 객관적 판단 기준을 설명한 것으로 틀린 것은?

① 주의의무의 위반은 전문간호업무에 종사하는 사람을 기준으로 하는 것이며, 간호사라면 누구나 할 수 있는 주의의 정도를 표준으로 하여 과실 유무를 판단한다.
② 사고 당시의 일반적인 간호학 수준과 간호환경, 조건, 간호행위의 특수성을 고려하여 판단한다.
③ 간호수준은 규범적으로 요구되는 수준이며, 당해 간호사나 의료 기간의 구체적 상황에 따른다.
④ 간호상의 주의의무는 간호학이 기준이 되며, 간호학은 임상간호학을 의미한다.

06 다음 중 불법행위의 구성요건이 아닌 것은?

① 가해자의 고의 또는 과실에 의한 행위가 있어야 한다.
② 가해자의 행위가 사회가 보호하는 권리를 침해하는 것이어야 한다.
③ 가해행위와 손해 발생 간의 상관관계가 성립해야 한다.
④ 가해자는 자기 행위의 결과가 위법한 것으로 법률상의 비난을 받는 것임을 인식할 수 있는 능력을 갖추어야 한다.

07 동의의 종류에 대해 서술한 것 중 다음은 무엇에 대한 설명인가?

- 의료에 앞서 환자에게 충분히 설명한 후에 그 시행 여부를 환자 스스로 결정하도록 하여 동의를 얻는 것이다.
- 의료가 위험을 내포하거나 위험을 내포하지는 않지만 몸에 불가역적인 변화를 초래하게 되는 경우, 경제적인 부담이 클 경우 반드시 동의를 얻어야 한다.

① 동의상해
② 명시동의
③ 고지동의
④ 묵시동의

08 다음 중 설명의무의 면제 상황이 아닌 경우는?

① 환자에게 발생할 위험이 매우 전형적인 경우
② 설명하였다 하더라도 환자가 승낙할 것임을 입증한 경우
③ 위험이 중대하거나 시간적으로 급한 경우
④ 환자가 설명 청취를 포기한 경우

09 **다음은 무엇에 관한 설명인가?**

> 채무불이행이나 불법행위에 있어 환자에게 과실이 있는 때에는 법원은 손해배상의 책임 및 그 금액산정에 있어 의료인의 과실을 참작한다.

① 정상참작
② 계약공제
③ 손익상계
④ 과실상계

10 **다음 중 채무불이행과 불법행위를 비교하여 서술한 것으로 틀린 것은?**

① 채무불이행의 경우 의료계약의 불완전이행과 손해 사이에 인과관계가 있다.
② 간호사의 간호과오를 계약책임으로 물을 경우 채무불이행이 일어난다.
③ 채무불이행은 의료계약에 있어 급부를 실현하지 않은 것으로 통상의 의료인이 갖는 주의의무를 다하지 않은 것이다.
④ 불법행위의 경우 과실 행위와 손해 사이의 인과관계가 있다.

11 **수혈 사고에 대한 의료인의 주의의무에 대해 서술한 것으로 틀린 것은?**

① 수혈 혈액의 적합성 : 혈액형이 일치해야 하고 완전하고 깨끗한 혈액을 환자에게 수혈할 주의의무가 있다.
② 수혈량의 적절성 : 환자의 질병 상태를 잘 판단하여 수혈하는 혈액의 양을 과소로 해서도 안 되고 과량의 수혈로 환자 상태를 악화시켜도 안 된다.
③ 수혈기록의 적정성 : 수혈기록이 부실하면 수혈과 직접적인 관련이 없이도 그러한 요소를 근거로 소송이 제기될 수 있다.
④ 수혈방법의 적정성 : 의료인은 환자에게 꼭 필요한 시기에 혈액을 수혈해야 한다.

12 **다음 중 간호처치의 과오 예방지침에 대한 설명으로 틀린 것은?**

① 병동 내 간호활동 프로토콜이나 간호실무 표준에 제시된 절차와 방법을 준수해야 한다.
② 간호처치에 있어 원칙을 준수해야 하나 이유나 근거를 제시 가능한 경우는 예외로 할 수 있다.
③ 간호현장에서 간호실무 행동이 개선될 수 있도록 간호실무에 필요한 연구를 지속적으로 해나가야 한다.
④ 수행하는 간호활동이 법적인 소송의 표적이 될 수 있음을 늘 기억해야 한다.

13 **다음 중 혈액관리법과 AIDS에 관한 설명으로 틀린 것은?**

① 혈액원은 보건복지부령으로 정하는 감염병 환자 및 건강 기준에 미달하는 사람으로부터 채혈을 해서는 안 된다.
② 혈액원은 보건복지부령으로 정하는 바에 따라 채혈 전에 헌혈자에 대하여 신원확인 및 건강진단을 시행해야 한다.
③ 보건복지부장관은 채혈금지대상자 명부의 기재 사항들을 대통령령으로 정하는 바에 따라 대한적십자사에 공개할 수 있다.
④ 혈액원은 부적격 혈액의 수혈 등으로 사고가 발생할 위험이 있거나 사고가 발생하였을 때는 이를 그 혈액을 수혈받은 사람에게 알려야 한다.

14 **다음 중 HIV 감염에 대한 비밀유지의무에 대한 설명으로 틀린 것은?**

① 법에 따라 본인의 동의가 있는 경우를 제외하고는 재직 중에는 물론 퇴직 후에도 감염인에 대하여 업무상 알게 된 비밀이라도 누설하여서는 안 된다.
② 환자의 동의가 있으면 형법 제24조에 의거해 비밀누설금지의무가 면제된다.
③ 공공의 건강윤리 증진을 위해 비밀누설금지의무가 면제될 수 있다.
④ 간호사는 그 업무상 알게 된 사실로서 타인의 비밀에 관한 것을 증언할 의무가 있다.

15 **다음 중 뇌사판정의 기준으로 옳지 않은 것은?**

① 외부자극에 전혀 반응이 없는 깊은 혼수상태
② 뇌간반사의 완전 소실
③ 제뇌강직, 제뇌피질강직이 나타남
④ 무호흡 검사 시 자발호흡 유발 안 됨

16 **다음 중 장기기증을 할 수 없는 경우가 아닌 것은?**

① 16세 미만인 사람의 골수
② 임신한 여성과 해산한 날로부터 3개월이 지나지 않은 자
③ 정신질환자와 지적장애인
④ 마약, 대마 또는 향정신성 의약품에 중독된 사람

17 **다음 중 DNR(심폐소생술 금지) 환자간호 시 간호사가 윤리적으로 고려해야 할 사항으로 틀린 것은?**

① 환자의 DNR 결정이 의학적, 도덕적으로 적합한지 검증하여야 한다.
② 치유할 수 없는 만성질환의 환자는 DNR을 결정하기 이전에 충분한 시간을 두고 반복하여 의료진과 상의하도록 한다.
③ 의학적 이익, 심폐소생술 전후의 삶의 질에 대해 결정할 때 환자의 가치를 고려해야 한다.
④ DNR 지시가 내려진 환자에게는 기본간호를 시행하지 않는다.

18 **다음 중 연명의료 결정 시 환자가 의식이 없을 경우에 대한 설명으로 <u>틀린</u> 것은?**

① 환자가 회복 불가능한 단계일 때 자신의 연명의료 거부 및 중단에 관한 의사를 밝혔다면 자기결정권을 행사한 것이다.
② 연명의료 결정에 참여하는 가족은 배우자, 직계비속, 직계존속이다.
③ 환자의 의식추정이 불가할 때의 연명의료 결정 시 법정대리인의 의견이 가장 중요하다.
④ 사전의료의향서가 없는 경우 가족 1명, 담당 의사 및 1명의 전문의가 판단 후 환자의 의사를 추정하여 결정한다.

19 **다음 내용과 관련 있는 윤리 원칙은?**

> 한국 간호사 윤리강령 제4항에는 "간호사는 간호의 전 과정에 간호대상자를 참여시키며, 충분한 정보 제공과 설명으로 간호대상자가 스스로 의사결정을 하도록 돕는다."라고 명시되어 있다.

① 해악금지의 원칙
② 자율성 존중의 원칙
③ 정의의 원칙
④ 선행의 원칙

20 **간호사와 대상자 사이의 윤리에 관한 것으로 임신중절과 윤리의 논쟁에 대한 설명으로 <u>틀린</u> 것은?**

① 임신중절에 관한 논쟁은 태아의 생명권과 여성의 자기결정권을 중심으로 대립되고 있다.
② 진보주의적 입장은 여성의 권리가 태아의 생명보다 중요하다는 입장이다.
③ 보수주의적 입장은 태아의 생명권 수호를 주장하며 모체의 생명이 위험한 경우에도 임신중절을 허용하지 않아야 한다는 것이다.
④ 절충주의적 입장은 비극적이고 손실이 뒤따르는 경우에만 임신중절을 허용하는 것이다.

21 **다음 중 간호전문직관에 대한 설명으로 <u>틀린</u> 것은?**

① 간호전문직관에 영향을 주는 요인들에는 사회화요인, 사고와 신념, 전문직 이미지, 전문직의 자아개념, 행위가 있다.
② 간호전문직관 인식 과정은 내적 갈등의 영향을 받아 사고와 신념으로 형성된다.
③ 간호전문직관 행동과정은 인식과정에 따라 개인의 사회상호작용, 인지 및 정신작용을 통해 간호사의 의사결정에 따른 행위로 나타나게 된다.
④ 바람직한 간호전문직관은 간호를 가치 있는 일로 여기게 한다.

22 **다음 중 이중효과의 원칙이 적용되는 경우가 아닌 것은?**

① 행위자의 의도가 유익한 효과를 거두는 것이고 같이 나타나는 손상의 효과는 용인하는 것이다.

② 손상의 효과와 유익한 효과 간에는 균형이 있어야 하며 선과 악을 계산했을 때 선이 악을 능가해야 한다.

③ 예측되는 유익한 영향은 예측되는 해로운 영향보다 크거나 같아야 한다.

④ 행위 자체가 선해야 하고 적어도 도덕적으로 문제가 없어야 한다.

23 **다음 중 아동학대의 윤리적 쟁점에 관한 간호사 역할에 대한 설명으로 틀린 것은?**

① 학대를 당한 아동을 보호하기 위해 적절한 방법으로 신고할 책임이 있다.

② 아동학대 및 방임 방지를 위한 프로그램을 개발하고 피해 아동을 지지하고 효과적으로 보호하기 위한 간호중재법을 익히고 적용할 수 있어야 한다.

③ 아동학대는 의심만으로는 신고할 수 없으므로 신중해야 한다.

④ 간호사는 아동학대 및 방임에 대한 전문적 지식을 가지는 것이 필요하다.

24 **다음은 간호사들의 단체행동(파업)과 윤리문제에 대한 설명이다. 목적론과 공리주의적 관점 및 의무론적 관점에 이를 바라볼 때 틀린 설명은?**

① 목적론과 공리주의적 관점 : 파업으로 해를 입게 될 대상자와 이익을 얻게 될 미래의 대상자가 서로 다르다.

② 목적론과 공리주의적 관점 : 간호사의 단체행동은 변화를 초래하고 간호의 질을 향상시킬 수 있으므로 대상자에게 이익을 준다.

③ 의무론적 입장 : 대상자에게 간호와 안전을 제공하는 의무를 위반하게 된다.

④ 의무론적 입장 : 파업은 대상자를 불편하게 하고 해를 주며 예상에 어긋난 결과도 초래할 수 있다.

주관식 문제

01 **의료행위의 특성과 관련한 설명 중 해당 설명의 의료행위 특성을 쓰시오.**

- (①): 의료행위는 고도의 전문지식과 기술을 요구하고 있으므로 이에 대한 대상자의 반응도 다양하고 예측이 어렵다.
- (②): 대상자 모두에게 일괄 적용할 수 없고 대상자의 협력 정도가 의료행위 결과에 영향을 미치므로 의료행위 결과를 예측하기가 어렵다.

02 **대리 결정의 기준을 세우는 견해에 대한 설명에서 각 설명에 해당하는 표준을 쓰시오.**

- (①) 표준: 가장 약한 자율성의 표준으로 다른 의사결정자가 환자를 대신하여 필요한 결정을 내리는 것이다.
- (②) 표준: 환자가 이용 가능한 모든 대안이 환자에게 미치는 영향과 이해득실을 따져 보고 환자에게 최선이 된다고 판단되는 것을 대리자가 결정하는 것이다.

03 **간호행위에서 간호사가 윤리적 의사결정을 하는 데 중요시되는 윤리적 개념 중 다음 내용의 빈칸을 채우시오.**

- (①)은 간호행위의 기본으로 윤리적 개념은 간호사와 환자의 관계에 가치를 두는 것이다.
- (②)는 간호사와 대상 간의 긍정적 관계에서 발생하며 환자의 권리를 알리고 이해하도록 하는 일이다.

04 **벨몬트 원칙에 대한 설명에서 해당 규정에 부합하는 벨몬트 윤리원칙을 쓰시오.**

① 위험을 최소화하고 이득은 최대화하는 연구계획을 요구하는 규정으로 연구자들이 연구를 수행하는 과정에서 생기는 위험을 충분히 관리할 수 있는지를 확인하도록 하는 규정

② 공정하게 연구대상자를 선정하도록 하는 규정으로 연구대상이 사회적으로 취약한 특정 연구대상자를 이용하거나 착취하지 않도록 규정

제2회 최종모의고사 | 간호연구방법론

제한시간 : 50분 | 시작 ___시 ___분 - 종료 ___시 ___분

정답 및 해설 402p

01 다음 중 이론에 대한 설명으로 올바르지 <u>않은</u> 것은?

① 이론은 변화하지 않는 진리이다.
② 이론은 일반화된 규칙성을 가지고 있다.
③ 이론은 개념들 간의 관계를 나타낸다.
④ 이론은 현상을 논리적으로 설명한다.

02 다음 중 가설에 대한 설명으로 올바르지 <u>않은</u> 것은?

① 이론은 가설을 검증하는 과정에서 사용된다.
② 가설은 검증된 개념을 추상적으로 표현한 것이다.
③ 변수 간의 관계에 대해서 설명한 내용이다.
④ 귀무가설을 이용해서 통계적으로 검증한다.

03 신규간호사를 선발하는 과정에서 지원자의 출신학교와 사진을 제거하고 블라인드 테스트를 진행하였다면 이는 무엇을 예방하려는 조치인가?

① 호손효과
② 후광효과
③ 실험자효과
④ 시험효과

04 다음 중 조사연구를 진행하는 과정에서 내적 타당도를 위협하는 요소가 <u>아닌</u> 것은 무엇인가?

① 대상자가 연구를 진행하는 과정에서 신체적, 정신적으로 성장하였다.
② 프로그램 진행도 중 참가자들이 지속적인 참여를 거부하였다.
③ 병원간호사 전체 대상연구 중 참여율이 높은 신규간호사만 모집되었다.
④ 실험군과 대조군에 대상자를 특정하지 않고 무작위로 배정하였다.

05 다음 중 순수실험설계와 관련된 설명으로 올바르지 <u>않은</u> 것은?

① 유사실험설계와 비교하여 내적 타당도가 높지 않다.
② 실험군과 대조군을 무작위로 배정한다.
③ 독립변수를 조작하고 외생변수를 엄격히 통제한다.
④ 자연과학분야에서 사회과학분야보다 많이 사용된다.

06 다음 중 측정변수와 측정척도의 수준이 올바르지 않게 짝지어진 것은?

① 우울정도-서열척도
② 체중-명목척도
③ 직업분류-명목척도
④ 월급여-비례척도

07 다음 중 신뢰도에 대한 설명으로 올바르지 않은 것은?

① 검사-재검사 신뢰도는 반복하여 얻은 측정값의 유사성을 확인하여 평가한다.
② 검사 이등분 신뢰도는 이분화된 두 문항집단 간의 상관계수를 구하여 평가한다.
③ 동등검사 신뢰도는 비슷한 형태의 측정도구를 측정값의 상관성을 확인하여 평가한다.
④ 내적 일치도는 동일집단에서 다른 자료수집이나 평가자에게 얻어진 정보의 동일성을 평가한다.

08 외래간호사의 이미지를 조사하기 위해서 서로 상반되는 두 개의 형용사를 이용하여 평가척도를 사용하였다면 이 척도는 무엇인가?

① 어의 구별척도
② 서술 평정척도
③ 시각적 상사척도
④ 명목척도

09 다음 중 확률표집방법에 해당하지 않는 것은?

① A병원 전체 입원환자를 모집단으로 입원환자 목록에서 표집하는 경우
② A병원 전체 외래환자를 모집단으로 정형외과 외래에서 표집하는 경우
③ 5월 보건소 방문환자를 모집단으로 방문환자 명단에서 표집하는 경우
④ 서울시 간호사를 모집단으로 서울시간호사회 등록간호사 명부에서 표집하는 경우

10 다음 중 설문지법과 관련된 설명으로 가장 올바르지 않은 것은?

① 선다식 질문은 각 항목이 상호배타적이어야 한다.
② 선다식 질문은 이분식 질문보다 의견이나 태도를 묻는 데 적합하다.
③ 서열식 질문의 항목은 10개 이상의 항목으로 정하는 것이 일반적이다.
④ 평정식 척도로 구성된 질문은 답에 대한 강도를 알 수 있다.

11 다음 중 간호연구의 문제점에 대한 설명으로 옳은 것은?

① 환자 중심의 연구가 부족하다.
② 교육과 임상과의 거리가 좁다.
③ 실제 활용 가능한 연구가 많다.
④ 반복연구가 많다.

12 **다음 중 전문직 간호사와 간호연구의 관계에 대한 설명으로 올바르지 않은 것은?**

① 간호사는 연구논문을 읽는 연구의 소비자 역할도 수행한다.
② 간호학생도 연구자료 수집을 돕는 역할을 할 수 있다.
③ 간호전문대 출신의 간호사에게 연구능력은 요구되지 않는다.
④ 대학원 이상의 학력을 가진 간호사에게는 더 많은 역할이 요구된다.

13 **다음 중 양적연구와 질적연구에 대한 설명으로 올바르지 않은 것은?**

① 질적연구에서는 연구자료에 영향을 미치는 변수를 통제하기보다는 허용한다.
② 양적연구에서 연구과정은 정해진 연구가설을 증명하거나 반증하는 목적 하에 자세히 구성된다.
③ 질적연구에서는 동일한 상황에서 다른 연구자가 연구하더라도 같은 연구결과를 얻을 수 있게 자세히 연구를 진행한다.
④ 양적연구에서는 개인적 감정이나 생각을 배제하고 연구현상을 수치에 의존하여 표현한다.

14 **다음 중 연구에 대한 설명으로 올바르지 않은 것은?**

① 실험연구는 조작, 통제 그리고 무작위의 특징을 가진다.
② 충분한 자금만 있다면 실험연구의 한계는 없다.
③ 실험연구는 인과관계를 파악하기 위한 연구이다.
④ 실험연구라는 용어 자체가 독립변수의 조작이라는 의미이다.

15 **다음 중 설문지 조사법에 관한 설명으로 올바르지 않은 것은?**

① 설문지 조사법은 응답자가 보고할 의사가 있어야 한다.
② 설문 도구를 제작할 때는 도구제작의 목적과 응답자들의 수준 등을 고려해야 한다.
③ 폐쇄형 설문지는 비교적 회수율은 낮지만, 계량적 분석이 용이하다.
④ 다루려는 내용을 골고루 포함하는 질문을 만들기 위해서 내용분류표를 사용하는 것이 좋다.

16 **다음과 같은 행위는 연구 부정행위의 유형 중 무엇에 속하는가?**

> A 교수는 연구 진행 도중 근거가 빈약하여 추가로 가상의 인터뷰를 만들어 연구논문에 포함했다.

① 위조
② 변조
③ 표절
④ 유령저자

17 **다음 중 사전동의에 관련된 설명으로 올바르지 않은 것은?**

① 참여자 모집 시 말 또는 글로 제시된다.
② 정보를 이해하고 자발적으로 동의한다는 뜻이다.
③ 일반적으로 연구자들은 대상자에게 구두로 동의를 획득한다.
④ 사전동의에는 연구의 목적, 절차, 보상 등의 내용이 들어간다.

18 **다음 중 연구절차에 관한 설명으로 올바르지 않은 것은?**

① 수집된 자료는 기호화 과정을 거친 후 분석 작업에 들어간다.
② 여러 사람이 코딩을 하는 경우 코딩북을 만들면 실수를 줄일 수 있다.
③ 코딩북에 들어갈 변수명은 가설에서 작성한 내용과 일치해야 한다.
④ 일련번호는 오류 점검을 위해 변수로 포함하는 것이 좋다.

19 **다음 중 중심화 경향에 대한 설명으로 올바르지 않은 것은?**

① 자료의 대표적 경향을 밝혀주어 대푯값이라고도 불린다.
② 측정치를 크기 순서로 배열했을 때 중간이 위치하는 값을 중앙값이라고 한다.
③ 중앙값과 최빈값은 항상 일치하지는 않으며 모두 대푯값에 속한다.
④ 최빈값은 변수가 등간척도나 비율척도일 때 중요한 의미를 가진다.

20 **다음 중 유의미하지 않은데 유의미하다고 결론을 내리는 오류는 무엇인가?**

① α-error
② 제2종 오류
③ 1-β
④ 영가설 기각

21 **다음 연구에서 가장 적절한 분석방법은 무엇인가?**

> A병동에서 입원환자를 대상으로 약물 처치 전후의 효과를 알아보기 위한 연구를 진행하였다.

① 독립표본 t-test
② 짝 비교 t 검정
③ 카이제곱 검정
④ 프리드먼 검정

22 **다음 중 외생변수를 통제하는 방법에 대한 설명으로 올바르지 않은 것은?**

① 대상자가 편안한 자연스러운 환경에서 연구를 진행한다.
② 자료수집이 모두 끝난 뒤 공변량 분석을 시행한다.
③ 관련 있는 외생변수를 고려하여 짝짓기법을 사용한다.
④ 대상자를 실험군과 대조군에 노출하여 반복측정한다.

23 다음 중 면접법에 관한 설명으로 올바르지 않은 것은?

① 면접법은 새로운 개념을 탐색하는 도구로 사용된다.
② 편견을 막기 위해서 조사에 대한 이익을 피면접자에게 면접이 다 끝나고 알려야 한다.
③ 응답의 익명성과 비밀성에 대한 확신을 주어야 솔직한 응답을 얻을 수 있다.
④ 면접자는 질문내용을 완벽히 숙지하고 피면접자와 대화하듯 면접을 진행해야 한다.

24 다음 중 연구논문 작성법과 관련된 설명으로 올바르지 않은 것은?

① 연구방법 부분에는 자료 분석을 위해 사용된 통계방법에 대하여 상세히 기술한다.
② 초록은 연구 전반에 대한 요약으로 연구목적, 연구방법, 연구결과, 결론을 간략히 작성한다.
③ 논의에서는 서론에 제시한 가설의 검정여부를 기술하고, 문헌고찰의 내용을 비교한다.
④ 연구 제목은 짧지만 연구의 내용을 포괄적으로 설명해주는 내용으로 작성되어야 한다.

주관식 문제

01 유의수준에 대하여 간략히 서술하시오.

02 각각의 설명에 해당하는 연구방법을 순서대로 쓰시오.

[연구 ①]
연구를 시작하면서 연구대상자를 모집하고 모집한 대상자를 시간에 따라서 추적 조사하는 연구로, 흡연자들을 추적 관찰하면서 폐암과의 연관성을 확인하는 연구가 이에 해당한다.

[연구 ②]
기록되어 있는 자료를 가지고 특정인자의 노출여부에 따른 질병발생여부에 대한 연구로, 최근 5년 동안 담배공장에서 근무한 사람들의 폐암발생여부를 확인하여 두 인자의 연관성을 확인하는 연구가 이에 해당한다.

03 **다음 설명에서 빈칸에 들어갈 내용을 순서대로 쓰시오.**

연구대상자의 윤리적 보호를 위해서 대상자는 다음과 같은 권리를 가진다.
- 해 입지 않을 권리
- (①)
- 자기결정의 권리
- (②)

04 **간호연구에서 과학적 연구를 수행하기 어려운 이유를 2가지 이상 서술하시오.**

제2회 최종모의고사 | 간호과정론

제한시간 : 50분 | 시작 ___시 ___분 - 종료 ___시 ___분

정답 및 해설 406p

01 비판적 사고에 대한 태도에 대한 예에서 다음은 무엇에 대해 말하고 있는가?

> 정신과 병동에서 근무하는 B 간호사는 입원한 환자 L씨가 가정폭력을 행사하고 궁극에는 부인을 불구로 만든 사람이라는 것을 의무기록을 통해 알게 되었다. B 간호사는 내면에서 강한 거부감이 일어 L씨와 면담을 하는 것이 싫었지만 환자를 객관적으로 바라보는 태도를 회복하고 면담에 임하였다.

① 사고와 감정의 탐색에 관한 관심
② 공정한 마음가짐
③ 지적 인내
④ 지적 용기

02 간호과정 적용에 필요한 간호사의 자질로 인지적 기술에 대한 설명 중 틀린 것은?

① 비판적 사고는 자료의 연관성, 자료출처의 신뢰성, 추론과 같은 많은 정신적 기술을 포함한다.
② 의사결정은 기대되는 결과에 도달하기 위한 최선의 행위를 선택하는 과정이며 의사결정 과정에는 심사숙고, 판단, 선택이 포함된다.
③ 간호과정에서 사용되는 지적인 기술은 의사결정, 문제해결 및 간호중재이다.
④ 간호과정은 간호실무에서의 체계적인 사고에 대한 지침이다.

03 다음 중 간호과정의 단계에 대한 설명으로 틀린 것은?

① 사정 : 대상자의 현 건강상태에 대한 자료를 수집, 조직, 확인 및 기록하는 것이다.
② 진단 : 표준화된 간호진단분류체계를 사용해서 대상자의 건강문제를 진술하는 것이다.
③ 결과계획 : 간호사는 건강관리팀의 다른 요원과 대상자의 간호계획에 대해 의사소통한다.
④ 중재계획 : 간호사는 대상자의 건강문제들을 해결하기 위해 기대결과를 설정해야 한다.

04 다음 중 오마하 중재 분류체계(OIS)에 대한 설명으로 틀린 것은?

① 오마하 중재 분류체계는 오마하 방문간호사협회에 의해서 지역사회 간호실무를 명명하기 위해 개발되었다.
② 문제분류체계는 대상자를 설명하고 대상자가 가진 문제를 규명하는 간호진단 목록이다.
③ 중재체계는 환경적 영역, 심리·사회적 영역, 생리적 영역, 건강관련행위 영역의 4개 영역으로 구성된다.
④ 문제측정척도 : 특정 문제나 간호진단과 관련된 대상자의 경과를 측정하기 위해 고안된 평가도구이다.

05 **다음 중 간호결과 분류체계(NOC)에 대한 설명으로 틀린 것은?**

① NOC는 대상자의 결과를 서술하고 있는 표준화된 용어들의 체계를 말한다.
② NOC에서 말하는 간호의 민감한 결과란 간호중재를 통해서 도달될 수 있거나 중재의 영향을 받을 수 있는 대상자의 반응이다.
③ 지표는 기대되는 결과와 유사하며 각 지표는 5점 척도로 되어 있어 일반적으로 1점이 가장 바람직한 상태를 말한다.
④ NOC는 간호결과들을 측정하기 위한 다양한 측정척도들을 포함하고 있다.

06 **ICNP 간호현상 분류 축에 대한 예에서 다음의 빈칸에 알맞은 것은?**

〈가족의 영양결핍 위험성〉
- 초점 축의 값: '영양'
- 판단 축의 값: '결핍'
- 가능성 축의 값: (　　)
- 분포 축의 값: '가족'

① 필요성
② 충족성
③ 예견성
④ 잠재성

07 **간호진단에 따른 임상검사 자료의 예시에 대한 내용 중 잘못된 것은?**

① 심박출량 감소 : 부정맥
② 요정체 : 방광 팽만
③ 체액 부족의 위험 : 흉부 X선 촬영상 폐울혈
④ 허약 노인 증후군의 위험 : 1년 동안 의도하지 않은 체중의 25% 감소

08 **심혈관계와 관련한 건강력 가정에 대한 설명으로 틀린 것은?**

① 철분 결핍성 빈혈은 피로를 야기한다.
② 움직이거나 자세를 변경할 때 어지럽고 실신할 것 같은 증상은 고혈압과 관련 있다.
③ 심낭염으로 인한 흉통은 기침이나 앙와위로 누웠을 때 더 심해진다.
④ 협심통은 관상동맥질환의 주요 증상으로 심근에 산소가 부족하여 심근의 요구량을 충족시키지 못해 발생된 심근허혈이다.

09 **인지-지각양상의 문제중심 건강력 중 신경계와 관련된 설명으로 틀린 것은?**

① 파킨슨 질환의 경우 의도적으로 움직일 때 떨린다.
② 종양의 압박이나 뇌내 혈류장애로 인한 뇌내 압력 증가 시 두통이 발생한다.
③ 다발성경화증이나 뇌졸중으로 인한 중추신경계 이상으로 감각변화가 나타날 수 있다.
④ 발작이 국소적인지 아니면 전신적인지 발작의 특성을 파악하고 전조증상은 무엇인지 파악한다.

10 **간호진단, 상호의존문제, 의학적 진단을 비교하여 서술한 것으로 틀린 것은?**

① 간호진단은 대상자의 반응이 변화함에 따라 변하게 된다.
② 의학적 진단은 질병과정이 존재하는 한 변하지 않는다.
③ 상호의존문제는 잠재적 문제로 대상자의 의학적 진단, 모든 약물, 수술 치료와 관련된 합병증을 말한다.
④ 의학적 진단은 질병과정이나 병리과정을 확인하여 치료할 목적을 가지며 그 병리에 대한 인간의 반응을 고려한다.

11 **간호진단의 정당성을 확인하기 위한 검증기준으로 틀린 것은?**

① 기초자료가 완전하고 정확하다.
② 자료분석은 과학적 틀에 기반을 둔다.
③ 잠정적인 인과관계가 과학적 간호지식과 임상적 경험에 기반을 둔다.
④ 단서 묶음들은 양상의 존재를 나타낸다.

12 **다음 예시는 어떤 간호진단 과정상의 오류인가?**

> A 간호사는 P 환자가 입원하여 입원 초기 자료를 작성하고 있다. A 간호사가 P 환자에게 일주일에 대변횟수가 몇 번인지를 질문하였는데 P 환자는 자신이 변비인 것이 부끄러워 매일 본다고 답하였다. 이에 A 간호사는 '변비 없음'에 체크하였다.

① 비합리적인 신념, 가치관, 편견, 고정관념, 직관
② 부정확하거나 불완전한 자료수집
③ 자료의 부정확한 추론
④ 지식과 경험 부족에 의한 잘못된 해석

13 **다음 중 간호결과 진술 시 사용하는 측정 가능한 동사가 아닌 것은?**

① 확인한다
② 기침한다
③ 이해한다
④ 기술한다

14 **다음 중 임상 경로에 대한 설명으로 틀린 것은?**

① 임상 경로는 흔히 발생하는 사례나 사례의 결과가 비교적 예측 가능한 경우에 적용되는 질병의 발현에 초점을 둔 단순하고 직접적인 계획표이다.
② 시행해야만 하는 중요한 사정과 중재 그리고 제한된 입원 기간 내에 퇴원목표를 달성하기 위해 필요한 환자결과 등을 시간별로 약술한 것이다.
③ 특정한 상태에 있는 모든 환자가 공통으로 지니고 있는 요구에 대한 것으로 환자의 독특한 요구가 고려된 것이다.
④ 어느 특정 시기에 중재가 시행되지 않을 때나 특정 기간 내에 목표가 달성되지 않을 경우 개별화된 간호계획이 필요하다.

15 간호목표와 간호결과를 진술할 때 주의할 점에 대한 설명으로 틀린 것은?

① 간호목표와 간호결과는 대상자 중심이어야 한다.
② 대상자의 실제상황이 표준화된 계획과 차이가 있는지 살펴보고 간호목표나 간호결과가 적절한지 결정해야 한다.
③ 간호결과는 측정가능해야 하며 관찰 가능한 동사를 사용하여 기술한다.
④ 하나의 간호목표나 간호결과에는 필요에 따라 두 개 이상의 행동 동사가 기술될 수 있다.

16 오렘(Orem)의 자가간호이론에서 치료적 자가간호요구가 자가간호역량보다 클 때 나타나는 현상을 무엇이라고 하는가?

① 자가간호결핍
② 부분적 보상체계
③ 간호역량부족
④ 자가간호이탈

17 인지적 접근법에서 인지행동치료에 대한 설명으로 틀린 것은?

① 인지요법의 치료의 초점은 왜곡된 인지와 부적응적 행동을 수정하는 것이다.
② 인지적 기법의 소크라테스식 질문은 가능한 역기능적 사고를 인식하도록 자극하고 그 사고의 타당성에 대해 부조화를 일으킬 수 있는 방식으로 진술한다.
③ 대상자는 발생한 상황을 기록한 그 상황에 의해 유발되는 자동적 사고를 기록하는데, 세 줄 기록지를 사용한다.
④ 이미지화 또는 역할극은 대상자에게 발생했던 상황을 상상하여 스트레스 상황을 재현하도록 요청하고 대상자에게 자동적 사고가 일어날 수 있도록 하는 것이다.

18 대인돌봄이론에서 돌봄활동에 대한 설명으로 틀린 것은?

① 알아봐줌 : 대상자에게 관심을 가지고 가까이 접근하여 대상자의 존재와 그가 필요로 하는 것 등을 인식하고 인정하는 행위 또는 기술을 말한다.
② 안위해줌 : 대상자의 편이 되어 공감해 주며 그의 아픔과 슬픔을 이해해주고 위로해주는 행위나 기술이다.
③ 동참해줌 : 대상자와 함께 같이 있어주는 행위로, 곁에서 시간을 함께 보내며 말벗이 되어주는 것이다.
④ 나눔 : 접촉, 생각, 경험, 지식, 시간, 물질 등 소중한 것을 대상자와 함께 공유하는 행위 또는 기술을 말한다.

19 간호 질 평가와 간호과정 평가를 서로 비교한 설명으로 틀린 것은?

① 간호 질 평가는 전반적인 간호의 질을 평가하는 것이고, 간호과정 평가는 대상자 목표달성을 위한 진행 과정과 간호계획을 검토하는 것이다.
② 간호 질 평가는 환자 진행과정에 대한 결과를 평가하는 것이며, 간호과정 평가는 구조, 과정, 결과평가로 나뉘어 평가한다.
③ 간호 질 평가는 평가를 위한 책임이 기관의 중간관리자에게 부여되며, 간호과정 평가는 대상자를 돌보는 간호사에게 책임이 있다.
④ 간호 질 평가는 대상자 집단을 평가하는 것이며, 간호과정은 대상자 개인을 평가하는 것이다.

20 다음 중 평가 오류에 대한 설명으로 틀린 것은?

① 실제 결과가 잘못 측정되었거나 자료가 불완전한 경우 오류가 발생할 수 있다.
② 이미 효과가 없다고 확인된 중재는 평가 기술문에 기록하지 않는다.
③ 대상자 결과 평가 시 대상자의 요구를 얼마나 충족시켰는지 확인할 수 있다.
④ 간호평가에서 가장 큰 오류는 대상자의 결과를 체계적으로 평가하지 못하는 것이다.

21 다음의 예와 관련 있는 설명은 무엇인가?

- 기대결과 : 활력 징후가 정상범위 안에 있을 것이다.
- 수집할 자료 : 활력 징후 측정

① 목표달성을 위한 자료수집에서 측정 가능한 목표와 기대결과를 지침으로 자료를 수집해야 한다.
② 하나의 간호계획에는 하나 이상의 기대결과가 있으며 평가를 위한 자료수집 전에 기대결과 목록을 먼저 확인하는 것이 좋다.
③ 측정 도구를 사용하여 자료를 수집한 경우 평가에서도 동일한 측정 도구를 사용한다.
④ 자료수집의 방법은 사정 시의 방법과 동일하며 객관적 자료와 주관적 자료를 모두 수집한다.

22 다음 중 정신간호 간호과정에서 정신상태 검사에 대한 설명으로 틀린 것은?

① 기분 : 느낌 또는 기분의 외부적인 표현으로, 얼굴 표정과 신체 동작에서 나타나는 것이다.
② 외모 : '건강한', '긴장된' '나이보다 들어 보이는', '흐트러진' 등으로 기술한다.
③ 사고과정 : 사고비약, 지리멸렬, 신어조작증, 말비빔, 함구증 등을 관찰한다.
④ 지각 : 환청, 환시 등의 환각이 있는지 확인한다.

23 **다음 중 감염과 관련한 치료적 중재에 대한 설명으로 틀린 것은?**

① 드레싱 교환, 상처관리, 카테터 관리 및 취급, 말초와 중심 정맥 삽입 관리 시 무균법을 유지하거나 교육한다.
② 손을 씻고 다른 돌봄 제공자에게도 대상자 접촉 전과 간호절차 사이에 손을 씻도록 교육한다.
③ 지방과 칼로리가 풍부한 음식을 섭취하도록 권장한다.
④ 방문객을 제한한다.

24 **다음 중 임부의 건강 사정에 대한 설명으로 잘못된 것은?**

① 요당이 나오면 임신성 당뇨, 단백뇨는 부적절한 열량 섭취를 의미한다.
② 혈액 검사, 요검사, 파파니콜라우 도말 검사는 모체의 건강상태와 비정상 상태를 조기 파악하기 위함이다.
③ 임부가 Rh-인 경우 24~28주에 항체검사를 시행하여 Rh 항원에 대한 모체의 항체 유무를 파악한다.
④ 임신에 영향을 줄 수 있는 자궁 크기 및 골반 구조를 파악하기 위해 양손 진찰법을 활용한다.

주관식 문제

01 **조하리 창(the Johari window, Luft, 1970)에 대한 표에서 다음 빈칸에 들어갈 말을 쓰시오.**

구분	(①)	자신에게 알려지지 않은 영역
(②)	개방된/공개된 자기 (the open self)	자신이 모르는 자기 (the unknowing self)
남에게 알려지지 않은 영역	사적인 자기 (the private self)	알려지지 않은 자기 (the unknown self)

02 **다음의 예시를 읽고 ① 1차적 자료와 2차적 자료를 쓰고 ② 가능한 간호진단을 쓰시오.**

> 42세 나씨는 얼마 전 교통사고로 다리 절제술을 받았다. 간호사가 나씨와 면담을 했을 때 나씨는 "우측 다리를 반 이상 잃게 될 거라고는 생각지도 못했어요. 전 아직도 다리가 멀쩡한 것 같아요."라고 말하며 흐느꼈다. 나씨는 간호사가 처치를 위해 수술 부위를 살펴볼 때 "보지 마세요."라고 소리쳤다.

03 간호목표를 근거로 작성된 평가진술문의 예에서 평가진술문에 들어가야 할 내용과 관련해 빈칸을 채우시오.

- 간호목표 : 인슐린을 정확한 방법으로 자가 주사한다.
- 평가진술문 : 6/25일 오후 6시 목표 달성됨. 저녁 식사 전 정확한 방법으로 인슐린 자가 주사하는 것을 관찰함
  → 평가진술문은 (①)에 대한 판단과 (②)로 기술하게 된다.

04 감염과 관련된 사정에 대해 서술한 것 중 각각의 이론적 근거를 쓰시오.

① 면역을 억제할 수 있는 약물 사용이나 치료법을 적용 중인지 사정한다.
② 전염력이 있는 감염환자와 접촉하였는지 사정한다.

제2회 최종모의고사 | 간호지도자론

제한시간 : 50분 | 시작 ___시 ___분 - 종료 ___시 ___분

정답 및 해설 409p

01 카츠가 주장한 리더십의 관리기술에 대한 설명 중 다음에 해당하는 것은 무엇인가?

- 교육 및 훈련 경험을 통해 습득되는 것으로 일선 관리자에게 주로 요구된다.
- 조직의 정책과 절차를 잘 알고 각 직원의 임상 수행 능력과 기술을 파악하여 적절히 업무를 위임하고 감독한다.

① 개념적 기술
② 실무적 기술
③ 인간적 기술
④ 진단적 기술

02 간호관리를 체계이론 관점에서 볼 때 산출에 대한 설명 중 틀린 것은?

① 환자 측면에서의 질적 간호로 간호서비스의 양, 질, 환자 만족, 사망률, 합병률 등을 말한다.
② 투입요소들의 관리과정에 의한 상호작용으로 조직의 산출을 말한다.
③ 간호직원 측면에서 산출은 직원 만족, 이직률, 결근율, 인력개발 등이 해당된다.
④ 간호 생산성의 향상, 연구결과는 산출에 포함되지 않는다.

03 다음 중 피들러의 상황적합이론에 관한 설명으로 틀린 것은?

① 리더적합이론이라고도 하며 리더의 특성과 리더십 상황의 호의성 간의 적합 정도에 따라 리더십의 효과가 달라진다고 본다.
② 상황변수로 리더-구성원 관계, 과업구조, 지위 권력의 세 가지 요인을 제시했다.
③ 리더십의 효과를 높이기 위해서는 관리자의 리더십 개발을 위한 교육 훈련에 힘써야 한다고 보았다.
④ 리더 유형을 측정하기 위해 LPC 척도를 사용한다.

04 다음 중 하우스의 경로-목표이론에 대한 내용으로 틀린 것은?

① 경로-목표이론은 리더가 구성원들을 동기 유발시켜 설정된 목표에 도달하도록 할 것인가에 관한 이론이다.
② 리더십 유형을 지시적, 지원적, 참여적, 성취 지향적의 4가지로 구분하였다.
③ 지원적 리더십은 구성원들의 의견이나 제안을 요구하며 집단 토론을 촉진하는 것이다.
④ 리더십 유형과 더불어 구성원 특성, 과업환경의 두 가지 상황적 요인을 결합시켜 리더십 효과성을 결정짓는 경로 모형을 제시한다.

05 **로크의 목표설정이론에서 목표설정의 중요요소에 해당하지 않는 것은?**

① 목표수준
② 구성원의 참여
③ 결과에 대한 피드백
④ 목표의 객관성

06 **동기부여이론에서 내용이론들의 욕구나 요인에 관한 내용으로 틀린 것은?**

① ERG이론 : 성장욕구, 관계욕구
② 욕구단계이론 : 자아실현욕구, 존경욕구
③ 동기-위생이론 : 동기요인, 위생요인
④ 성취동기이론 : 존재욕구, 친교욕구

07 **다음 중 직무분석에 대한 설명으로 틀린 것은?**

① 관찰법 : 간호사가 실제 행하는 작업을 분석가가 직접 관찰하는 것으로 가장 흔히 사용하는 방법이다.
② 면접법 : 작업을 위해 요구되는 개인적 특성에 대해 직무분석가가 간호사를 인터뷰하여 정보를 수집하는 방법이다.
③ 중요사건법 : 직무분석가가 일정기간 동안 특정부서 간호사의 활동을 관찰, 기록하여 전체 근무시간과 비교하여 각각의 일에 소요되는 시간을 계산하는 것이다.
④ 질문지법 : 구성원에서 질문지를 배부한 후 작업의 내용을 직접 기술하게 하여 얻은 자료를 분석하는 것을 말한다.

08 **다음은 베너의 간호사가 사용하는 6가지 권력 중 무엇에 대해 서술하고 있는가?**

- 이 권력은 간호사가 환자 자신의 이미지 또는 현실에 대한 자신의 견해를 변화시킬 수 있도록 도와주는 능력을 대표한다.
- 주로 만성질환이 있는 환자를 돌볼 때나 개인위생을 관리할 수 없는 환자에게 애정 어린 케어를 제공하는 것과 관련된다.
- 환자의 이미지를 가치 없는 사람에서 가치 있는 사람으로 변화시키도록 돕는다.

① 치유 권력
② 변혁적 권력
③ 통합적 권력
④ 옹호 권력

09 **다음 중 집단사고에 대한 설명으로 틀린 것은?**

① 외부로부터의 고립이나 위협으로 스트레스가 높은 상황에서 집단사고가 쉽게 발생할 수 있다.
② 집단사고에 빠지게 되면 새로운 정보나 변화에 민감하게 반응하게 된다.
③ 집단사고 발생 시 자신들의 비판적 사고는 접어두고 집단합의에 부합하는 아이디어를 표명하는 데 몰두한다.
④ 응집력이 높은 집단에서 구성원들 간의 합의에 대한 요구가 지나치게 크면 집단사고가 발생한다.

10 효과적인 집단 의사결정 기법으로 조직구성원들 상호 간의 대화나 토론 없이 각자 서면으로 아이디어를 제출하고 토론 후 표결로 의사를 결정하는 기법을 무엇이라고 하는가?

① 명목집단법
② 델파이법
③ 변증법적 토의
④ 브레인스토밍

11 효과적인 의사소통을 위한 조하리 창(Johari window)에 대한 설명 중 틀린 것은?

① 조하리 창은 느낌, 행동, 동기의 의식을 기초로 하고 있으며 4개의 영역으로 구분한다.
② 영역 Ⅰ은 행동, 느낌, 동기가 타인에게 알려졌으나 본인은 알지 못하는 영역이다.
③ 영역 Ⅲ은 본인은 알고 있으나 타인은 알지 못하는 영역이다.
④ 영역 Ⅳ는 미지적 또는 아무도 모르는 영역이다.

12 그레이프바인의 부정적인 영향을 줄이기 위해 간호 관리자가 사용할 수 있는 전략 중 틀린 것은?

① 공식적인 의사소통이 없을 때 소문이 번창하므로 공식적 의사소통 통로를 이용하여 적절한 정보를 제공한다.
② 일관성이 없거나 공정하지 않다고 회자될 수 있는 결정이나 행동에 대해 그 배경이나 근거를 설명한다.
③ 발설자를 알게 된 경우 면담하여 긍정적인 영향을 미칠 수 있도록 한다.
④ 열린 의사소통 통로를 유지한다.

13 다음 중 직능조직에 대한 설명으로 틀린 것은?

① 조직구조의 가장 핵심적인 구조로서 조직이 최대의 성과를 달성하기 위해 해야 할 일을 구성원의 능력에 맞춰 형성시킨 결합체이다.
② 라인조직과는 다르게 의사결정 시 광범위한 경험과 배경이 있는 사람들을 한곳에 모아 논의한다.
③ 직능조직은 조직이 중소규모이고 기술이 관례적이며 기능 간에 상호의존성이 낮을 때 적용한다.
④ 이 조직에서 구성원은 조직 속에서 유사한 업무의 반복으로 기능적 숙련을 이룰 수 있다.

14 다음 중 프로세스 조직의 프로세스 유형에 대한 설명으로 틀린 것은?

① 조직의 기본자산인 자금, 인력, 생산설비 등을 창출, 관리하는 프로세스는 조정 및 통합 프로세스이다.
② 경영계획, 내부평가 생산계획, 예산 배분 프로세스는 조정 및 통합 프로세스에 해당한다.
③ 고객의 요구에 의하여 공급자로부터 고객의 가치로 전환하기까지 직접적 가치를 창출하는 프로세스를 가치창출 프로세스라 한다.
④ 경영정보, 생산기술 개발, 시장조사 개발 프로세스는 지원프로세스에 해당한다.

15 다음 중 갈등의 유형에 대한 설명으로 틀린 것은?

① 목표갈등은 두 개 이상의 상이한 목표를 추구할 때 어느 목표를 추구해야 할지를 선택하는 과정에서 발생하는 갈등이다.
② 행동갈등은 개인이나 집단의 감정이나 정서가 다른 사람들의 감정에 부합되지 않을 때 나타나게 된다.
③ 감정갈등은 감각이나 감정이 양립할 수 없는 상황에서 나타나는 갈등이다.
④ 아이디어 또는 사고가 양립할 수 없을 것으로 지각되는 상황에서 나타나는 갈등은 인지갈등이다.

16 다음 중 개인 간 갈등의 원인 중 조직적 요인이 아닌 것은?

① 제한된 자원
② 의사소통의 결핍
③ 만장일치 요구
④ 공동 책임의 업무

17 다음 중 계획적 조직변화의 전략에 대한 설명으로 틀린 것은?

① 권력-강제적 전략에서 사람은 자기보다 권력-강제력이 많은 사람의 지시와 계획을 따르는 존재로 가정된다.
② 정책적 전략은 공식적, 비공식적 권력 구조를 확인하여 변화를 유도하는 전략이다.
③ 규범적-재교육적 전략은 개인을 변화시키기 위해 그의 환경을 변화시키는 것이다.
④ 경제적 전략은 물품이나 자원, 자본, 금전적 보수 등과 같은 경제적 요소를 활용하여 변화를 시도한다.

18 다음 중 조직문화의 구성요소에 대한 설명으로 틀린 것은?

① 공유가치 : 조직구성원 모두가 공동으로 소유하고 있는 이념이다.
② 구조 : 조직의 전략을 수행하는 데 필요한 조직구조와 직무설계를 말한다.
③ 관리시스템 : 각종 기계, 장치와 컴퓨터, 목표관리와 예산관리 등이 포함된다.
④ 구성원 : 조직의 인력구성과 능력, 전문성, 지각과 태도, 가치관, 욕구와 신념 등이다.

19 다음은 조직적인 시간계획과 관련한 목표설정에 대한 설명이다. 좋은 목표의 설정을 위한 항목에 해당하는 것이 아닌 것은?

① 구체적인
② 측정할 수 있는
③ 달성 가능한
④ 과정 지향적인

20 다음의 예와 관련 있는 것은 무엇인가?

> 간호단위의 예로 투약오류 원인의 20%에 해당되는 몇 가지 원인이 전체 투약오류 발생 건수의 80%에 해당한다는 것이다.

① 확률의 법칙
② 스위스치즈 모델
③ 파레토 법칙
④ 겁퍼슨 법칙

21 **다음 중 적극적인 자기주장에 관한 내용으로 틀린 것은?**

① 주장 행동은 의사소통 과정에서 상대방의 권리를 침해하거나 상대방에게 불쾌감을 주지 않으면서 자신의 권리나 생각 등을 솔직하게 나타내는 행동이다.
② 비주장 행동에는 소극적 행동과 공격적 행동이 있다.
③ 소극적 행동을 하면 상대방과의 갈등유발을 피할 수 있지만 상처받았다는 느낌, 자존심의 손상 등을 경험할 수 있다.
④ 공격적 행동의 목적은 자신의 감정이나 생각을 관철하기 위함이다.

22 **다음 중 문제 직원의 관리에 관한 내용으로 틀린 것은?**

① 직원 훈육은 훈육방침과 규정을 명확히 하고 위반 행동이 발생하지 않도록 사전에 충분한 고지와 주의를 촉구하는 예방적 효과가 있다.
② 직원 훈육 혹은 징계란 직원이 조직의 규칙이나 규정을 준수하도록 교육하고 이를 위반하지 않도록 통제하는 인적자원관리의 한 형태이다.
③ 문제 직원에게 훈육 규정을 중심으로 상담, 지도, 자기반성의 기회를 제공함으로써 직원을 바람직한 방향으로 개선하는 처벌 효과가 있다.
④ 직원 훈육은 예방 효과, 개선 효과, 처벌 효과가 있다.

23 **간호단위의 안전한 환경관리를 위한 약품 관리에 대한 설명으로 틀린 것은?**

① 마약류의 수령은 인편으로 사용 직전에 하며 비품약을 사용한 경우 가능한 한 해당 근무에 채워 놓는다.
② 간호단위의 마약관리는 투약기록, 잔량 반납, 비품수량, 보관상태, 기록방법 등을 매주 평가한다.
③ 모든 향정신성의약품과 미다졸람(Midazilm) 등 응급 약물은 잠금장치가 있는 장에 보관한다.
④ 주사, 경구, 패치를 포함한 모든 마약은 잠금장치가 있는 마약장에 보관한다.

24 **질병관리본부에서 제시한 의료관련 감염관리 항목 중 해당 항목이 잘못된 것은?**

① 표준주의 지침 : 손씻기, 개인보호구(장갑, 마스크, 보안경, 가운 등) 착용
② 환경관리 : 직원감염 관리프로그램, 노출 후 관리
③ 격리 : 격리실 시설 기준, 격리 시 일반 지침
④ 기구 관련 감염관리 : 인공호흡기 관련 폐렴, 중심정맥관 관련 혈류감염

주관식 문제

01 다음은 아담스의 공정성이론에서 조직구성원들이 불공정성을 지각하게 될 때 긴장감을 줄이는 방법에 대한 예이다. 각각의 예에 따른 방법을 서술하시오.

- A 간호사는 자신의 보상이 비교 대상보다 과소하다고 지각하여 근무시간이나 업무량을 줄이거나 업무의 질을 저하시키는 등의 방법으로 자신의 노력을 감소시키고자 한다.
  → (①)
- A 간호사는 B 간호사가 자신보다 더 인정받고 자기개발 기회나 도전적인 직무를 맡는 등의 더 많은 보상을 받으려 하는 것을 보고 여러 가지 압력을 가하여 B 간호사의 능력발휘를 제한하려는 노력을 기울이고 싶어졌다.
  → (②)

02 직무설계의 방법에 대한 예에서 다음 내용에 해당하는 직무설계의 방법을 쓰시오.

- (①): 정맥주사 전담간호사는 다른 간호사가 정맥주사를 다루는 수고를 덜어줄 수 있고, 다른 간호사는 주어진 간호업무에 많은 시간을 집중할 수 있다.
- (②): 정맥주사 전담간호사가 히크만 카테터를 갖고 있는 환자를 다루는 업무가 추가되어 정맥관 관리 전담간호사로서도 활동하게 되었다.

03 **의사소통 네트워크 유형에 대한 설명에서 다음 빈칸을 채우시오.**

- (①) : 구성원 전체가 서로 의견이나 정보를 자유롭게 교환하는 형태로 활발한 의사소통이 이루어진다.
- (②) : 집단 내에 특정 리더가 있는 것은 아니지만 집단을 대표할 수 있는 인물이 있는 경우에 나타나는 의사소통 네트워크이다.

04 **간호단위의 안전한 환경관리를 위한 낙상 예방방안의 서술 중 알맞은 내용을 빈칸에 채우시오.**

- 간호사는 낙상예방 관리지침에 따라 환자의 (①)을 사정하고 낙상예방 중재를 계획 및 시행한다.
- 낙상 고위험군에 대한 (②)을 매 근무조마다 1회 이상 하는 것이 권장된다.

제2회 최종모의고사 | 간호윤리와 법

제한시간 : 50분 | 시작 ___시 ___분 - 종료 ___시 ___분

정답 및 해설 413p

01 **다음 중 의료소송에 관한 설명으로 틀린 것은?**

① 현행법에서는 환자가 의료과오를 입증해야 하기 때문에 전문지식이 없는 환자는 의료과오에 대한 증거를 잡기가 쉽지 않다.

② 대부분의 의료과오에 대한 쟁점은 환자측이 의료진을 위협하는 수단으로 시작하여 대개 승소한다.

③ 의료의 전문성과 비공개성이 의료과오에 대한 법관의 판단을 어렵게 하여 소송이 장기화되는 경향이 있다.

④ 의료소송에 대한 판결은 유사한 의료행위 및 의료사고 처리에 미치는 영향이 매우 크다.

02 **다음의 경우 간호사는 어떤 법적 근거에 의해 처벌받게 되는가?**

> 상급실무간호사(APN)가 선천성 매독에 감염된 신생아에게 의사가 처방한 용량의 10배에 해당하는 페니실린을 혈관주사함으로써 신생아를 사망에 이르게 하였다.

① 의료과실

② 과실치사

③ 주의의무 태만

④ 과실치상

03 **다음 중 간호사고의 조직적 예방 방안으로 틀린 것은?**

① 법적 의무에 관한 사례 중심의 문제해결식 교육을 정기적으로 시행한다.

② 사건보고를 인사고과에 반영해 간호사들이 간호사고에 더욱 주의를 기울이도록 한다.

③ 조직적으로 위험관리를 위한 전담자를 양성하여 체계적으로 위험에 대한 분석 및 예방 전략을 수립한다.

④ 누가 과오를 범하였는가를 따지기보다 왜 문제가 발생되었는가에 대한 근본적인 원인을 분석한다.

04 간호사의 법적 의무에 대한 내용 중 틀린 것은?

① 기본임무수행의 의무 : 간호행위를 위임했을 경우 간호의 내용 및 그 행위가 정확하게 이루어지는지 확인해야 할 의무가 있다.
② 확인의무 : 간호사는 피투여자의 확인 투여 또는 사용의 필요성 및 시기의 확인, 의약품의 용량, 적용 부위, 사용방법 등을 확인해야 한다.
③ 주의의무 : 간호사는 환자 돌봄에 최선의 주의를 기울여야 할 의무가 있다.
④ 설명 및 동의의 의무 : 환자의 수술 같이 신체를 침해하는 진료행위를 하는 경우 환자가 필요성이나 위험성을 충분히 인지하고 진료행위를 받을지 여부를 선택하게 하여 진료행위에 관한 동의를 받아야 한다.

05 사전동의에 대한 설명 중 틀린 것은?

① 사전동의는 법적 · 윤리적 함축성을 지니고 있으며 환자가 승낙하는 경우 치료나 시술 절차에 동의한다는 것이다.
② 사전동의는 '충분한 정보에 근거한 동의'이며 다른 말로 '고지된 동의'라고도 한다.
③ 가벼운 해를 입히는 이상의 위험을 내포한 시술은 특정 사전동의서를 요구한다.
④ 동의 없이 치료가 이루어진 경우 치료가 적절하며 부정적 효과가 없다면 합법이다.

06 설명의무의 범위와 내용에 대한 설명 중 다음 내용에 해당하는 것은?

> 설명 대상자는 자기결정권자이며 동의 능력이 있는 환자 본인으로 해야 함이 원칙이다.

① 고지 설명
② 조언 설명
③ 자기결정권 설명
④ 처치거부 시 설명

07 채무불이행 또는 불법행위로 인한 손해배상 범위 중 피해자에게만 존재하는 특별한 사정에 기초하여 발생하는 손해를 무엇이라 하는가?

① 통상손해
② 휴업보상
③ 특별손해
④ 계약손해

08 「민법」 제750조에 의해 위법행위로 인하여 타인에게 손해를 가한 경우 그 책임을 묻는 것은 무엇인가?

① 채무불이행
② 불법행위
③ 과실치사
④ 과실치상

09 다음 중 간호기록의 중요성에 대한 설명으로 틀린 것은?

① 간호기록은 환자에 대한 간호과정의 타당성 및 결과를 알 수 있는 조직적이고 체계적인 문서다.
② 간호기록은 직접간호 다음으로 중요하다.
③ 간호기록은 간호사를 보호할 수 있다.
④ 간호기록은 증거자료가 될 수 있다.

10 다음 중 간호기록의 원칙에 대한 설명으로 잘못된 것은?

① 정확성 : 기록된 정보는 완전하고 환자, 의사, 타 간호사나 다른 건강요원에게 도움을 줄 수 있어야 한다.
② 적합성 : 환자의 건강문제와 간호에 관계되는 정보만 기록해야 한다.
③ 간결성 : 기록은 의사소통의 시간을 절약하기 위해 간결해야 한다.
④ 적시성 : 기록을 남기지 않은 것은 직무유기로 볼 수 있다.

11 다음 중 후천성 면역결핍증 예방법에 대한 설명으로 틀린 것은?

① HIV 감염인을 진단하거나 감염인의 시체를 검안한 의사 또는 의료기관은 48시간 이내에 진단, 검안한 사실을 관할 보건소장에게 신고한다.
② 학술연구 또는 혈액제제에 대한 검사에 의해 HIV 감염인을 발견한 사람은 24시간 이내에 질병관리청장에게 신고하여야 한다.
③ 공중과 접촉이 많은 업소에 종사하는 사람으로서 감염인의 배우자 및 성 접촉자, 그 밖에 후천성 면역 결핍증의 예방을 위하여 질병관리청장이 필요하다고 인정하는 사람에 대하여 정기 또는 수시검진을 시행하여야 하며, 정기검진은 1년에 2회 시행한다.
④ 감염인을 진단하거나 감염인의 사체를 검안한 의사 또는 의료기관은 감염인과 그 배우자 및 성 접촉자에게 후천성 면역 결핍증의 전파방지에 관해 필요한 사항을 알리고 이를 준수하도록 지도하여야 한다.

12 다음 중 HIV 증언과 관련해 비밀누설이 가능한 경우가 아닌 것은?

① 환자 본인의 승낙이 있는 경우
② 전염병 환자의 신고
③ 중대한 공식상의 필요가 있어 법원에서 증인으로 증인한 경우
④ 감염인에 대하여 업무상 알게 된 비밀을 퇴직 후에 알린 경우

13 장기이식과 관련한 윤리적 문제에 관한 설명 중 다음 내용과 관련된 윤리원칙은?

> 본인의 의사가 기증을 원하는 것이라 할지라도 본인의 의사에 따라 장기를 적출했을 경우 사망이나 후유증이 예상된다면 기증자가 원한다고 할지라도 적출을 시행해서는 안 된다.

① 선행의 원칙
② 악행 금지의 원칙
③ 자율성 존중의 원칙
④ 정의의 원칙

14 다음 중 장기이식에 관한 설명으로 옳은 것을 모두 고르시오.

> ㉠ 이식이란 신체 조직이나 장기의 한 부분 또는 전부를 절제하여 자신이나 다른 개체의 체표면이나 체내에 옮겨주는 것을 말한다.
> ㉡ 장기 또는 조직을 주는 쪽을 공여자라고 한다.
> ㉢ 장기는 사람의 내장, 그밖에 손실되거나 정지된 기능회복을 위하여 이식이 필요한 조직으로 고형장기 5종과 조직 1종을 말한다.
> ㉣ 장기이식은 불치의 병으로 장기가 훼손되어 죽음에 이를 수밖에 없는 환자들에게 유일하게 희망을 주는 최첨단 의학적 치료법이다.

① ㉠, ㉡, ㉢
② ㉡, ㉢, ㉣
③ ㉠, ㉡, ㉣
④ ㉠, ㉡, ㉢, ㉣

15 다음 중 일반 연명의료에 해당하지 않는 것은?

① 체온유지
② 진통제 투여
③ 심폐소생술
④ 관을 이용한 영양공급

16 다음 중 연명의료 중단 시 담당 의료진이 고려하여야 할 내용으로 틀린 것은?

① 연명의료에 관한 일체의 결정은 의무기록으로 보관하여야 한다.
② 환자의 결정이 진정이 아니거나 의학적으로 비합리적이라 할지라도 환자의 자기결정권을 존중한다.
③ 담당 의료진은 환자의 합리적인 결정을 돕고 그 결정을 명시적으로 남기도록 환자에게 권유한다.
④ 환자의 통증이나 다른 불편한 증상에 대해 최선의 의학적 조치를 취한다.

17 윤리의 관련 개념 중 '도덕적인' 것에 대한 설명으로 틀린 것은?

① 도덕적인 : '올바른, 도덕적 기분이나 규범에 맞는'이라는 의미이다.
② 비도덕적인 : 아기들이나 반사회성 인격장애의 환자 경우를 말한다.
③ 도덕과 무관한 : 외출 시 빨간 구두를 신을지 노랑 구두를 신을지 결정하는 것이다.
④ 도덕적인 관념이 없는 : 옳고 그름을 인식하지 못하는 것을 말한다.

18 다음 중 간호윤리가 새롭게 강조되고 있는 이유에 관한 서술로 틀린 것은?

① 새로운 과학기술의 발전으로 많은 윤리적 딜레마에 직면하게 되었고 그에 따라 윤리적 갈등을 표출시키고 있다.
② 간호사가 환자를 돌봄에 있어서 환자의 실질적인 권리를 보호해주는 환자의 협력자로서의 역할이 강조되고 있다.
③ 간호의 전문성을 더욱 인정하게 됨에 따라 전문직 간호사에게 책임지는 행동을 요구한다.
④ 간호윤리의 확립은 복잡하고 다양하며 이해가 상반되는 문제에 직면했을 때 윤리적 가치관에 따라 임무를 수행하는 데 도움을 준다.

19 다음 중 자율성 존중의 원칙이 제한받는 경우로 잘못된 것은?

① 환자의 내적 제약 : 정신 능력, 의식 수준
② 도덕적 고려에 의한 제한 : 미성년자, 무능력자, 약물 중독자
③ 환자의 외적 제약 : 연령, 질병상태
④ 자율성 원칙이 선의의 간섭주의와 상충하게 되는 경우

20 윤리적 의사결정에 간호과정을 적용할 때 다음의 질문을 하게 되는 단계는?

> 윤리적 문제와 관련된 신념, 가치, 권리, 의무 등은 무엇이며 가장 중요한 사실은 무엇인가?

① 사정단계 ② 분석단계
③ 계획단계 ④ 수행단계

21 전문직의 특성에 관한 사회학적 관점 중 권력접근에 대한 설명으로 틀린 것은?

① 이 접근은 하나의 직업이 전문적 권력을 획득하고 유지하게 된 사회적 기전에 중점을 주는 접근법이다.
② 전문직의 형성과정을 여러 이익집단 간의 권력 갈등과 국가와의 관계를 포함하는 역사적 과정의 결과라고 하였다.
③ 가장 핵심적인 특성을 지배성이라고 보았다.
④ 전문직은 대중의 요구에 민감하기보다는 대중을 규제하는 정당한 권리를 부여받는 것이다.

22 전문직의 기준에 대한 설명 중 옳은 것을 모두 고르시오.

> ㉠ 전문적 권위 : 전문직은 전문적 지식을 바탕으로 의뢰해 오는 고객의 문제를 해결해 주는 역할을 한다.
> ㉡ 비표준화된 업무 : 구성원들에게 다른 직업으로 전환하기 어렵게 하여 전문직이 최종 직업이 되도록 한다.
> ㉢ 지식 : 전문직은 수준이 높고 정교하게 체계화된 이론에 근거하여 업무 활동을 한다.
> ㉣ 윤리규범 : 전문가의 고객 또는 동료에 대한 적절한 행위를 성문화하여 윤리헌장을 규정한다.

① ㉠, ㉡, ㉢
② ㉡, ㉢, ㉣
③ ㉠, ㉢, ㉣
④ ㉠, ㉡, ㉢, ㉣

23 대상자의 자율성 존중에 관한 내용으로 간호사를 비롯한 보건의료계 종사자들이 환자의 개인의료 비밀을 보장하기 위해 최선을 다해야 한다는 것은 무엇인가?

① 선의의 간섭주의
② 신의
③ 정의
④ 최선이익 표준

24 다음 중 국제간호사 윤리강령의 4개 영역이 아닌 것은?

① 간호사와 간호대상자
② 간호사와 전문직
③ 간호사와 협력자
④ 전문가로서의 간호사 의무

주관식 문제

01 다음 중 간호과실의 유형에 대한 설명으로 알맞은 내용을 빈칸에 채우시오.

- (①) : 간호사가 간호행위를 행함에 있어서 전문직으로서의 표준행위를 충족하지 못하고 평균 수준의 간호사에게 요구되는 업무상의 주의의무를 게을리하여 환자에게 인신상의 손해를 발생하게 한 것이다.
- (②) : 환자에 대한 간호사의 의무, 환자에 대한 의무의 태만, 위험의 예견 가능성, 의무태만과 결과의 인과관계, 손상 · 상해 · 손해의 발생 등 구성요건이 갖추어져 간호과오로 인한 책임에 있어 인과관계가 입증된 것이다.

02 과실상계 적용 시 환자 측의 과실이 인정되는 두 가지 경우에 대한 설명에서 다음 빈칸을 채우시오.

- (①) : 환자는 정확한 진찰과 진단을 위해 필요한 자신의 정보를 의료진에 고지하여야 한다.
- (②) : 의료인 측은 진료하는 과정에서 환자 측에 일정한 요청을 하는데 환자 측이 이를 거부하거나 따르지 않은 경우 환자 측 과실로 고려할 수 있다.

03 의료법 제4조에서 명시하고 있는 환자의 권리 4가지를 쓰시오.

04 윤리적 딜레마에 대한 설명 중 빈칸에 알맞은 용어를 채우시오.

똑같이 비중 있는 대안 중에서 만족할 만한 해결책을 찾을 수 없는 상황으로 간호사가 직면하는 문제의 윤리적인 측면에서 간호사가 전문가로서 지켜야 하는 (①) 혹은 책무가 서로 충돌하고 있어 어떤 (②)을 선택하는 것이 윤리적으로 올바른 것인지 판단하기 힘든 상태를 뜻한다.

제1회 정답 및 해설

간호연구방법론

❖ 제1회

01	02	03	04	05	06	07	08	09	10	11	12
③	①	④	②	③	④	②	③	④	②	③	③
13	14	15	16	17	18	19	20	21	22	23	24
③	①	③	①	③	②	④	③	④	③	①	③

주관식 정답	
01	독립변수-전문성, 종속변수-만족도, 매개변수-간호실무
02	① 확률 ② 비확률 ③ 층화무작위
03	연구의 목적, 모집단의 동질성, 연구기간 등
04	미성년자, 정신 또는 정서에 장애가 있는 사람, 매우 아프거나 신체적인 장애가 있는 사람, 말기환자, 자활능력이 결여된 사람(수감자), 임신한 여성 등

01 정답 ③

측정하려는 개념을 수량화하기 위해 개발하는 법칙은 현실세계와 연결되어야 한다. 심리적 개념을 측정하는 측정도구는 물리적인 측정보다 더 현실세계와 일치되기 어렵다. 따라서 사회과학분야에서는 자연과학분야보다 오류가 더욱 심하다고 할 수 있다.

02 정답 ①

표본수가 적을 때에는 무작위화가 반드시 집단 간의 동질성을 보장하지는 못한다. 무작위할당을 해도 반드시 실험군과 대조군이 동질이라고 보장할 수 없기 때문에 이런 경우 사전조사 등을 시행하여야 한다.

03 정답 ④

전수조사와 표본조사는 각각 장·단점이 있다. 전수조사의 경우 조사기간이 길고 여러 명의 조사자가 자료수집을 진행하기 때문에 오류가 발생할 수 있다. 따라서 전수조사로 얻어진 자료의 질이 높다고 평가하기는 어렵다.

04 정답 ②

학술논문 등에서는 원자료를 그대로 제시하기보다는 한 눈에 의미 있는 자료를 독자에게 전달하기 위하여 도수분포표를 사용하는 경우가 많다.

05 정답 ③

표준분포 곡선의 값은 x축에 가까워지지만 x축에 닿지는 않는다.

06 정답 ④

일원 분산분석은 독립변수가 한 개일 때 사용하는 분산분석 방법이다. 독립변수의 개수가 두 개 이상이라면 다원 분산분석을 사용한다.

07 정답 ②

문제는 유의수준에 대한 설명이다. 유의수준은 분석단계에서 통계적으로 가설검정을 시행할 때 사용되는 값으로, 가설검정절차에서 유의수준 값과 유의확률 값을 비교하여 통계적으로 유의한지 여부를 검정한다.

08 정답 ③

일반적으로 유의수준을 변화시킴으로써 감소시킬 수 있는 오류는 제1종 오류이다. 제2종 오류를 줄이려는 방법에는 표본 크기를 키우거나 대표성을 증가시키는 방법들이 있다.

09 정답 ④

측정수준에 맞추어서 진행할 수 있는 통계기법들이 나누어지고 결과를 바탕으로 가설을 기각하거나 채택하고 유의수준에 맞추어서 가설에 대한 결론을 내린다.

10 정답 ②

실험설계는 수준에 따라서 낮은 수준부터 원시실험설계, 유사실험설계, 순수실험설계로 구분된다. 순수실험설계는 실험설계의 3가지 필요조건이 모두 다 갖추어진 경우를 뜻하며, 유사실험설계의 경우 한두 가지 조건을 만족하지 않는 경우를 의미한다. 따라서 유사실험연구에서 대조군을 필요조건이라고 말할 수 없다.

11 정답 ③

경험세계에서 사용할 수 있도록 측정할 수 있고 관찰 가능한 지표를 형성하는 것은 조작적 정의에 관련된 내용이다.

12 정답 ③

연구문제를 선정하는 과정은 전적으로 창조적인 과정이며 상상력, 통찰력 등이 필요한 과정이다. 작성된 내용은 본인의 흥미나 지식수준 그리고 연구의 필요성에 따라 분류하고 고민하여 선정하는 것이 일반적이다.

13 정답 ③

차트 분석을 통한 2차 자료 분석 연구에도, 연구 과정에서 익명화가 적절하게 수행이 되었는지 등을 확인하기 위한 연구윤리위원회의 심사가 필요하다.

14 정답 ①

문제는 체계적 표집방법에 대한 설명이다. A병원 간호사 100명 중 10명을 뽑는다면 간호사 명단을 만들어 놓고 매 10번째 사람을 선발하는 식으로 추출하는 방법이다.

15 정답 ③

해 입지 않을 권리란 연구에 참여함으로 인해 발생하는 '피해'로부터의 보호로, 연구 과정에서 대상자가 받을 가능성이 있는 신체적, 정서적, 법적, 재정적, 사회적 손상을 모두 말하며, 이 위험은 미묘하여 해로운 정도를 감지하기 어렵다.

16 정답 ①

연구자는 연구완료 및 출판 후에도 일정 기간 비식별화한 데이터를 보관하여야 한다. 출판이 모두 완료되었다고 해서 연구자료를 소거하는 것은 연구 윤리에 어긋나는 행위이다.

17 정답 ③
매개변수는 독립변수와 종속변수 사이에서 이들 두 변수의 관계를 더 확실하게 이해하도록 돕는 변수로 매개변수라고도 하며, 이는 독립변수의 결과인 동시에 종속변수의 결정요인이나 원인변수가 된다.

18 정답 ②
과학적 연구의 목적인 서술, 설명, 예측, 통제는 각각의 수준에 따라서 현상이나 관찰된 사실을 탐구하기 위한 것이다. 과학적 연구는 기본적인 윤리적 범주 안에서 가치중립적으로 이루어져야 하며, 연구자의 주관적인 가치판단을 배제하여야 한다.

19 정답 ④
간호는 질병을 가진 대상자뿐만 아니라 건강한 대상자들의 적정 기능 수준 향상에 초점이 있다. 대상자들은 간호 중재를 통하여 건강을 유지하고 안녕 수준을 증진할 수 있다. 따라서 간호의 질을 향상시킬 과학적 연구를 통해 대상자의 건강을 유지 또는 회복하게 돕고, 사회의 요구에 부응해야 한다.

20 정답 ③
구성 타당도는 '측정도구가 어떤 개념 또는 구성을 측정하고 있는가?'라는 질문과 관계가 깊다. 추상적인 개념일수록 구성 타당도를 입증하기가 어렵고 준거 관련 타당도를 측정하기도 어렵다.

21 정답 ④
[검증을 할 수 없는 가설의 예]

- 변수들 사이의 예측된 관계를 진술하지 않은 경우
- 비교상황이 없는 경우
- 가설 내의 변수들의 관찰이나 측정할 수 없는 경우
- 도덕적이거나 윤리적인 쟁점 또는 가치관적 쟁점을 내포하고 있는 경우

22 정답 ③
'자료분석을 위해 사용된 통계방법에 대해서 자세히 기술한다.'는 연구논문의 결과 부분에 작성해야 하는 내용이다.

23 정답 ①
표본의 크기는 클수록 결과해석에 좋지만 너무 크다면 표집의 의미가 없기 때문에 모집단의 동질성, 시간, 조사자의 능력 등을 고려하여 충분한 크기로 적절하게 표집해야 한다.

24 정답 ③
등간척도란 등급 간의 간격이 동일한 것으로 간주하며 대부분의 교육 및 심리검사에서 이용한다. 등간척도의 경우 이론상의 0점을 가지고 있지 못하므로, 어떤 속성의 절댓값에 대한 정보를 주지는 못한다.

주관식 해설

01 정답 독립변수-전문성, 종속변수-만족도, 매개변수-간호실무

해설 독립변수는 다른 변수의 변화를 일으키는 변수이고, 종속변수는 변화에 의한 결과를 나타내는 변수이다. 매개변수는 두 변수를 중간에서 연결하여 두 변수가 간접적으로 관계를 가지는 변수를 뜻한다.

02 정답 ① 확률
② 비확률
③ 층화무작위

해설 표집법은 크게 확률 표집방법과 비확률 표집방법으로 나뉜다. 그리고 층화무작위표집 방법은 모집단을 각 층으로 나누고 나눈 집단에서 무작위로 표집을 하는 방법이다.

03 정답 연구의 목적, 모집단의 동질성, 연구기간 등

해설 표본의 크기는 연구의 실행가능성을 고려하여 충분히 크지만 적절하게 결정해야 한다. 관련된 요인에는 연구의 목적, 모집단의 동질성, 연구기간, 소요시간, 예산, 분석방법, 연구설계 등이 있다.

04 정답 미성년자, 정신 또는 정서에 장애가 있는 사람, 매우 아프거나 신체적인 장애가 있는 사람, 말기환자, 자활능력이 결여된 사람(수감자), 임신한 여성 등

해설 취약한 집단은 연구 과정에서 다양하게 나타날 수 있다. 법적으로는 '동의 능력이 없거나 불완전한 사람'이라고 명시되어 있다. 이에 해당하는 대상자는 미성년자나 정신 또는 정서에 장애가 있는 사람 등이다. 이 밖에도 죄수나 군인 등 시설 수용자나 연구원 등은 그들이 속한 조직에서의 관계나 특수한 상황을 고려하여 신중한 대우가 필요할 수 있다.

간호과정론

❖ 제1회

01	02	03	04	05	06	07	08	09	10	11	12
①	③	①	③	③	②	③	③	②	③	①	③
13	14	15	16	17	18	19	20	21	22	23	24
②	②	③	③	①	②	④	②	③	②	④	④

주관식 정답	
01	① 위험성 간호진단 ② 실제적 간호진단
02	① 완화요인 ② 동반증상과 징후
03	① • 원인: 최근 전신마취 수술, 30년간 하루 한 갑씩의 흡연 • 증상과 징후: 현재 객담과 기침이 있어 답답해함 ② • 원인: 자신에게 처방된 약을 언제 복용해야 할지 모름 • 증상과 징후: 스스로 약을 복용하지 못함
04	① 비효율적 체온조절 ② 영양장애 위험성

01 정답 ①

비판적 사고는 근거가 확실하고 합리적이다. 문제의 예에서 A는 어떤 근거나 합리성을 가지고 민주당을 지지하기보다 아버지가 지지하기 때문에 지지하고 있다. 그러므로 문제의 예시는 ①과 관련 있다.

02 정답 ③

대인관계기술은 간호사가 신뢰하고 의지할 수 있으며 자신의 잘못을 인정할 수 있고 다른 사람을 신뢰함으로써 대상자와의 좋은 관계를 유지할 수 있다는 것을 말한다. ③은 문화적 역량에 대한 설명이다.

03 정답 ①

간호는 응용학문이다. 간호와 같은 응용학문에서는 문제가 복잡하게 얽혀 있고 최선의 해답이나 해결책이 한 가지로 분명하지 않을 수 있다.

04 정답 ③

관련 요인은 간호문제의 발생에 기여하거나 영향을 주거나 원인을 제공하는 것으로서 생물학적, 사회적, 치료적, 상황적인 것 등이 모두 포함될 수 있다.

05 정답 ③

간호진단분류(NANDA), 간호중재분류(NIC), 간호결과분류(NOC)들은 각각 진단, 중재, 결과 중 한 가지 요소에만 초점을 맞추고 있으며 NANDA는 진단, NIC는 중재, NOC는 결과에 초점을 둔다.

06 정답 ②

고혈당 관리, 장루관리, 쇼크관리는 질병치료를 위한 중재에 해당한다.

07 정답 ③

피부 변화, 분비물의 색깔과 양, 부종 유무, 호흡 특성 및 기타 비언어적 표현은 시각을 통해 관찰한다.

08 정답 ③

돌발통은 급성천공이나 염증, 장의 꼬임 시 발생한다.

09 정답 ②

투사는 부정적인 느낌을 다른 사람에게 전환시키는 것을 말한다. 본래의 대상에서 다른 대상으로 감정이 옮겨지는 것은 전환이다.

10 정답 ③

Gordon(1994) 모델은 문제를 건강의 기능장애 양상 문제로 인식한다.

11 정답 ①

②의 경우 의학적 치료나 수술은 간호진단이 아니다. ③은 시술명이 간호진단이 될 수 없는 경우이고, ④는 증상과 징후가 간호진단이 아닌 경우다.

12 정답 ③

③을 제외한 나머지는 모두 오류가 있다. ①의 경우 관련 요인에 대상자의 반응을 재진술한 경우이며, ②의 경우 관련 요인과 건강문제를 역으로 진술한 경우이다. ④는 간호사가 변화시킬 수 없는 것을 관련 요인으로 진술한 경우이다.

13 정답 ②

개인의 목표를 성취하는 능력을 위협하는 문제는 우선순위 4의 자아존중의 욕구이다.

14 정답 ②

생명에 직결되는 문제가 아니라면 대상자 측면에서 대상자가 중요하게 생각하는 문제를 먼저 해결하는 것이 좋다.

15 정답 ③

간호계획은 대상자의 상태에 따라 다양한 목적을 가지게 된다.

16 정답 ③

③은 의존적 간호중재에 대한 설명이다.

17 정답 ①

1단계 위기는 외부의 상황적 스트레스에 대한 급성 반응이다.

18 정답 ②

대상자가 전할 메시지의 주요 내용과 감정을 면담자의 말로 바꿔서 말하는 것은 재진술이다.

19 정답 ④

목표가 적절함에도 불구하고 간호목표가 달성되지 않았을 때는 간호진단의 관련 요인이 인간 반응에 대한 원인을 설명하는 데 정확한지 확인해야 한다.

20 정답 ②

첫 번째 수준의 표준을 미리 정하지 않으면 문제가 있는 것인지 또는 상황이 더 진행되는 것인지 파악할 수 없다.

21 정답 ③

과정에 대한 소급평가는 환자가 퇴원한 후 시행하는 것으로 입원 시 간호력, 섭취량과 배설량 기록 등을 평가할 수 있다.

22 정답 ②

비논리적인 생각들에 이의제기하는 것을 피한다.

23 정답 ④

평가는 간호중재의 효과를 결정하기 위해 대상자의 반응을 평가하거나 수행한 중재의 결과를 평가하는 것이다. ④의 내용은 중재이다.

24 정답 ④

지역사회 차원에서의 실무기술은 지역사회의 동반자 관계 수립 시 리더십, 팀 구축, 협상 및 갈등 해소, 기술을 활용하는 것을 말한다.

주관식 해설

01 정답 ① 위험성 간호진단
② 실제적 간호진단

해설 간호진단의 유형에는 실제적, 위험성, 안녕, 증후군 간호진단이 있다.

02 정답 ① 완화요인
② 동반증상과 징후

해설 건강력 사정 시 'OLD CART' 기법을 활용할 수 있으며 'OLD CART'는 발병 시기(O), 부위(L), 기간(D), 특성(C), 동반증상과 징후(A), 완화요인(R), 치료(T)를 말한다.

03 정답 ① • 원인 : 최근 전신마취 수술, 30년간 하루 한 갑씩의 흡연
• 증상과 징후 : 현재 객담과 기침이 있어 답답해함
② • 원인 : 자신에게 처방된 약을 언제 복용해야 할지 모름
• 증상과 징후 : 스스로 약을 복용하지 못함

해설 간호사는 수집한 자료에 근거하여 문제와 원인, 증상이 있는 경우 문제 중심 간호진단을 내릴 수 있다.

04 정답 ① 비효율적 체온조절
② 영양장애 위험성

해설 고위험 신생아와 관련한 간호진단은 미성숙한 체온조절 기전과 관련된 비효율적 체온조절, 미숙한 폐 기능과 관련된 비효율적 호흡 양상, 영양소 섭취 부족과 관련된 영양장애 위험성, 미숙한 면역 기능과 관련된 감염 위험성, 부모-자녀 애착 방해와 관련된 부모 역할 장애 위험성 등이 있다.

간호지도자론

❖ 제1회

01	02	03	04	05	06	07	08	09	10	11	12
②	④	②	③	④	②	②	④	②	③	①	②
13	14	15	16	17	18	19	20	21	22	23	24
④	③	③	④	②	④	①	④	④	②	④	③

주관식 정답	
01	① 해빙기 ② 재동결기
02	① 완전성 ② 적시성
03	① 높은 유의성 ② 낮은 기대감 ③ 높은 기대감 ④ 낮은 수단성
04	① 투입 ② 피드백

01 정답 ②

루시 켈리(Lucie Kelly)는 8가지 간호전문직의 특성을 규명했으며, 간호전문직의 특성으로 상급교육기관이 실무자의 교육을 담당한다고 하였다.

02 정답 ④

민츠버그는 간호관리자의 역할 중 대인관계역할로 대표자, 지도자, 섭외자를 들었다. 예시는 대표자의 역할과 관계가 있다.

03 정답 ②

관리격자이론은 리더의 행동을 생산에 대한 관심과 인간에 대한 관심의 두 차원으로 나누고 각 차원을 9등분해 81가지의 리더십 유형이 나타난다고 하였다. ②의 설명은 (1.9) 인기형에 해당한다.

04 정답 ③

허쉬와 블랜차드의 성숙도 이론에서 지시형(directing style : S1)의 리더십 유형은 높은 지시–낮은 지원의 행동 유형이며 일방적 의사소통이 이루어진다.

05 정답 ④

ERG이론에서 욕구는 단계적으로 나타나는 것이 아니며 두 가지 이상의 욕구가 동시에 일어날 수도 있다고 보았다.

06 정답 ②

동기부여이론 중 과정이론에 속하는 아담스의 공정성이론은 타인과의 관계에서 공정성을 유지하는 쪽으로 동기가 부여된다고 하였다.

07 정답 ②

역멘토링은 후배가 선배에게 혹은 부하가 상사에게 조언이나 지원을 해주는 행동이다.

08 정답 ④
조직 직무설계의 방법에는 직무단순화, 직무순환, 직무확대, 직무충실화가 있다. 해당 내용의 설명은 직무충실화에 대한 내용이다.

09 정답 ②
강압적 권력에 대한 설명이다. 강압적 권력은 보상적 권력과는 반대로 위협, 처벌, 감봉, 해고 등을 사용하여 구성원을 통제하고자 한다.

10 정답 ③
임파워먼트의 유형에는 개인, 집단, 조직 수준의 임파워먼트가 있다. 집단 수준에서 임파워링된 집단은 효과적인 팀워크를 발휘하고 개방적인 의사소통을 하며 사기가 증대된다. ③의 설명은 개인 수준의 임파워먼트에 대한 설명이다.

11 정답 ①
카네기 모형에서 세력집단의 활동은 다양한 이해관계자들을 최대로 만족시킬 수 있는 대안을 선택하는 것이다.

12 정답 ②
집단 의사결정의 장점은 과업의 분업화가 아니라 전문화가 가능하다는 것이다.

13 정답 ④
다른 부서나 집단에 속한 사람들이 서로 의사소통하기 위해 조정자가 필요한 경우 Y형 의사소통 네트워크를 사용하게 된다.

14 정답 ③
다른 직종과의 의사소통 시 의사소통에 걸림돌이 되는 용어를 피하고 관계형성과 관계촉진을 위한 용어와 표현을 사용한다.

15 정답 ③
라인-스태프 조직에서는 효과적 조정 통합을 위해 공식적인 통제를 실시한다.

16 정답 ④
평가는 결과를 측정하고 집단 몰입 정도를 평가하는 것이다.

17 정답 ②
간호전문직에 기대하던 역할과 실제로 수행하는 역할의 차이를 인식할 때는 역할 갈등을 느끼게 된다.

18 정답 ④
간호사의 변화 수행은 변화계획, 변화로의 이행관리, 변화를 선도하고 관리하기가 해당된다. 해당 서술 내용은 변화를 선도하고 관리하기의 내용이다.

19 정답 ①
변화의 개인적인 저항요인에는 인지적 편차, 선택적 지각, 고용안정에 대한 위협감, 지위손실에 대한 위협감, 무관심한 태도와 안일감이 있다. 조직 내에서 어떤 변화가 일어날 때 자기 부서에 영향을 주는 사안에만 개인적으로 관심을 보이거나 변화 시 자신들의 혜택이 줄어들 때 더 큰 저항을 하게 되는 것을 선택적 지각이라고 한다.

20 정답 ④
시간 낭비에는 외적인 요소와 내적인 요소가 있으며, 내적 요소에는 무결정, 연기하는 것, 계획의 결핍, 거절하지 못함, 타성에 젖어 행동하는 것이 있다.

21 정답 ④
대상자를 감염이나 낙상으로부터 보호하는 업무는 2번째 우선순위에 해당한다.

22 정답 ②
직무분석과 직무설계는 스트레스 수용능력 개발과 관련이 있다.

23 정답 ④
PIE 기록은 간호과정의 문제, 중재, 평가를 말하며 대상자 간호사정의 상례 기록과 경과 기록으로 구성되어 있다. DAR 표준 진술문을 채택하는 것은 Focus 기록이다.

24 정답 ③
임상등급에 따른 간호사들의 능력개발을 위해 교육훈련 프로그램을 계획하고 지원해야 한다.

주관식 해설

01 정답 ① 해빙기
② 재동결기

해설 레윈은 변화의 3단계를 해빙단계 - 변화단계 - 재동결단계로 설명했다. 해빙단계는 개인들이 변화 욕구를 의식하는 과정이다. 변화단계는 기존의 상태에서 새로운 상태로 바뀌는 것으로, 새 기계와 새 제도의 도입과정이다. 재동결단계는 추진력과 저항력 사이에 새로운 균형이 생김으로서 변화가 바람직한 상태로 정착되는 것을 말한다.

02 정답 ① 완전성
② 적시성

해설 간호기록의 원칙에는 정확성, 적합성, 완전성, 간결성, 적시성이 있다.

03 정답 ① 높은 유의성
② 낮은 기대감
③ 높은 기대감
④ 낮은 수단성

해설 기대이론은 기대에 따라 동기부여가 이루어진다고 보는 이론으로, 개인의 동기부여를 결정하는 요인을 기대감, 수단성, 유의성으로 보았다.

04 정답 ① 투입
② 피드백

해설 길리스는 간호관리 과정을 체계이론의 관점으로 보고 투입, 전환과정, 산출, 피드백의 기전을 가진다고 하였다. 각각의 설명에 부합하는 것은 투입과 피드백이다.

간호윤리와 법

❖ 제1회

01	02	03	04	05	06	07	08	09	10	11	12
①	③	②	③	③	③	②	①	④	②	④	②
13	14	15	16	17	18	19	20	21	22	23	24
③	④	③	①	④	③	②	③	②	①	③	①

주관식 정답	
01	① 재량성 ② 예측 불가능성
02	① 대리판단 ② 환자 최선이익
03	① 돌봄 ② 옹호
04	① 선행의 원칙 ② 정의의 원칙

01 정답 ①

의료인이 어떤 위험성이 있는 의료행위를 실시하기 전에 환자의 동의 없이 의료행위를 시행한 것을 전단적 의료라고 한다.

02 정답 ③

과실치상은 과실로 인해 사람의 신체를 상해에 이르게 한 것으로서 500만 원 이하의 벌금, 구류, 과료에 처하는 것이다. 과실치사는 과실로 인하여 사람을 사망에 이르게 한 경우로 2년 이하의 금고 또는 700만 원 이하의 벌금에 처하는 것을 말한다.

03 정답 ②

채무불이행, 손해배상, 불법행위의 책임은 환자가 피해배상을 민사법정에 청구할 수 있는 경우이고, 과실치사는 과실로 인해 사람을 사망에 이르게 한 경우로서 형법상의 책임이다.

04 정답 ③

동의는 참된 동의 즉, 모든 사항과 내용에 대한 자세한 설명을 통해 환자가 충분히 납득한 후에 자유의사에 의해 이루어진 동의여야 한다. 그러므로 착오동의를 포함한 참된 동의가 아닌 경우 이 동의는 무효이며, 이는 전단적 의료가 성립된다.

05 정답 ③

간호수준은 규범적으로 요구되는 수준이지 당해 간호사나 의료기관의 구체적인 상황에 따르는 것은 아니다.

06 정답 ③

가해행위와 손해 발생 간 인과관계가 성립해야 한다.

07 정답 ②
명시동의(express consent)는 의료행위에 앞서 환자에게 충분히 설명한 후에 그 시행 여부를 환자 스스로 결정하도록 하여 동의를 얻는 것을 말한다.

08 정답 ①
설명의무가 면제되는 상황은 환자에게 발생할 위험이 매우 비전형적이고 발생 개연성이 적을 경우이므로 ①은 틀린 설명이다.

09 정답 ④
간호과오로 인한 손해발생이나 확대원인에 환자 측의 과실이 기재되었다면 그 손해의 과실상계를 고려해야 한다.

10 정답 ②
간호사의 간호과오를 계약책임으로 물을 경우 불법행위로 본다.

11 정답 ④
수혈방법의 적정성은 수혈을 정맥혈관을 통하여 주입하며 올바른 방법으로 주입해야 함을 말한다.

12 정답 ②
모든 간호처치는 항상 원칙을 준수해야 한다.

13 정답 ③
보건복지부장관은 채혈금지대상자 명부에 있는 사람에게 명부의 기재 사항 등을 대통령령으로 정하는 바에 따라 개별적으로 알릴 수 있다(혈액관리법 제7조의2 제4항).

14 정답 ④
간호사는 그 업무상 알게 된 사실로서 타인의 비밀에 관한 것은 증언을 거부할 수 있다.

15 정답 ③
자발운동, 제뇌강직, 제뇌피질강직, 경련이 나타나지 않을 때 뇌사판정을 내린다.

16 정답 ①
16세 미만인 경우 장기기증을 할 수 없으나, 골수는 제외다.

17 정답 ④
DNR 지시가 내려진 환자에게 간호사는 환자가 필요로 하는 기본간호를 제공해야 한다.

18 정답 ③
환자의 의사 추정이 불가능할 때는 법정대리인이나 성년후견인 등 적법한 대리인과 가족 전원이 합의하여 대리 결정하고 1명의 담당의와 1명의 해당 분야 전문의가 결정이 합리적인지 확인한다.

19 정답 ②

간호윤리 분야에서 윤리적 의사결정을 할 때 가장 많이 적용하는 윤리 원칙은 보챔과 칠드레스의 생명의료 윤리원칙이다. 문제의 한국 간호사 윤리강령 내용은 자율성 존중의 원칙과 관련 있다.

20 정답 ③

보수주의적 입장은 생명 우선론적(pro-life) 입장이며, 임신된 태아는 모체의 생명이 위험한 경우를 제외하고는 강간에 의한 임신중절 또한 용인되어서는 안 된다고 주장한다.

21 정답 ②

간호전문직관의 인식 과정은 사회화요인의 영향을 받아 사고와 신념으로 형성되며, 이는 개인의 사고와 신념의 근간이 되어 전문직 자아개념과 전문직 이미지가 형성된다.

22 정답 ①

행위자의 의도가 유익한 효과를 거두는 것이고 같이 나타나는 손상의 효과는 가능한 피하려는 것이다.

23 정답 ③

아동학대는 의심만으로도 신고가 가능하므로, 지체없이 신고해야 한다.

24 정답 ①

파업으로 해를 입게 될 대상자와 이익을 얻게 될 미래의 대상자가 서로 다르다는 입장은 의무론적 입장이다.

주관식 해설

01 정답 ① 재량성
② 예측 불가능성

해설 의료행위의 특성으로는 예측 불가능성, 위험 내재성, 재량성, 비공개성이 있다. 문제의 설명에 해당하는 것은 각각 재량성과 예측 불가능성이다.

02 정답 ① 대리판단
② 환자 최선이익

해설 환자에게 동의 능력이 없는 경우 대리결정의 기준이 본질적인 문제가 되며 대리결정의 기준을 세우는 견해로 대리판단 표준, 순수 자율성 표준, 환자 최선이익 표준이 있다.

03 정답 ① 돌봄
② 옹호

해설 간호행위에서 간호사가 윤리적 의사결정을 하는 데 중요시되는 윤리적 개념에는 옹호, 책임, 협동, 돌봄이 있으며, 문제의 빈칸에 부합하는 것은 돌봄과 옹호이다.

04 정답 ① 선행의 원칙
② 정의의 원칙

해설 의학연구의 윤리성을 심사하는 제도의 필요성으로 발표된 벨몬트 보고서에서 제시된 벨몬트 원칙에는 인간존중의 원칙, 선행의 원칙, 정의의 원칙이 있다.

제2회 정답 및 해설

간호연구방법론

❖ 제2회

01	02	03	04	05	06	07	08	09	10	11	12
①	②	②	④	①	②	④	①	②	③	①	③
13	14	15	16	17	18	19	20	21	22	23	24
③	②	③	①	③	③	④	①	②	①	②	①

주관식 정답	
01	유의수준이란 오류의 허용수준으로 집단 간의 차이가 변수의 조작이나 중재가 아닌 우연에 의해 발생할 확률과 비교하기 위해 사용된다.
02	① 전향적 코호트 연구(prospective cohort study) ② 후향적 코호트 연구(retrospective cohort study)
03	① 사생활 유지와 비밀보장 ② 연구내용을 모두 알 권리
04	연구환경을 통제하기 어렵다, 연구대상자를 통제하기 어렵다 등

01 정답 ①

이론은 다양한 연구결과의 축적으로 만들어지고 설명된다. 따라서 시간의 흐름이나 연구자에 따라서 변화할 수 있다.

02 정답 ②

가설은 변수들 간의 관계를 검증 가능한 형태로 서술하여 해당 변수들 간의 관계를 밝히는 진술이다.

03 정답 ②

후광효과는 대상자의 한 가지 특성이 다른 특성을 파악하는 데 영향을 주는 것을 의미한다. 문제에서는 출신학교와 사진을 가림으로써 해당 요소가 다른 요소에 영향을 주는 것을 방지하여 객관적인 평가를 하기 위한 내용을 설명하고 있다.

04 정답 ④

무작위 배정은 연구설계에 긍정적 영향을 주는 요소이다. 나머지 보기는 모두 내적 타당도에 위협을 주는 요인들이다.

05 정답 ①

순수실험설계는 유사실험설계나 원시실험설계와 비교해보았을 때 내적 타당도를 위협하는 요소들을 엄격히 통제한 연구설계이다.

06 정답 ②

명목척도는 속성을 분류하기 위해서 숫자를 사용할 뿐이며 수량적 정보에는 의미가 없다. 혈액형, 성별들이 이에 해당한다. 체중의 경우 비례척도에 해당한다.

07 정답 ④
내적 일치도는 구성하는 문항이 어느 정도까지 동일한 개념을 측정할 수 있는가를 검사하는 방법으로, 다중항목 척도에 있어서 측정오차를 사정할 수 있는 수단이다. ④는 검사자 간 신뢰도에 해당하는 내용이다.

08 정답 ①
어의 구별척도는 태도를 측정하기 위해 양극에 상반된 형용사를 두고 측정하는 것을 말한다.

09 정답 ②
쉽게 표본을 선정하기 위해서 조사자가 임의로 외래 한곳에서 표본을 추출하였기 때문에 해당 표집방법은 확률표집방법이라고 말하기 어렵다.

10 정답 ③
서열식 질문의 경우 항목이 너무 많으면 응답자가 순위를 결정하기 힘들기 때문에 10개 미만의 항목으로 정하는 것이 일반적이다.

11 정답 ①
간호연구의 문제점은 다양하게 정리할 수 있는데, 환자중심의 연구가 부족하고, 임상과 교육에 괴리가 있으며, 실제로 활용 가능한 연구가 부족하고, 반복연구가 부족한 점 등이 있다.

12 정답 ③
간호사의 교육적 배경이 무엇이든 간에 연구능력은 필요하다. 간호연구 영역에서 교육수준별 기대되는 역할은 다르다.

13 정답 ③
다른 연구자가 연구하더라도 같은 연구결과를 얻을 수 있게 연구를 진행하는 것은 양적연구의 특성이다.

14 정답 ②
충분한 자금이 있다면 연구수행이 쉽겠지만 실험연구에서도 조작할 수 없는 독립변수가 있는 경우, 조작이 윤리적으로 어려운 경우, 시간의 제한이 있는 경우, 대상자의 협조가 어려운 경우 등 다양한 연구진행의 한계점이 있다.

15 정답 ③
폐쇄형 설문지는 개방적 설문지보다 구조적으로 단순하기 때문에 회수율이 일반적으로 높은 특징을 가진다. 또한, 그렇기 때문에 계량적 분석이 용이하다는 특징을 가지고 있다.

16 정답 ①
가상의 인터뷰 대상 등을 작성하여 연구결과를 허위로 날조하는 행위는 연구 부정행위의 유형 중 위조에 해당하는 내용이다.

17 정답 ③
사전동의에 대한 내용을 설명할 때는 대상자에게 말로 전달하는 것이 중요하다. 일반적으로 연구자들은 참여자가 동의서에 서명하게 함으로써 사전동의를 문서로 남긴다.

18 정답 ③
코딩북에 들어갈 변수명은 컴퓨터가 인식할 수 있는 정도를 고려하여 연구자가 명명하는 것으로, 꼭 가설의 내용과 일치할 필요는 없다.

19 정답 ④

변수가 등간척도나 비율척도와 같이 연속변수로 측정된 것일 때 중요한 의미를 가지는 대푯값은 평균값이다.

20 정답 ①

제1종 오류는 type-1 error, α-error라고도 명명하며 유의미하지 않은 결과를 의미가 있다고 해석하는 경우의 오류를 말한다. 유의수준을 변화시킴으로써 감소시킬 수 있다.

21 정답 ②

동일한 집단을 대상으로 평균을 비교하는 것으로, 짝 비교 t 검정이 가장 적절한 통계방법이다. 프리드먼 검정은 3개 이상의 측정결과를 분석하는 비모수적 통계방법이다. 카이제곱 검정은 두 변수 간의 통계적 유의성을 확인하는 비모수 검정방법이다.

22 정답 ①

실험연구에서 외생변수를 통제하기 위하여, 대상자를 자연스러운 환경이 아닌 연구에 영향을 미치는 요소를 제거한 환경에 두고 연구를 진행해야 한다.

23 정답 ②

일반적으로 왜 이런 조사를 하며, 왜 피면접자의 의견 진술이 필요하고, 조사가 피면접자에게 어떤 이익을 주는 것인지에 대해 자세히 설명함으로써 피면접자의 관심을 불러일으킬 수 있다.

24 정답 ①

연구에 사용된 통계기법은 연구논의 결론 부분에 기술되는 내용이다. 연구방법 부분에는 설계, 대상자, 도구, 절차에 대한 상세한 내용이 기술되어야 한다.

주관식 해설

01 정답 유의수준이란 오류의 허용수준으로 집단 간의 차이가 변수의 조작이나 중재가 아닌 우연에 의해 발생할 확률과 비교하기 위해 사용된다.

해설 유의수준(significance level)은 통계적인 가설검정에서 사용되는 기준값이다. 일반적으로 α로 표시하고 95%의 신뢰도를 기준으로 한다면 0.05(1 − 0.95) 값을 유의수준이라고 한다.

02 정답 ① 전향적 코호트 연구 (prospective cohort study)
② 후향적 코호트 연구 (retrospective cohort study)

해설 특정 인자에 노출되는 것이 질병발생에 영향을 미치는지 알아보고자 할 때 진행하는 연구를 코호트 연구라고 한다. 전향적 코호트 연구란 먼저 추정되는 원인을 조사하고 시간이 지남에 따라 추정되는 효과를 관찰하는 미래지향적인 연구이다. 예를 들어, 흡연과 폐암과의 관계를 시차를 두고 관찰하는 경우가 이에 해당한다. 이와 대조적으로 후향적 코호트 연구는 기존의 기록된 자료를 이용하여 연구를 진행하는 코호트 연구를 말한다.

03 정답 ① 사생활 유지와 비밀보장
② 연구내용을 모두 알 권리

해설 문제와 같이 윤리적 보호를 위해 연구대상자들은 크게 4가지 즉, 해 입지 않을 권리, 사생활 유지와 비밀보장, 자기결정의 권리 그리고 연구내용을 모두 알 권리를 가진다.

04 정답 연구환경을 통제하기 어렵다, 연구대상자를 통제하기 어렵다 등

해설 간호연구에서 과학적 연구진행은 여러 어려움이 있는데 간략히 요약하면 다음의 4가지 요인이 있다.
① 연구환경에 대한 통제의 어려움
② 연구대상자의 통제 어려움
③ 윤리적 어려움
④ 객관적인 측정방법의 어려움

간호과정론

❖ 제2회

01	02	03	04	05	06	07	08	09	10	11	12
②	③	③	③	③	④	③	②	①	④	②	②
13	14	15	16	17	18	19	20	21	22	23	24
③	③	④	①	③	③	②	②	①	①	③	①

주관식 정답	
01	① 자신에게 알려진 영역 ② 남에게 알려진 영역
02	① 1차적 자료와 2차적 자료 • 1차적 자료 : 대상자의 진술 – "우측 다리를 반 이상 잃게 될지는 몰랐어요." 간호사의 관찰 – 흐느낌, 간호사 신체검진 시 거부적으로 반응하여 소리침 • 2차적 자료 : 최근 교통사고, 다리 절제술 ② 간호진단 : 사고와 수술로 인한 신체상실과 관련된 신체상 혼란
03	① 목표달성여부 ② 판단을 지지하는 자료
04	① 항암제와 스테로이드 제제는 면역능력을 저하시킨다. ② 잠재적인 감염위험에 대한 정보를 제공한다.

01 정답 ②

공정한 마음가짐은 편견 없는 판단을 내리는 것을 의미한다.

02 정답 ③

간호과정에서 사용되는 지적인 기술은 의사결정, 문제해결 및 비판적 사고이다.

03 정답 ③

결과계획은 간호사가 대상자의 건강문제들을 해결하기 위해 문제해결순서를 정하고 대상자의 상태가 어떻게 변화되길 바라는지 결정해 기대결과를 설정해야 한다.

04 정답 ③

③은 문제분류체계의 4가지 영역을 설명하고 있으며, 중재체계는 간호사가 대상자에게 제공한 서비스를 서술할 수 있게 하는 간호활동 목록으로 3가지 수준으로 나뉜다.

05 정답 ③

대상자의 실제 상태를 평가하기 위해 사용되는 지표는 5점 척도이며, 1점이 가장 바람직하지 못한 상태, 5점이 가장 바람직한 상태를 의미한다.

06 정답 ④

간호현상은 ICNP의 8개의 상위 축, 즉 간호현상의 초점, 판단, 빈도, 기간, 위치, 신체 부위, 가능성, 분포로 설명이 가능하며 간호현상 분류 축이 '가능성'인 경우 그에 해당하는 예가 잠재성이다.

07 정답 ③

흉부 X선 촬영상 폐울혈이 나타나는 경우 체액과다를 의심해 볼 수 있다.

08 정답 ②
움직이거나 자세를 변경할 때 어지럽고 실신할 것 같은 증상은 저혈압이나 뇌혈류 부족으로 발생한다.

09 정답 ①
파킨슨 질환의 경우 쉬고 있을 때 떨리는 반면 소뇌 질환의 경우 의도적으로 움직일 때 떨림이 나타난다.

10 정답 ④
의학적 진단은 그 병리에 대한 인간의 반응을 반드시 고려하지는 않는다.

11 정답 ②
자료분석은 간호 틀에 기반을 둔다.

12 정답 ②
문제의 예시는 부정확하거나 불완전한 자료수집과 관련 있다. 대상자나 간호사 중에 어느 한쪽이 속어, 은어 또는 전문용어를 사용하거나 대상자가 정보를 정확히 제공하지 않아 완전한 자료수집이 안 되었을 때 오류가 발생할 수 있다.

13 정답 ③
이해한다는 측정 불가능한 동사이다. 알다, 생각나다, 느낀다, 인정한다, 배운다 등도 측정 불가능한 동사에 해당한다.

14 정답 ③
임상 경로는 특정 상태에 있는 모든 환자가 공통적으로 지니고 있는 요구에 대한 것이므로 환자의 독특한 요구가 고려되지 않을 수 있다.

15 정답 ④
하나의 간호목표나 간호결과에는 하나의 행동동사만을 기술한다.

16 정답 ①
자가간호 수행능력은 스스로를 돌볼 수 있는 능력을 말하며, 자신이 가진 역량보다 치료적 요구가 클 때 자가간호결핍이 나타난다.

17 정답 ③
사고의 기록에서 대상자는 발생한 상황을 기록한 그 상황에 의해 유발되는 자동적 사고를 두 줄 기록지에 기록한다. 그 상황과 관련된 정서반응까지 추가하면 세 줄 사고 기록지가 된다.

18 정답 ③
③은 동행해줌에 대한 설명이다.
동행해줌(companioning)은 대상자와 함께 있어 주는 행위로, 곁에서 시간을 함께 보내며 말벗이 되어 주는 것이다.

19 정답 ②
간호 질 평가는 구조, 과정, 결과 평가로 나뉘어 평가하고, 간호과정 평가는 환자 진행과정에 대한 결과를 평가하는 것이다.

20 정답 ②

이미 효과가 없다고 확인된 중재가 계속 수행될 수 있기 때문에 효과가 없는 중재도 평가진술문에 기록한다.

21 정답 ①

①의 설명이 예시와 부합한다. 기대결과가 활력징후의 정상범위이므로 이것을 지침으로 활력징후를 측정해야 한다.

22 정답 ①

①은 정서에 대한 설명이다. 기분은 일정기간 지속되는 주관적 감정 상태로 그 깊이, 강도, 변화를 관찰하고 슬픈지, 우울한지, 절망적인지, 불안한지. 화나는지, 행복한지, 고양되어 있는지 등을 기술한다.

23 정답 ③

단백질과 칼로리가 풍부한 음식을 섭취하도록 권장해야 한다.

24 정답 ①

단백뇨는 비뇨기계 감염 혹은 임신성 고혈압을 의미한다.

주관식 해설

01 정답 ① 자신에게 알려진 영역

② 남에게 알려진 영역

해설 자기는 자기평가와 타인평가의 바깥에서 일어나며 사람의 가치, 태도, 신념, 행동, 정서, 욕구의 고유한 패턴을 나타낸다. 조하리 창은 자기의 표상이며 자기 인식을 증가시킬 때 사용할 수 있는 도구이다.

02 정답 ① 1차적 자료와 2차적 자료

- 1차적 자료 :
  대상자의 진술 – “우측 다리를 반 이상 잃게 될지는 몰랐어요.”
  간호사의 관찰 – 흐느낌. 간호사 신체검진 시 거부적으로 반응하여 소리침
- 2차적 자료 : 최근 교통사고, 다리 절제술

② 간호진단 : 사고와 수술로 인한 신체상실과 관련된 신체상 혼란

해설 문제확인에 영향을 미치는 중요한 정보나 자료인 단서는 대상자의 주관적 진술인 1차적 자료와 간호사 관찰, 가족, 다른 보건의료인, 진단검사결과의 2차적 자료로 나뉜다.

03 정답 ① 목표달성여부

② 판단을 지지하는 자료

해설 평가진술문은 목표달성여부에 대한 판단과 판단을 지지하는 자료로 기술하며, 간호결과분류나 다른 표준화된 결과와 지표 사용 시 평가진술문 형태는 변경될 수 있다.

04 정답 ① 항암제와 스테로이드 제제는 면역능력을 저하시킨다.

② 잠재적인 감염위험에 대한 정보를 제공한다.

해설 사정과 관련된 활동과 중재에는 이와 관련된 이론적 근거가 필요하다.

간호지도자론

◆ 제2회

01	02	03	04	05	06	07	08	09	10	11	12
②	④	③	③	④	④	③	②	②	①	②	③
13	14	15	16	17	18	19	20	21	22	23	24
②	①	②	④	③	③	④	③	④	③	④	②

주관식 정답	
01	① 투입이나 산출을 변경한다. ② 비교대상을 변경하거나 비교대상이 투입과 산출을 변경하도록 영향을 미친다.
02	① 직무단순화 ② 직무확대
03	① 완전연결형 ② Y형
04	① 낙상 위험 요인 ② 간호기록

01 정답 ②

카츠(Katz, 1974)는 관리의 기술을 실무적 기술, 인간적 기술, 개념적 기술로 구분한다. 실무적 기술은 관리자가 전문화된 활동을 수행하는데 필요한 기술, 지식, 방법, 테크닉 및 장비 등을 사용하는 능력이다.

02 정답 ④

길리스(Gillis)는 간호관리를 체계이론 관점에서 볼 때 투입, 전환과정, 산출, 피드백의 기전을 가진다고 하였다. 산출에는 간호 생산성의 향상과 연구결과도 포함된다.

03 정답 ③

피들러는 상황적합이론에서 리더십의 효과를 높이기 위해 관리자의 리더십 개발 교육 훈련보다 관리자 개인의 리더십 유형과 상황 특성이 적합하도록 관리자를 적정 배치하는 것이 중요하다고 보았다.

04 정답 ③

지원적 리더십은 구성원들의 복지와 욕구에 관심을 보이며 리더의 행동이 개방적이고 친절하며 구성원들을 동등하게 보는 것이다.

05 정답 ④

목표설정의 중요요소는 목표의 구체성, 목표수준, 구성원의 참여, 결과에 대한 피드백, 목표에 대한 수용성이다.

06 정답 ④

맥클랜드는 성취동기이론에서 인간의 상위욕구인 친교욕구, 권력욕구, 성취욕구가 인간행동의 80%를 설명한다고 하였다.

07 정답 ③
직무분석의 방법은 관찰법, 면접법, 질문지법, 중요사건법, 작업표본 방법이 있으며, ③은 작업표본 방법에 대한 설명이다.

08 정답 ②
베너(Benner, 1984)는 임상간호 우수성에 대한 연구에서 간호사가 사용하는 6가지 권력, 즉 변혁적 권력, 통합적 권력, 옹호 권력, 치유 권력, 참여적·긍정적 권력, 문제해결 권력에 대해 기술하였다. 해당 내용은 변혁적 권력에 대한 예이다.

09 정답 ②
집단사고에 빠지면 새로운 정보나 변화에 민감하게 반응하지 못하고 전문가의 조언이나 자문을 무시하며 문제 인식을 소극적으로 하게 된다.

10 정답 ①
문제의 설명은 명목집단법이며, 명목집단법은 의사결정에 참여한 모든 조직구성원이 상호 간의 대화 없이 각자 독립적으로 자신의 의견을 제시할 수 있어 타인의 영향력을 줄일 수 있다.

11 정답 ②
영역 Ⅰ은 공개적 또는 개방적 영역으로 행동, 느낌, 동기가 타인에게 알려진 영역이다.

12 정답 ③
그레이프바인은 인사이동 즈음하여 발생하는 여러 소문이나 동료 상사에 대한 입바른 평가 혹은 불평 등이 속한다. 발설자를 비난하지 않는 것이 오히려 전략적이다.

13 정답 ②
직능조직은 라인조직처럼 모든 의사결정이 조직의 상층에서 이루어지는 명령 형태로 그 내용이 하달되는 피라미드식 중앙구조 형태를 취한다.

14 정답 ①
조직의 기본자산인 자금, 인력, 생산설비 등을 창출, 관리하는 프로세스는 자산창출 프로세스이다.

15 정답 ②
행동갈등은 어떤 개인이나 집단이 다른 사람이 수용할 수 없는 모욕적인 말이나 행동을 할 때 발생한다.

16 정답 ④
개인 간 갈등의 원인은 개인적 요인, 업무적 요인, 조직적 요인 3가지로 나뉜다. 조직적 요인에는 제한된 자원, 의사소통의 결핍, 조직계층의 복잡성, 산만한 의사결정, 만장일치 요구, 불명확하고 비합리적인 정책, 원칙과 규범 등이 있다.

17 정답 ③
규범적-재교육적 전략은 사람을 사회문화나 규범에 따라서 행동하는 존재로 가정하며 사람의 합리성과 논리성을 배제하고 태도나 가치관 같은 요인을 고려한다.

18 정답 ③
파스칼과 아토스, 피터스와 워터맨은 7가지의 조직문화 요소를 들었으며 공유가치, 전략, 구조, 관리시스템, 구성원, 관리기술, 리더십 스타일을 말한다. ③은 관리기술에 대한 설명이며, 관리시스템은 조직의 기본가치와 보상제도 및 인센티브, 경영정보와 의사결정시스템 등이다.

19 정답 ④
좋은 목표의 설정은 SMART로 설명할 수 있으며 S는 구체적인(Specific), M은 측정할 수 있는(Measurable), A는 달성 가능한(Achievable), R은 결과 지향적인(Result-oriented), T는 시간이 정해져 있는(Time-bounded)이다.

20 정답 ③
파레토 법칙은 전체 원인의 20%가 결과의 80%를 발생시킨다는 법칙으로 2대 8의 법칙이라고도 한다.

21 정답 ④
공격적 행동의 목적은 단순히 자신의 감정이나 생각을 솔직히 표현하기보다는 상대방을 지배하려는 것이다.

22 정답 ③
처벌 효과는 예방 효과나 개선 효과가 불가능하다고 판단할 때에 최종적으로 위반 행동을 중단시키거나 재발을 방지할 목적으로 벌칙을 적용하여 강력한 제재 조치를 강구하는 것이다. ③은 개선 효과와 관련 있다.

23 정답 ④
주사, 경구, 패치를 포함한 모든 마약은 이중잠금장치가 있는 마약장에 보관한다.

24 정답 ②
환경관리는 시설 구비 기준, 침대 간격, 차단막, 환경 청소 및 소독, 환기 등과 관련 있다. 직원감염프로그램과 노출 후 관리는 근무자 관리에 해당한다.

주관식 해설

01 정답 ① 투입이나 산출을 변경한다.
② 비교대상을 변경하거나 비교대상이 투입과 산출을 변경하도록 영향을 미친다.

해설 조직구성원들이 불공정성을 지각할 때 긴장감을 줄이기 위해 투입이나 산출을 변경하거나 비교대상이 투입과 산출을 변경하도록 영향을 미친다거나, 타 부서로의 이동, 결근, 이직 등을 통해 그 상황을 벗어나려고 하게 된다.

02 정답 ① 직무단순화
② 직무확대

해설 직무설계의 방법은 직무단순화, 직무순환, 직무확대, 직무충실화 4가지가 있다.
직무단순화는 과업의 양을 줄여서 분업과 전문화, 과학적 관리의 산업공학적 전통에 입각한 직무구조와 방식이다. 직무확대는 한 사람이 맡아서 수행하는 직무를 보다 다양하게 하여 작업의 수와 종류를 증가시키는 방법이다.

03 정답 ① 완전연결형
② Y형

해설 의사소통 네트워크 유형에는 사슬형, Y형, 수레바퀴형, 원형, 완전연결형이 있다. 해당 내용에서는 완전연결형과 Y형에 관해 설명하고 있다. 완전연결형은 구성원 전체가 서로 의견이나 정보를 자유의지에 따라 교환하는 형태로 주로 비공식적인 커뮤니케이션 방법이다. Y형은 다른 부서나 집단에 속한 사람들이 서로 의사소통하기 위해 조정자가 필요한 경우 사용가능하다.

04 정답 ① 낙상 위험 요인
② 간호기록

해설 간호사는 낙상예방 관리지침에 따라 환자의 낙상 위험 요인을 사정하고 낙상예방 중재를 계획 및 시행한다. 낙상 고위험군은 매 근무조마다 낙상 수행 활동에 대한 간호기록을 1회 이상 하는 것이 권장된다.

간호윤리와 법

✤ 제2회

01	02	03	04	05	06	07	08	09	10	11	12
②	②	②	①	④	②	③	②	②	①	①	④
13	14	15	16	17	18	19	20	21	22	23	24
②	③	③	②	②	②	③	①	③	③	②	④

주관식 정답	
01	① 간호과오 ② 간호과실
02	① 주요사항 불고지 ② 지시사항 등 불이행
03	① 진료받을 권리 ② 알 권리 및 자기결정권 ③ 비밀을 보호받을 권리 ④ 상담, 조정을 신청할 권리
04	① 윤리적 의무 ② 실천행동

01 **정답** ②

대부분 의료소송은 합의나 화해로 끝나는 경우가 많다.

02 **정답** ②

의료업무상 과실로 인해 사람을 사망에 이르게 한 경우 과실치사죄에 따른 형사책임이 따른다.

03 **정답** ②

간호사고를 조직적으로 예방하기 위한 방안은 사건보고 및 의사소통체계를 마련하는 것이다. 사건보고와 인사고과를 분리시켜 불이익에 대한 두려움 때문에 간호사고를 숨기지 않도록 해야 한다.

04 **정답** ①

기본임무수행의 의무는 의료법상 간호사의 의무이며 환자 간호요구에 대한 관찰, 자료수집, 간호판단 및 요양을 위한 간호 등이 포함된다.

05 **정답** ④

동의 없이 이루어지는 치료는 적절하며 부정적 효과가 없다 하더라도 법적 폭행이다.

06 **정답** ②

설명의무에는 고지 설명, 조언 설명, 안전 설명, 자기결정권 설명, 처치거부 시 설명이 있다. 문제의 내용은 조언 설명에 관한 내용이다.

07 **정답** ③

채무불이행 또는 불법행위로 인한 손해배상범위는 통상손해와 특별손해로 나뉘며, 피해자에게만 존재하는 특별한 사정에 의해 발생하는 손해는 특별손해이다.

08 **정답** ②

민법상 손해배상청구권의 대표적인 발생원인에는 채무불이행(민법 제390조)과 불법행위(민법 제750조)가 있다.

09 정답 ②

간호사가 간호활동을 정확하고 사실대로 기록하는 일인 간호기록은 직접간호를 하는 것만큼이나 중요하다.

10 정답 ①

간호기록의 원칙에는 정확성, 적합성, 완전성, 간결성, 적시성이 있다. ①은 완전성에 대한 설명이다.

11 정답 ①

HIV 감염인을 진단하거나 감염인의 시체를 검안한 의사 또는 의료기관은 24시간 이내에 진단, 검안한 사실을 관할 보건소장에게 신고한다.

12 정답 ④

감염인에 대하여 업무상 알게 된 비밀인 경우 법에 따른 명령이나 다른 법령으로 정하고 있는 경우 또는 본인의 동의가 있는 경우를 제외하고는 재직 중에는 물론 퇴직 후에도 감염인에 대하여 업무상 알게 된 비밀을 누설해서는 안 된다.

13 정답 ②

문제의 설명은 악행 금지의 원칙과 관련된다. 아울러 기증자로부터 받은 장기로 인해 기증자가 보유하고 있는 에이즈 등의 감염성 질환이나 암 등 다른 질병을 옮겨 받는다면 오히려 해를 받는다는 예도 부합된다.

14 정답 ③

장기는 사람의 내장 그 밖에 손실되거나 정지된 기능회복을 위하여 이식이 필요한 조직으로서 고형장기 7종(심장, 간장, 췌장, 신장, 폐, 소장, 췌도)과 조직 2종(골수, 안구)이 해당한다.

15 정답 ③

심폐소생술은 특수 연명의료에 해당한다. 일반 연명의료에는 관을 이용한 영양공급, 수분과 산소 공급, 체온유지, 배변과 배뇨 도움, 욕창 예방, 진통제 투여, 일차 항생제 투여 등이 있다.

16 정답 ②

환자의 연명의료 중단에 관한 결정이 진정이 아니거나 의학적으로 비합리적이면 이를 거부할 수 있다. 만약 담당 의료진이 의학적인 이유로 거부하였음에도 환자의 결정이 확고할 경우 다른 의료인 또는 병원윤리위원회에 알려 타당성을 재평가해야 한다.

17 정답 ②

아기들이나 반사회성 인격장애의 경우 '도덕적인 관념이 없는'에 속하며 옳고 그름을 인식하지 못하는 것이다.

18 정답 ②

간호사가 환자의 실질적인 권리를 보호해주는 환자의 옹호자로서의 역할이 강조되고 있다.

19 정답 ③

자율성 존중의 원칙이 제한을 받는 경우로 환자의 외적 제약이 있으며 병원 환경, 자원의 이용 가능성, 금전적 자원이 있다.

20 정답 ①

문제의 질문은 사정단계에서 할 수 있는 질문으로, 사정단계에서는 윤리적 문제의 규명과 자료 수집을 하게 된다. 이 단계에서는 이 윤리적 상황에서 특별한 이슈는 무엇이며 주어진 상황에서의 윤리적 문제가 무엇인지를 질문하게 된다.

21 정답 ③
권력접근에서 보는 전문직의 가장 핵심적인 특성은 자율성이다.

22 정답 ③
구성원들에게 다른 직업으로 전환하기 어렵게 하여 전문직이 최종 직업이 되도록 하는 것은 전문직 문화이다.

23 정답 ②
의료법 제19조, 한국간호사 윤리강령 3번째 항목, 의무지향적 이론 등에서 신의에 관한 내용을 명시하고 있다.

24 정답 ④
전문가로서의 간호사 의무는 한국간호사 윤리강령의 영역으로 각론은 간호사와 대상자, 전문가로서의 간호사 의무, 간호사와 협력자의 총 3개의 영역으로 구성되어 있다.

주관식 해설

01 정답 ① 간호과오
② 간호과실

해설 간호과오는 평균 수준의 간호사에게 요구되는 업무상의 주의의무를 게을리하여 환자에게 인신상의 손해를 발생하게 한 것이다. 간호과실은 환자에 대한 간호사의 의무태만 결과로 손상·상해·손해의 발생 등 구성요건이 갖추어져 간호과오로 인한 책임에 있어 인과관계가 입증된 것을 말한다.

02 정답 ① 주요사항 불고지
② 지시사항 등 불이행

해설 환자가 의사에게 진료를 의뢰함에 있어 주요사항을 불고지한 경우나 치료에 협조하지 않는 경우 이를 지시사항 등 불이행으로 보고 환자의 과실을 인정한다.

03 정답 ① 진료받을 권리
② 알 권리 및 자기결정권
③ 비밀을 보호받을 권리
④ 상담, 조정을 신청할 권리

해설 환자는 성별, 나이, 종교, 신분 및 경제적 사정 등을 이유로 건강에 관한 권리를 침해받지 아니한다. 환자는 자신의 질병이나 치료방법에 대해 충분한 설명을 듣고 자세히 물어볼 수 있으며 이에 관한 동의 여부를 결정할 권리를 가진다. 환자는 진료와 관련된 신체상, 건강상의 비밀과 사생활 비밀을 침해받지 아니하며 의료서비스 관련 분쟁이 발생했을 때 상담과 조정을 신청할 권리를 가진다.

04 정답 ① 윤리적 의무
② 실천행동

해설 딜레마란 두 가지 중 하나를 선택하는 것이 정해져 있는데 어떤 쪽을 선택해도 바람직하지 못한 결과가 나오는 곤궁한 상황을 뜻한다. 간호사는 그 역할과 체계의 변화에서 수많은 윤리적 갈등에 부딪히게 되며 바람직한 윤리적 의사결정을 해야 한다.

컴퓨터용 사인펜만 사용

년도 학위취득종합시험 답안지(객관식)

★ 수험생은 수험번호와 응시과목 코드번호를 표기(마킹)한 후 일치여부를 반드시 확인할 것.

전공분야	
성 명	

수험번호													
(1)	4	–			–			–					
(2)	① ② ③ ●	–	①②③④⑤⑥⑦⑧⑨⓪	①②③④⑤⑥⑦⑧⑨⓪	–	①②③④⑤⑥⑦⑧⑨⓪	①②③④⑤⑥⑦⑧⑨⓪	–	①②③④⑤⑥⑦⑧⑨⓪	①②③④⑤⑥⑦⑧⑨⓪	①②③④⑤⑥⑦⑧⑨⓪	①②③④⑤⑥⑦⑧⑨⓪	①②③④⑤⑥⑦⑧⑨⓪

※ 감독관 확인란

㊞

관리번호
(연번) / (응시자수)

과목코드				
①②③④⑤⑥⑦⑧⑨⓪	①②③④⑤⑥⑦⑧⑨⓪	①②③④⑤⑥⑦⑧⑨⓪	①②③④⑤⑥⑦⑧⑨⓪	①②③④⑤⑥⑦⑧⑨⓪

교시코드			
①	②	③	④

응시과목			
1	① ② ③ ④	14	① ② ③ ④
2	① ② ③ ④	15	① ② ③ ④
3	① ② ③ ④	16	① ② ③ ④
4	① ② ③ ④	17	① ② ③ ④
5	① ② ③ ④	18	① ② ③ ④
6	① ② ③ ④	19	① ② ③ ④
7	① ② ③ ④	20	① ② ③ ④
8	① ② ③ ④	21	① ② ③ ④
9	① ② ③ ④	22	① ② ③ ④
10	① ② ③ ④	23	① ② ③ ④
11	① ② ③ ④	24	① ② ③ ④
12	① ② ③ ④		
13	① ② ③ ④		

과목코드				
①②③④⑤⑥⑦⑧⑨⓪	①②③④⑤⑥⑦⑧⑨⓪	①②③④⑤⑥⑦⑧⑨⓪	①②③④⑤⑥⑦⑧⑨⓪	①②③④⑤⑥⑦⑧⑨⓪

응시과목			
1	① ② ③ ④	14	① ② ③ ④
2	① ② ③ ④	15	① ② ③ ④
3	① ② ③ ④	16	① ② ③ ④
4	① ② ③ ④	17	① ② ③ ④
5	① ② ③ ④	18	① ② ③ ④
6	① ② ③ ④	19	① ② ③ ④
7	① ② ③ ④	20	① ② ③ ④
8	① ② ③ ④	21	① ② ③ ④
9	① ② ③ ④	22	① ② ③ ④
10	① ② ③ ④	23	① ② ③ ④
11	① ② ③ ④	24	① ② ③ ④
12	① ② ③ ④		
13	① ② ③ ④		

답안지 작성시 유의사항

1. 답안지는 반드시 **컴퓨터용 사인펜을 사용**하여 다음 보기와 같이 표기할 것.
   보기 잘 된 표기: ● 잘못된 표기: ⓥ ⊗ ◐ ⊙ ◕ ○ ▩
2. 수험번호 (1)에는 아라비아 숫자로 쓰고, (2)에는 "●"와 같이 표기할 것.
3. 과목코드는 뒷면 "과목코드번호"를 보고 해당과목의 코드번호를 찾아 표기하고, 응시과목란에는 응시과목명을 한글로 기재할 것.
4. 교시코드는 문제지 전면의 교시를 해당란에 "●"와 같이 표기할 것.
5. 한번 표기한 답은 긁거나 수정액 및 스티커 등 어떠한 방법으로도 고쳐서는 아니되고, 고친 문항은 "0"점 처리함.

년도 학위취득 종합시험 답안지(주관식)

전공분야	
성 명	

수험번호					
(1)	4	–	–	–	
(2)	①②③●	–	–	–	

★ 수험생은 수험번호와 응시과목 코드번호를 표기(마킹)한 후 일치여부를 반드시 확인할 것.

과목코드				
①~⓪	①~⓪	①~⓪	①~⓪	①~⓪

교시코드			
①	②	③	④

번호	※ 1차 점수	※ 1차 채점	※1차확인 / 응시과목	※2차확인	※ 2차 채점	※ 2차 점수
1	⓪ ① ⑥ ② ⑦ ③ ⑧ ④ ⑨ ⑤ ⑩					⓪ ① ⑥ ② ⑦ ③ ⑧ ④ ⑨ ⑤ ⑩
2	⓪ ① ⑥ ② ⑦ ③ ⑧ ④ ⑨ ⑤ ⑩					⓪ ① ⑥ ② ⑦ ③ ⑧ ④ ⑨ ⑤ ⑩
3	⓪ ① ⑥ ② ⑦ ③ ⑧ ④ ⑨ ⑤ ⑩					⓪ ① ⑥ ② ⑦ ③ ⑧ ④ ⑨ ⑤ ⑩
4	⓪ ① ⑥ ② ⑦ ③ ⑧ ④ ⑨ ⑤ ⑩					⓪ ① ⑥ ② ⑦ ③ ⑧ ④ ⑨ ⑤ ⑩
5	⓪ ① ⑥ ② ⑦ ③ ⑧ ④ ⑨ ⑤ ⑩					⓪ ① ⑥ ② ⑦ ③ ⑧ ④ ⑨ ⑤ ⑩

답안지 작성시 유의사항

1. ※란은 표기하지 말 것.
2. 수험번호 (2)란, 과목코드, 교시코드 표기는 반드시 컴퓨터용 싸인펜으로 표기할 것
3. 교시코드는 문제지 전면의 교시를 해당란에 컴퓨터용 싸인펜으로 표기할 것.
4. 답란은 반드시 흑·청색 볼펜 또는 만년필을 사용할 것. (연필 또는 적색 필기구 사용불가)
5. 답안을 수정할 때에는 두줄(=)을 긋고 수정할 것.
6. 답란이 부족하면 해당답란에 "뒷면기재"라고 쓰고 뒷면 '추가답란'에 문제번호를 기재한 후 답안을 작성할 것.
7. 기타 유의사항은 객관식 답안지의 유의사항과 동일함.

※ 감독관 확인란
㊞

[이 답안지는 마킹연습용 모의답안지입니다.]

컴퓨터용 사인펜만 사용

년도 학위취득종합시험 답안지(객관식)

★ 수험생은 수험번호와 응시과목 코드번호를 표기(마킹)한 후 일치여부를 반드시 확인할 것.

전공분야	
성 명	

수 험 번 호													
(1)	4	–			–			–					
(2)	① ② ③ ●	–	①②③④⑤⑥⑦⑧⑨⓪	①②③④⑤⑥⑦⑧⑨⓪	–	①②③④⑤⑥⑦⑧⑨⓪	①②③④⑤⑥⑦⑧⑨⓪	–	①②③④⑤⑥⑦⑧⑨⓪	①②③④⑤⑥⑦⑧⑨⓪	①②③④⑤⑥⑦⑧⑨⓪	①②③④⑤⑥⑦⑧⑨⓪	①②③④⑤⑥⑦⑧⑨⓪

과목코드				
①②③④⑤⑥⑦⑧⑨⓪	①②③④⑤⑥⑦⑧⑨⓪	①②③④⑤⑥⑦⑧⑨⓪	①②③④⑤⑥⑦⑧⑨⓪	①②③④⑤⑥⑦⑧⑨⓪

교시코드			
①	②	③	④

응시과목			
1	① ② ③ ④	14	① ② ③ ④
2	① ② ③ ④	15	① ② ③ ④
3	① ② ③ ④	16	① ② ③ ④
4	① ② ③ ④	17	① ② ③ ④
5	① ② ③ ④	18	① ② ③ ④
6	① ② ③ ④	19	① ② ③ ④
7	① ② ③ ④	20	① ② ③ ④
8	① ② ③ ④	21	① ② ③ ④
9	① ② ③ ④	22	① ② ③ ④
10	① ② ③ ④	23	① ② ③ ④
11	① ② ③ ④	24	① ② ③ ④
12	① ② ③ ④		
13	① ② ③ ④		

과목코드				
①②③④⑤⑥⑦⑧⑨⓪	①②③④⑤⑥⑦⑧⑨⓪	①②③④⑤⑥⑦⑧⑨⓪	①②③④⑤⑥⑦⑧⑨⓪	①②③④⑤⑥⑦⑧⑨⓪

응시과목			
1	① ② ③ ④	14	① ② ③ ④
2	① ② ③ ④	15	① ② ③ ④
3	① ② ③ ④	16	① ② ③ ④
4	① ② ③ ④	17	① ② ③ ④
5	① ② ③ ④	18	① ② ③ ④
6	① ② ③ ④	19	① ② ③ ④
7	① ② ③ ④	20	① ② ③ ④
8	① ② ③ ④	21	① ② ③ ④
9	① ② ③ ④	22	① ② ③ ④
10	① ② ③ ④	23	① ② ③ ④
11	① ② ③ ④	24	① ② ③ ④
12	① ② ③ ④		
13	① ② ③ ④		

※ 감독관 확인란
㊞

관 리 번 호
(연번) / (응시자수)

답안지 작성시 유의사항

1. 답안지는 반드시 **컴퓨터용 사인펜을 사용**하여 다음 보기와 같이 표기할 것.
   보기 잘 된 표기: ● 잘못된 표기: ⓥ ⊗ ◑ ⊙ ◕ ○ ▩
2. 수험번호 (1)에는 아라비아 숫자로 쓰고, (2)에는 "●"와 같이 표기할 것.
3. 과목코드는 뒷면 "과목코드번호"를 보고 해당과목의 코드번호를 찾아 표기하고, 응시과목란에는 응시과목명을 한글로 기재할 것.
4. 교시코드는 문제지 전면의 교시를 해당란에 "●"와 같이 표기할 것.
5. 한번 표기한 답은 긁거나 수정액 및 스티커 등 어떠한 방법으로도 고쳐서는 아니되고, 고친 문항은 "0"점 처리함.

년도 학위취득 종합시험 답안지(주관식)

전공분야	
성 명	

수험번호													
(1)	4	–			–			–					
(2)	①②③●	–	①②③④⑤⑥⑦⑧⑨⓪	①②③④⑤⑥⑦⑧⑨⓪	–	①②③④⑤⑥⑦⑧⑨⓪	①②③④⑤⑥⑦⑧⑨⓪	–	①②③④⑤⑥⑦⑧⑨⓪	①②③④⑤⑥⑦⑧⑨⓪	①②③④⑤⑥⑦⑧⑨⓪	①②③④⑤⑥⑦⑧⑨⓪	①②③④⑤⑥⑦⑧⑨⓪

★ 수험생은 수험번호와 응시과목 코드번호를 표기(마킹)한 후 일치여부를 반드시 확인할 것.

과목코드				
①②③④⑤⑥⑦⑧⑨⓪	①②③④⑤⑥⑦⑧⑨⓪	①②③④⑤⑥⑦⑧⑨⓪	①②③④⑤⑥⑦⑧⑨⓪	①②③④⑤⑥⑦⑧⑨⓪

교시코드			
①	②	③	④

번호	※ 1차 점수	※ 1차 채점	※1차확인 / 응시과목 / ※2차확인	※ 2차 채점	※ 2차 점수
1	⓪ ① ⑥ ② ⑦ ③ ⑧ ④ ⑨ ⑤ ⑩				⓪ ① ⑥ ② ⑦ ③ ⑧ ④ ⑨ ⑤ ⑩
2	⓪ ① ⑥ ② ⑦ ③ ⑧ ④ ⑨ ⑤ ⑩				⓪ ① ⑥ ② ⑦ ③ ⑧ ④ ⑨ ⑤ ⑩
3	⓪ ① ⑥ ② ⑦ ③ ⑧ ④ ⑨ ⑤ ⑩				⓪ ① ⑥ ② ⑦ ③ ⑧ ④ ⑨ ⑤ ⑩
4	⓪ ① ⑥ ② ⑦ ③ ⑧ ④ ⑨ ⑤ ⑩				⓪ ① ⑥ ② ⑦ ③ ⑧ ④ ⑨ ⑤ ⑩
5	⓪ ① ⑥ ② ⑦ ③ ⑧ ④ ⑨ ⑤ ⑩				⓪ ① ⑥ ② ⑦ ③ ⑧ ④ ⑨ ⑤ ⑩

답안지 작성시 유의사항

1. ※란은 표기하지 말 것.
2. 수험번호 (2)란, 과목코드, 교시코드 표기는 반드시 컴퓨터용 싸인펜으로 표기할 것
3. 교시코드는 문제지 전면의 교시를 해당란에 컴퓨터용 싸인펜으로 표기할 것.
4. 답란은 반드시 흑·청색 볼펜 또는 만년필을 사용할 것. (연필 또는 적색 필기구 사용불가)
5. 답안을 수정할 때에는 두줄(=)을 긋고 수정할 것.
6. 답란이 부족하면 해당답란에 "뒷면기재"라고 쓰고 뒷면 '추가답란'에 문제번호를 기재한 후 답안을 작성할 것.
7. 기타 유의사항은 객관식 답안지의 유의사항과 동일함.

※ 감독관 확인란
인

[이 답안지는 마킹연습용 모의답안지입니다.]

참고문헌

간호연구방법론

- 구미옥 · 양영희 외 2명, 『간호연구개론』, 현문사, 2018.
- 김문실, 『알기 쉬운 간호연구방법론』, 학지사메디컬, 2018.
- 김영임, 『간호이론』, 한국방송통신대학교출판문화원, 2017.
- 이상미, 『간호연구』, 한국방송통신대학교출판문화원, 2017.
- 홍성태, 『의학논문 작성 10계』, 서울대학교출판문화원, 2015.
- Denise F. Polit 외, 『간호연구』, 수문사, 2015.
- Melanie McEwen 외, 『간호이론』, 수문사, 2016.

간호과정론

- 김성재 외 역자, 『정신건강간호학』, 정담미디어, 2018.
- 박금주 외, 『비판적 사고와 간호과정』, 계축 문화사, 2019.
- 성미혜 외, 『근거기반 간호 간호과정』, 수문사, 2019.
- 성미혜 외 9인 공저, 『비판적 사고를 이용한 간호과정의 적용』, JMK, 2019.
- 원종순 외, 『간호과정과 비판적 사고』, 현문사, 2018.
- 이강이 외 편역, 『건강사정』, 현문사, 2018.
- Wanda walker seaback, 박효정 옮김, 『간호과정』, 현문사, 2019.

간호지도자론

- 강윤숙 외, 『효과적인 리더십과 간호관리』, 포널스출판사, 2015.
- 김인숙 외, 『최신 간호관리학』, 현문사, 2018.
- 서운경애 외, 『간호관리학』, 현문사, 2018.
- 염영희 옮김, 『간호학개론』, 현문사, 2018.
- 이병숙, 『간호학개론』, 학지사메디컬, 2019.
- 이병숙 외, 『간호관리학』, 학지사메디컬, 2019.
- 정면숙 외, 『간호관리학』, 현문사, 2018.

간호윤리와 법

- 금교영, 『의료과학과 생명윤리』, 한국학술정보, 2019.
- 공병혜, 『간호윤리』, 현문사, 2018.
- 남문희 · 김요나 · 박효진 외 공저, 『최신 전문직과 간호윤리』, 수문사, 2019.
- 박윤형 · 이백휴 편저, 『보건의료법규』, 계축문화사, 2019.
- 이병숙, 『간호학개론(이해와 전망)』, 학지사 메디컬, 2019.
- 정명숙, 김덕희 외 9명, 『간호학개론』, 현문사, 2018.
- Beth Perry Black, 『간호학개론』, 현문사, 2018.

SD에듀 독학사 간호학과 4단계 적중예상문제집

개정1판2쇄 발행	2024년 01월 10일 (인쇄 2023년 10월 23일)
초 판 발 행	2020년 09월 25일 (인쇄 2020년 06월 30일)
발 행 인	박영일
책 임 편 집	이해욱
편 저	독학학위연구소
편 집 진 행	송영진
표지디자인	박종우
편집디자인	차성미 · 윤준호
발 행 처	(주)시대고시기획
출 판 등 록	제10-1521호
주 소	서울시 마포구 큰우물로 75 [도화동 538 성지 B/D] 9F
전 화	1600-3600
팩 스	02-701-8823
홈 페 이 지	www.sdedu.co.kr

I S B N	979-11-254-9907-7 (13510)
정 가	31,000원

SD에듀 독학사

간호학과

why

왜? 독학사 간호학과인가?

4년제 간호학사 학위를 최소 시간과 비용 및 **단 한 번의 시험으로 초고속 취득 가능!**

1 독학사 11개 학과 중 유일하게 4과정 학위취득 시험만 시행

2 최근 3년제 간호학사를 4년제로 통폐합하면서 4년제 학위의 필요성 증대

3 국 · 공립병원과 보건소 및 민간의 종합 · 대학병원 등의 간호사, 보건교사, 의료코디네이터 등 간호와 관련된 다양한 분야로 진출 가능

간호학과 4과정 시험과목(최종 학위취득 시험)

[입실시간] 08:30까지 완료 **[합격기준]** 6과목 합격(교양 2과목, 전공 4과목)

구분(교시별)	시간	시험 과목명
1교시	09:00~10:40(100분)	국어, 국사, 외국어 중 택2 과목 (외국어를 선택할 경우 실용영어, 실용독일어, 실용프랑스어, 실용중국어, 실용일본어 중 택1 과목)
2교시	11:10~12:50(100분)	간호연구방법론, 간호과정론
중식	12:50~13:40(50분)	–
3교시	14:00~15:40(100분)	간호지도자론, 간호윤리와 법

SD에듀 간호학과 학습 커리큘럼

기본이론부터 실전문제풀이 훈련까지!

SD에듀가 제시하는 각 과정별 최적화된 커리큘럼에 따라 학습해보세요.

- STEP 01 **핵심이론** 평가영역에 따른 주요 내용 학습
- STEP 02 **실제예상문제** 문제풀이를 통해 학습 내용 점검
- STEP 03 **적중예상문제** 다양한 문제로 실력 쌓기
- STEP 04 **핵심요약집** 핵심개념 반복 학습
- STEP 05 **최종모의고사** 시험 전 실전 감각 키우기

독학사 간호학과 4과정 교재 시리즈

독학학위제 공식 평가영역을 반영한 이론과 문제로 구성된 최신 교재 라인업!

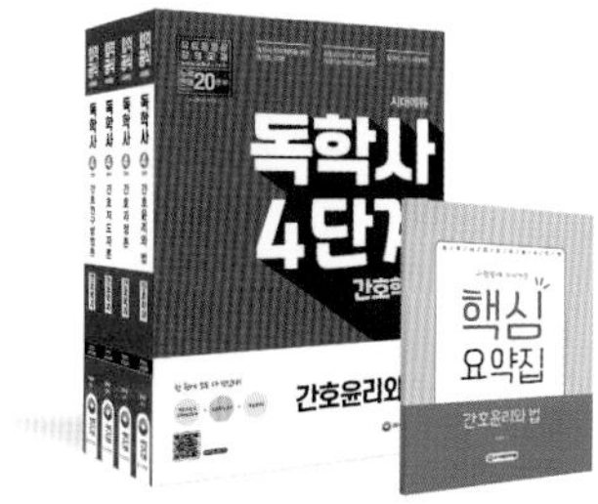

▸ 전공 기본서 [전 4종]

- 간호연구방법론 | 간호과정론 | 간호지도자론 | 간호윤리와 법
  - '핵심이론'과 '실제예상문제'로 기본기 쌓기
  - '주관식 레벨 UP'으로 생소한 주관식 문제 감 잡기
  - '핵심요약집'으로 핵심개념 반복 학습
  - '최종모의고사'로 실전 감각 키우기

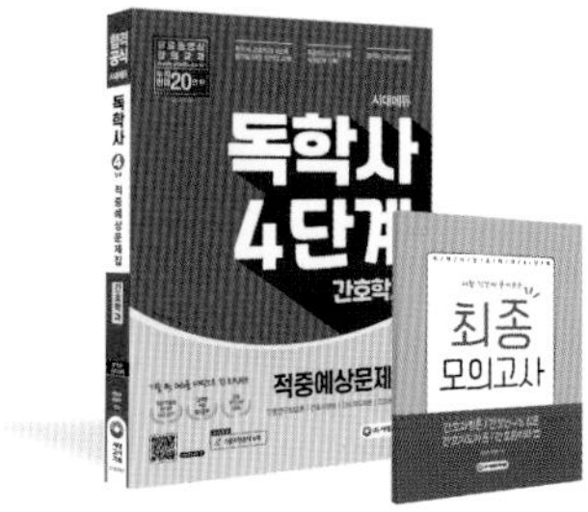

▸ 적중예상문제집

- 간호연구방법론 + 간호과정론 + 간호지도자론 + 간호윤리와 법
  - 전과목 단원별 '적중예상문제' 수록
  - 다양한 객관식&주관식 문제를 통해 실력 쌓기
  - '최종모의고사'로 실전 감각 키우기

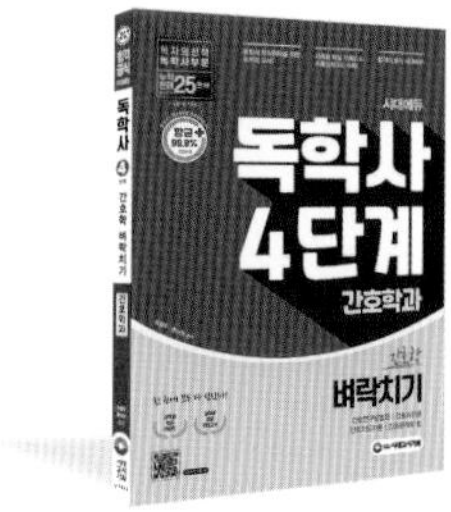

▸ 간호학과 벼락치기

- 간호연구방법론 + 간호과정론 + 간호지도자론 + 간호윤리와 법
  - '시험에 나오는 핵심키워드'로 핵심개념 반복 학습
  - '합격으로 가는 최종모의고사'로 실전 감각 키우기

※ 표지 이미지 및 구성은 변경될 수 있습니다.

방통대 vs 독학사 vs RN-BSN 전격 비교!

오프라인 출석, 과제, 레포트, 토론 없이 **시험 한 번에 간호학사 취득!**

구분	방송통신대	독학학위제	RN-BSN
자격요건	간호전문대 졸업 및 간호사 면허증 소지자	간호전문대 졸업자 4년제 간호학과 3학년 수료자	간호전문대 졸업 및 1년 이상의 임상경력
취득방법	총 24과목 이수 졸업, 실습 필요	시험 합격 후 3학년 편입 후 2년간 수료	시험 합격 후 3학년 편입 후 2년간 수료
취득기간	약 2~3년	약 2~3년	약 2~3년
소요비용	약 160만 원	약 1,500만 원	약 1,500만 원
직장병행	쉽지 않음	가능	보통